Künstlerische Therapien und Spiritualität

Studies in Spiritual Care

Edited by
Simon Peng-Keller, Eckhard Frick,
Christina Puchalski and John Swinton

Volume 12

Künstlerische Therapien und Spiritualität

Das Leben mit den Künsten begleiten: Ansichten, Befunde, Perspektiven

Herausgegeben von
Alexandra Modesta Hopf

DE GRUYTER

Diese Open Access Publikation wurde unterstützt durch das Sächsische Staatsministerium für Wissenschaft, Kultur und Tourismus.

ISBN 978-3-11-138461-0
e-ISBN (PDF) 978-3-11-138638-6
e-ISBN (EPUB) 978-3-11-138642-3
ISSN 2511-8838
DOI https://doi.org/10.1515/9783111386386

Library of Congress Control Number: 2025931384

Bibliografische Information der Deutschen Nationalbibliothek
Die Deutsche Nationalbibliothek verzeichnet diese Publikation in der Deutschen Nationalbibliografie; detaillierte bibliografische Daten sind im Internet über http://dnb.dnb.de abrufbar.

publiziert von Walter de Gruyter GmbH, Berlin/Boston, Genthiner Straße 13, 10785 Berlin
Dieses Buch ist als Open-Access-Publikation verfügbar über www.degruyterbrill.com.

Satz: Integra Software Services Pvt. Ltd.
Druck und Bindung: CPI books GmbH, Leck

www.degruyterbrill.com
Fragen zur allgemeinen Produktsicherheit:
productsafety@degruyterbrill.com

MIX
Papier | Fördert gute Waldnutzung
FSC® C083411

Vorwort

In unserer Post- oder sogar schon Meta-Moderne sind die Zugänge zu einem Verstehen der Welt und des eigenen Lebens äußerst divergent bis konträr. Neben Naturwissenschaften und Technik prägen Psychologie und Soziologie die plausiblen Erklärungsmuster. Fokussierung auf Messbarkeit und Algorithmen, Selbstoptimierung und Machbarkeiten bis in den Quantenbereich sind ebenso präsent wie gleichzeitig eine gewachsene Sensibilität für Unverfügbarkeit, Zerbrechlichkeit und notwendige Solidarität. Metamoderne Ansätze suchen Einseitigkeiten und Verdrängungen zu vermeiden und in der interdisziplinären Vernetzung zu einem komplexeren Verstehen beizutragen (Hosang & Hüther 2024). Dazu gehört auch, wieder nach Werten und Sinn, nach einer Neuverbindung des Gewöhnlichen mit dem Mysterium und des Endlichen mit dem Unendlichen zu fragen.

Der Mathematiker Kurt Gödel (2019) hat in seinen philosophischen Notizbüchern (1934–1955) für unser Welt- und Selbstverstehen unterschieden zwischen einem einfühlenden Sehen und einem begrifflichen Konstruieren und Kombinieren. Normale Alltagsprobleme bewältigen wir mit einem gewissen Automatismus im Rahmen unserer begrifflichen Sprache und gleiches auch in den etablierten Wissenschaften und ihren Forschungsperspektiven. Sobald wir es aber mit leidhaften seelischen und physischen Erfahrungen zu tun haben, sind wir gefordert, unsere begrifflichen und theoretischen Zuordnungen vorerst hinten anzustellen und dem einfühlenden Sehen und Wahrnehmen einen ersten Platz einzuräumen, bei uns und bei Anderen.

Künstlerische Therapien sind in diesem Feld und in dieser Weise wirksam. Ihre therapeutische Relevanz tritt deutlicher als sonst hervor, wenn wir es mit Menschen in existenziellen Notlagen zu tun haben, wie beispielsweise lebensbedrohlich erkrankte und traumatisierte Menschen, manche zusätzlich mit anderen kulturellen Hintergründen. Menschen also, deren Werte und Lebenskonstruktionen zusammengebrochen sind und die auf ihren Wegen unterschiedliche existenzielle Bedrohungen erlebt haben. Sie fordern von uns die Einübung, aus unserer eigenen Erlebnis- und Wertewelt und damit aus unserer Komfortzone herauszutreten und nicht leichtfertig zu einem begrifflichen Abgleichen überzugehen.

Wie in aller echten Begegnung geht es um das empathische Mitsein im Hier und Jetzt: nachspürend, Raum und Resonanz gebend, die eigenen Bilder und Stereotype loslassend. Meist stellt sich durch dieses Mitsein ein Aufatmen ein, das die Beteiligten erfasst. Der Begriff Spiritualität meint in der Tiefe genau diesen Prozess. Die Wurzel ist das lateinischen Verbum „spirare“: atmen. Spiritualität ist das, was uns Raum gibt, mit etwas Größerem verbindet und uns darin (neu) atmen lässt.

Das vorliegende Buch ist das Kondensat einer innovativen Tagung in Dresden 2022. Es spiegelt die vielfältige Verbindung von handelnd-erfahrungsorientierten,

https://doi.org/10.1515/9783111386386-202

intuitiv-einfühlenden und reflektierend-theoretischen Elementen, die den Austausch in diesem Praxisfeld so sehr bereicherten. Diese Ansätze entsprechen den Wirkungen der Künste in den Künstlerischen Therapien und ebenso dem Bezugsfeld, das die Tagung erstmals in den Mittelpunkt rückte: den Zusammenhängen von Künstlerischen Therapien und Spiritualität.

Wie eng Kunst und Spiritualität verflochten sind, zeigen vielfältige Zeugnisse der Geschichte, bis hinein in die ersten Spuren künstlerischer Werke. Bei der Venus von Willendorf, einer ca. 30.000 Jahre alten Frauenfigur und dem Löwenmenschen von der Schwäbischen Alb, der vermutlich 40.000 Jahre alt ist, werden rituell-religiöse Kontexte vermutet.

Zugleich können Ursprungssituationen von Kunst sehr unterschiedlich sein: Ehrfurcht und Staunen über das Leben und die Schönheit der Welt, aber auch als ein Mittel und Mittler zum Begreifen von Ängsten, Krisen und existenziellen Erschütterungen. Künstler/-innen sind in besonderer Weise Seismograph/-innen für die existenziellen Tiefen des Lebens.

Wenngleich der Zusammenhang von Kunst und Spiritualität explizit und implizit gegeben ist, so wird dieser im Bereich der therapeutischen Verfahren und von einzelnen Therapeut/-innen nicht immer deutlich wahrgenommen.

Und es gab bisher kein wissenschaftliches Forum des Austausches und der Reflexion. Den Organisator/-innen der Tagung gebührt ein großer Dank dafür, dass sie das Gespräch zu diesem Themenfeld eröffnet und zahlreiche Interessent/-innen aus der Weite der künstlerischen Therapien gewonnen haben.

Neben klassischen Formaten der Reflexion, wie zum Beispiel Kurzvorträgen, waren es Workshops zu den verschiedenen Künstlerischen Therapien, die im praktischen Tun Zugänge zu spirituellen Erfahrungen ermöglichten. Darin liegt die besondere Stärke der Tagung und dieses Bandes.

Zugleich wurde deutlich, wie hoch der Bedarf für vertiefenden Austausch und wissenschaftlicher Reflexion ist. Daher ist zu wünschen, dass dieser Band ein Auftakt für weitere Begegnungen, für Reflexion, Übung und Forschung ist. Es ist ein wirkliches Desiderat.

In unserer Gegenwart kommt den Künsten als Trägern von Spiritualität (im weitesten Sinne) ein hoher kultureller und sozialer Stellenwert zu: Sie schaffen Ausdrucksgestalten, die gemeinschaftlich wahrnehmbar sind und Orientierung ermöglichen, dies in einer Zeit, in der sichtbare gemeinschaftliche Vollzüge von Religion zurückgehen, aber nicht unbedingt deren Relevanz im Privatleben der Menschen abnimmt. So bilden in der Begleitung von Menschen in Krankheit und Krise die künstlerischen Therapien eine Brücke bei der Erschließung von (spirituellen) Krisen, als Ausdrucksformen des persönlichen Ringens und Suchens sowie auf der Suche nach spirituellen und religiösen Ressourcen.

Es ist ermutigend, dass sich nach Zeiten der Tabuisierung und Privatisierung die Einsicht durchsetzt, Dimensionen des Spirituellen als Grunddimensionen des Menschen in reflektierter Weise in Therapie, Beratung und Begleitung einzubeziehen.

Für explizite religiöse Formen braucht es eine erweiterte Wahrnehmungskompetenz, und zwar in transkultureller Offenheit und Weite. Und es braucht als Basis für den Dialog und die gegenseitige Achtung in den Begleitungssituationen ein Verständnis, wie existentielle Fragen, die in Krankheit und Krise aufbrechen, elementar mit spirituellen Fragen und spirituellen oder religiösen Erfahrungen einhergehen. Künstlerisches Gestalten ermöglicht Prozesse im Tun und anhand von Materialität: Einübung in ein Geschehenlassen, Wahrnehmen von Farben, Formen, Bewegung, Klang und Poesie, Anerkennung für Unerwartetes, einfühlendes Sehen und ein hörendes Herz, Transformation: insgesamt eine Haltung, aus der Neues entstehen kann.

Es eröffnen sich heilsame Wege.

Künstlerische Haltungen und Prozesse sind gleichsam Geschwister des Spirituellen. Sie lassen durch- und aufatmen, schenken neuen Atem.

Tübingen, 15. August 2024 — Lydia Maidl

Literatur

Gödel K (2019) Philosophische Notizbücher (1934–1955). 1. Edition. Band 5. Berlin: De Gruyter.

Hosang M, Hüther G (Hg.) (2024) Die Metamoderne: Neue Wege zur Entpolarisierung und Befriedung der Gesellschaft. Göttingen: Vandenhoeck & Ruprecht.

Inhalt

IV Interventionen

V Reflexionsräume

Alexandra Modesta Hopf, Arndt Büssing und Johannes Junker

Der Ausgangspunkt

Den Ausgangspunkt der vorliegenden Publikation bildete die Zusammenarbeit zwischen Prof. Dr. med. Arndt Büssing, Professur für Lebensqualität, Spiritualität und Coping von der Universität Witten/Herdecke, Prof. Johannes Junker von der Hochschule für Wirtschaft und Umwelt Nürtingen-Geislingen, Studiengang Theatertherapie, und Prof. Dr. Alexandra Hopf von der Hochschule für Bildende Künste Dresden, Aufbaustudiengang KunstTherapie.

Die drei Wissenschaftler*innen gingen im Rahmen einer internationalen Studie und der darauffolgenden internationalen Tagung „Künstlerische Therapien und Spiritualität" unter Mitwirkungen von Expert*innen aus den Künstlerischen Therapien und anderen Bezugswissenschaften der Frage nach, welche Bedeutung Spiritualität im Kontext Künstlerischer Therapien hat.

Bereits 2021 wurde eine anonyme Befragung durchgeführt, die im Jahre 2022 ausgewertet und im Oktober 2022 auf der Tagung erstmalig von Arndt Büssing vorgestellt und diskutiert wurde. Sie beleuchtet die Bedeutung der Spiritualität im Kontext Künstlerischer Therapien und den Einbezug schöpferischer Aspekte in der Berufsgruppe Künstlerischer Therapeut/-innen.

Die Thematik der „Künstlerische Therapien und Spiritualität" wurde bisher nur vereinzelt aufgegriffen und dann meistens in Verbindung mit schöpferischen Aktionen und künstlerischen Prozessen verhandelt. Eine empirische Übersichtsforschung und ein damit verbundener wissenschaftlicher Diskurs, wie während der Tagung in Dresden, fand bisher nicht statt. Es fehlten klare ethische und methodische Richtlinien und evidenzbasierte Erkenntnisse, die den Umgang mit diesem Thema in künstlerisch-therapeutischen Curricula und im therapeutischen Alltag erlauben.

Die Tagung ermöglichte den Diskurs unter Expert/-innen verschiedener Couleur, Praktiker/-innen, Studierenden und Wissenschaftler/-innen. Die wissenschaftliche Erörterung des Themas sollte Eingang in künstlerisch-therapeutische Hochschulcurricula finden und Konzepte voranbringen, die der Bedeutung von Spiritualität in den Künstlerischen Therapien gerecht wird.

Wie zeigt sich Spiritualität in den Künstlerischen Therapien? Ist sie inhärenter Aspekt künstlerisch-therapeutischer Prozesse? Oder: Wirkt die individuelle spirituelle Orientierung künstlerischer Therapeut/-innen in die Therapie hinein?

Für diese Fragen bedurfte es einer gründlichen Betrachtung, denn das multidimensionale Konstrukt Spiritualität hat viele Ebenen und Bedeutungen. Es beschreibt das Erleben und Verhalten von Menschen, die nach Sinn und Bedeutung in ihren Leben suchen, nach Verbundenheit mit der Schöpfung und mit dem

https://doi.org/10.1515/9783111386386-204

Heiligen, nach Formen der Praxis und nach Ritualen, um sich diesem Heiligen im Leben zu nähern – sowohl innerhalb als auch außerhalb der Strukturen verfasster Religiosität.

Die individuelle Spiritualität eines Menschen kann Sinn, Halt und Orientierung geben und vor allem in Krisenzeiten zu einer Ressource werden, die genutzt und gefördert werden kann. In künstlerisch-therapeutischen Prozessen kann diese Ressource wieder in Erinnerung gebracht werden. Menschen werden dazu angeregt, diese Ressource in ihrem Leben neu und wieder zu suchen und zu beleben. Künstlerisch-therapeutisch Tätigen kommt hier eine große Verantwortung zu, wenn sie diese Prozesse professionell und zugleich mit Behutsamkeit und Demut begleiten. Diese Publikation dient dazu, den professionellen Umgang mit Spiritualität in den Künstlerischen Therapien im gemeinsamen Austausch anzuregen, ins Gespräch zu bringen und kritisch zu reflektieren.

Alexandra Modesta Hopf
Einleitung

Der Aufbaustudiengang KunstTherapie veranstaltete vom 20. bis 22. Oktober 2022 an der Hochschule für Bildende Künste Dresden, Fakultät II, die Tagung „Künstlerische Therapien und Spiritualität" (Tagungsprogramm, siehe Abb.1) in Kooperation mit der Hochschule für Wirtschaft und Umwelt, HfWU Nürtingen-Geislingen sowie der Universität Witten/Herdecke. Die Tagung wurde in einem diskursiven und teils experimentellen Format durchgeführt. Dazu gehörten Kurzvorträge und -workshops, künstlerisch-therapeutische Interventionen, *Scrapbooks*, zwei Tagesforen, künstlerische Dokumentationen und ein finales Feedbacktheater. Ziel der Veranstaltung und der vorausgehenden internationalen Studie war es, das komplexe Konstrukt Spiritualität in den Künstlerischen Therapien auf eine wissenschaftliche Grundlage zu stellen und diese mit Expert/-innen. Lehrenden, Studierenden und Praktiker/-innen der Künstlerischen Therapien und der Bezugswissenschaften anzureichern und zu diskutieren.

Der vorliegende Tagungsband orientiert sich weitestgehend an der Struktur der Tagung, erweitert diese allerdings mit zusätzlichen Beiträgen von Expert/-innen aus dem Bezugsfeld „Künstlerische Therapien und Spiritualität".

Nach der Eröffnung der Tagung durch den Rektor der Hochschule, Prof. Oliver Kossack fanden unter dem Programmpunkt PERSPEKTIVEN die Vorträge der Kooperationspartner/-innen statt. Prof.in Dr. Alexandra Hopf sprach zum Thema *Transformation – Ungewissheit und Wandel in Spiritualität und Kunsttherapie*; Prof. Dr. Arndt Büssing zur *Bedeutung der Spiritualität als Ressource – Definition, Messverfahren und Befunde* und Prof. Johannes Junker zu *Ethische Dimensionen zu Grenzerfahrung.*

Alexandra Hopf behandelt in ihrem Artikel *Transformation – Ungewissheit und Wandel in Spiritualität und Kunsttherapie* den Umgang mit Wandel und Ungewissheit als Aspekte von Transformationserfahrungen, die sowohl in der Kunsttherapie als auch im spirituellen Erleben eine Rolle spielen. Aus einer individuellen Kunstpraxis, aber auch aus dem künstlerischen Tun in der Kunsttherapie öffnen sich Wahrnehmungsebenen, die für Spirituelles sensibilisieren. Für den Umgang mit spirituellen Fragestellungen in der Kunsttherapie werden ethische Kriterien aus der Psychotherapie herangezogen, die auch auf Künstlerische Therapien bezogen werden können.

Arndt Büssing stellte in seinem Vortrag *Bedeutung der Spiritualität als Ressource – Definitionen, Messverfahren und Befunde* erstmals die Ergebnisse der internationalen Studie dar, die 2021 auf den Weg gebracht worden war. In seinem Beitrag *Ausdrucksformen der Spiritualität bei Künstlerischen Therapeut/-innen –*

https://doi.org/10.1515/9783111386386-001

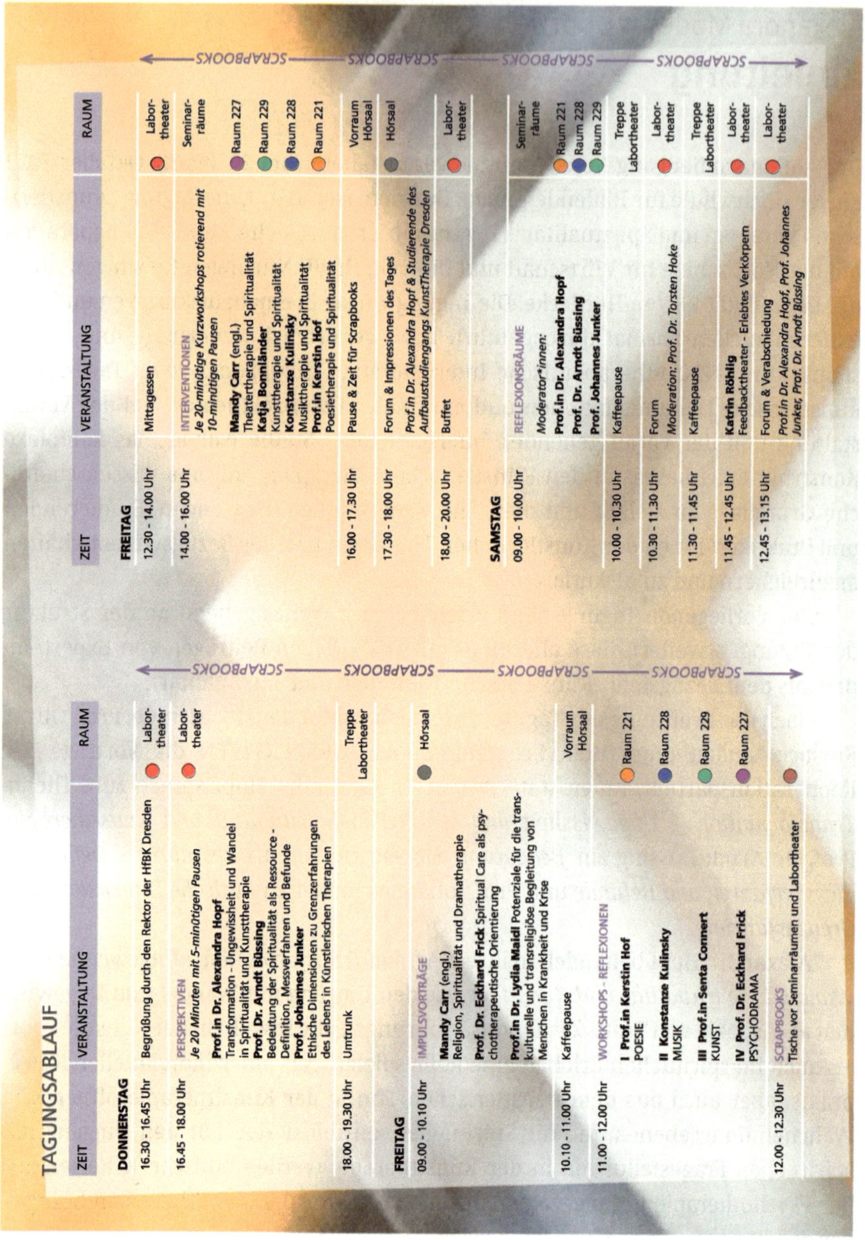

TAGUNGSABLAUF

ZEIT	VERANSTALTUNG	RAUM
DONNERSTAG		
16.30 - 16.45 Uhr	Begrüßung durch den Rektor der HfBK Dresden	Labor-theater
16.45 - 18.00 Uhr	PERSPEKTIVEN *Je 20 Minuten mit 5-minütigen Pausen* **Prof.in Dr. Alexandra Hopf** Transformation - Ungewissheit und Wandel in Spiritualität und Kunsttherapie **Prof. Dr. Arndt Büssing** Bedeutung der Spiritualität als Ressource - Definition, Messverfahren und Befunde **Prof. Johannes Junker** Ethische Dimensionen zu Grenzerfahrungen des Lebens in Künstlerischen Therapien	Labor-theater
18.00 - 19.30 Uhr	Umtrunk	Treppe Labortheater
FREITAG		
09.00 - 10.10 Uhr	IMPULSVORTRÄGE **Mandy Carr** (engl.) Religion, Spiritualität und Dramatherapie **Prof. Dr. Eckhard Frick** Spiritual Care als psychotherapeutische Orientierung **Prof.in Dr. Lydia Maidl** Potenziale für die transkulturelle und transreligiöse Begleitung von Menschen in Krankheit und Krise	Hörsaal
10.10 - 11.00 Uhr	Kaffeepause	Vorraum Hörsaal
11.00 - 12.00 Uhr	WORKSHOPS - REFLEXIONEN **I Prof.in Kerstin Hof** POESIE **II Konstanze Kulinsky** MUSIK **III Prof.in Senta Connert** KUNST **IV Prof. Dr. Eckhard Frick** PSYCHODRAMA	Raum 221 Raum 228 Raum 229 Raum 227
12.00 - 12.30 Uhr	SCRAPBOOKS Tische vor Seminarräumen und Labortheater	

ZEIT	VERANSTALTUNG	RAUM
FREITAG		
12.30 - 14.00 Uhr	Mittagessen	Labor-theater
14.00 - 16.00 Uhr	INTERVENTIONEN *Je 20-minütige Kurzworkshops rotierend mit 10-minütigen Pausen* **Mandy Carr** (engl.) Theatertherapie und Spiritualität **Katja Bonnländer** Kunsttherapie und Spiritualität **Konstanze Kulinsky** Musiktherapie und Spiritualität **Prof.in Kerstin Hof** Poesietherapie und Spiritualität	Seminar-räume Raum 227 Raum 229 Raum 228 Raum 221
16.00 - 17.30 Uhr	Pause & Zeit für Scrapbooks	Vorraum Hörsaal
17.30 - 18.00 Uhr	Forum & Impressionen des Tages *Prof.in Dr. Alexandra Hopf & Studierende des Aufbaustudiengangs KunstTherapie Dresden*	Hörsaal
18.00 - 20.00 Uhr	Buffet	Labor-theater
SAMSTAG		
09.00 - 10.00 Uhr	REFLEXIONSRÄUME *Moderator*innen:* **Prof.in Dr. Alexandra Hopf** **Prof. Dr. Arndt Büssing** **Prof. Johannes Junker**	Seminar-räume Raum 221 Raum 228 Raum 229
10.00 - 10.30 Uhr	Kaffeepause	Treppe Labortheater
10.30 - 11.30 Uhr	Forum *Moderation: Prof. Dr. Torsten Hoke*	Labor-theater
11.30 - 11.45 Uhr	Kaffeepause	Treppe Labortheater
11.45 - 12.45 Uhr	**Katrin Röhlig** Feedbacktheater - Erlebtes Verkörpern	Labor-theater
12.45 - 13.15 Uhr	Forum & Verabschiedung *Prof.in Dr. Alexandra Hopf, Prof. Johannes Junker, Prof. Dr. Arndt Büssing*	Labor-theater

Abb. 1: Programm „Künstlerische Therapien und Spiritualität".

empirische Befunde weist er auf der Grundlage der Studienergebnisse auf die Notwendigkeit hin, zunächst Spiritualität als wichtigen Erfahrungsbereich der künstlerisch-therapeutischen Praktiker/-innen anzuerkennen, aber auch in der künstlerisch-therapeutischen Anwendung und in Ausbildungskontexten zu berücksichtigen. Die Entwicklung eines professionellen kunsttherapeutischen Umgangs in der Begleitung spirituellen Erlebens wird ersichtlich.

Johannes Junkers Vortrag *Ethische Dimensionen zu den Grenzerfahrungen des Lebens in den Künstlerischen Therapien* setzt sich inhaltlich in seinem Artikel *Spiritualität und therapeutische Perspektiven* fort. Er beleuchtet den Begriff der Spiritualität aus verschiedenen religiösen und therapeutischen Perspektiven. Spiritualität, so zeigt sich, ist ein immanenter Bestandteil des menschlichen Lebens und Erlebens und sollte daher in künstlerisch-therapeutischen Verfahren gezielt angesprochen werden.

Freitagmorgen setzte sich die Tagung mit dem Programmpunkt *IMPULSE* fort. Mandy Carr trug zum Thema *Religion, Spiritualität und Dramatherapie* englischsprachig vor. Prof. Dr. Eckhard Frick behandelte *Spiritual Care als psychotherapeutische Orientierung* und Prof.in Dr. Lydia Maidl sprach über *Potenziale für die transkulturelle und transreligiöse Begleitung von Menschen in Krankheit und Krise.*

Mandy Carr stellt in ihrem Beitrag *Dramatherapy, Spirituality and Faith in the UK, through the lens of drama-based research* Ergebnisse ihrer Doktorarbeit dar. Sie untersuchte religiöse und spirituelle Glaubens- und Weltanschauungsidentitäten in der Dramatherapie und ihre Auswirkungen auf die Praxis. Zu den Ergebnissen gehört, dass Religion, Glaube und spirituelle Überzeugungen oft übersehene Aspekte im Rahmen des Inklusivitätparadigmas sind. Ein weiteres Ergebnis zeigt, dass körper- und kunstbasierte Methoden zur Erweiterung der Dramatherapie beitragen, weil sie neue Perspektiven im Therapieprozess sichtbar werden lassen. Eckhard Frick und Sybille Reim untersuchen in ihrer Fallstudie *Wenn die Seele sich entfaltet: Die spirituelle Dimension in der Kunsttherapie* spirituelle Aspekte der Kunsttherapie. Sie zeigen, dass mit kunsttherapeutischen Vorgehensweisen das Unsagbare der Spiritualität gewürdigt werden kann. Lydia Maidl schließt sich dieser Sichtweise mit ihrem Textbeitrag unter dem Titel *Himmelsspiegel und Gartenräume. Spirituelle Prozesse in Bildern transkulturell wahrnehmen und begleiten an*. Sie betont das Potenzial der Künste, insbesondere der Malerei, spirituelle und religiöse Ressourcen zu erschließen. Den künstlerisch-tätigen Umgang mit den Themen Glaube und Religion sieht sie als zentrale Coping-Strategie für Menschen aus nicht westlichen Kulturen an.

In den Workshops *REFLEXIONEN* konnten Teilnehmer/-innen sich künstlerisch-therapeutisch der Poesietherapie bei Prof.in Kerstin Hof, der Musiktherapie bei Konstanze Kulinsky, der Kunsttherapie bei Prof.in Senta Connert sowie dem Psychodrama bei Prof. Dr. Eckhard Frick annähern. Kerstin Hof ergänzt ihre Angebote auf der Tagung mit einem Artikel in diesem Band.

Dieser beschreibt unter dem Titel *Das hörende Herz erfahren und einüben. Ein Werkstattbericht über poetische Inventionen, individuelle und gemeinsame Spiritualitätserfahrungen* die beiden zwei Werkstattformate, die im Rahmen der Tagung angeboten und durchgeführt wurden. Diese stellt sie in den Kontext konzeptioneller und reflektierender Überlegungen zu Texten der „Theopoesie" von Dorothee Sölle (1999), der Schrift des katholischen Religionsphilosophen Jaques Maritain „Creative Intuition in Poetry and Art" (1953), sowie zu Überlegungen des Soziologen und Politikwissenschaftlers Hartmut Rosa, die er in seinem Buch „Demokratie braucht Religion" (2022) formuliert.

Zwischen Vorträgen und Workshops während der Tagung konnten die Teilnehmer/-innen an *Scrapbooks* arbeiten. Diese *Scrapbooks* waren von Lisa-Maria Kraus, damals Absolventin, jetzt wissenschaftliche Mitarbeiterin des Aufbaustudiengangs KunstTherapie, entworfen worden. Sie wurden zu Beginn der Tagung an die Teilnehmer/-innen ausgehändigt. Verschiedene gestalterische Impulse die in den *Scrapbooks* regten dazu an, Veranstaltungen, Inhalte und Begegnungen aufzugreifen und künstlerisch zu reflektieren. Dafür standen an den *Scrapbooktables* künstlerische Materialien zur Verfügung.

Am Freitagnachmittag folgten Kurzworkshops unter dem Programmpunkt *INTERVENTIONEN.* Dabei wurden praktische Übungen von Mandy Carr in der Theatertherapie, von Katja Bonnländer in der Kunsttherapie, von Konstanze Kulinsky in der Musiktherapie sowie von Kerstin Hof in der Poesietherapie angeleitet.

Im *Forum & Impressionen des Tages* stellten Absolvent/-innen des Aufbaustudiengangs KunstTherapie Eindrücke des Tagungsverlaufs anhand ihrer jeweiligen Perspektiven dar. Lisa-Maria Kraus zeigte ihre Fotodokumentation der Arbeit an den *Scrapbooktables.* Sie teilt ihre Erfahrungen während der Begleitung in ihrem Bericht mit dem Titel *Eindrücke von den Scrapbookinseln der Tagung ‚Künstlerische Therapien und Spiritualität'.* Rahel Schüler hatte in ihren *Graphic Recordings* Impressionen aus den verschiedenen Programmpunkten der Tagung festgehalten. Sie veranschaulichte Vorträge, Workshops und deren Inhalte in Bild und Sprache. Ihre *Grafic Recordings* finden sie jeweils im Verlauf dieser Publikation den Veranstaltungen zugeordnet. Pietro Sabatelli war als Fotograf und Künstler damit betraut *„Begegnungen"* der Tagungsteilnehmer/-innen fotografisch einzufangen. Seine persönliche Eindrücke als stiller (fotografischer) Beobachter in den Pausen, während der gemeinsamen Essens, in den Workshops und während der Vorträge, teilt er mit uns in der gesamten Publikation und kommentiert sie zusätzlich in seinem Beitrag *Sensibles Objektiv.*

Am letzten Tag wurde auf individuelle und gemeinsame Erfahrungen der Tagungsteilnehmer/-innen zurückgeblickt. Dazu moderierten Alexandra Hopf, Arndt Büssing und Johannes Junker den Programmpunkt *REFLEXIONSRÄUME.*

Schließlich fand unter der Leitung von Prof. Dr. Torsten Hoke am Samstag ein *Forum* für den Austausch von Gedanken, Fragen und Anliegen zum Abschluss der

Tagung statt. Im *Feedbacktheater*, angeleitet von Kathrin Röhlig, wurden Impulse in theatraler Form aufgegriffen und vertieft. Dabei verkörperten Teilnehmer/-innen ihre Erkenntnisse und Erfahrungen während der Tagung und setzten diese szenisch um. Zur feierlichen gemeinsamen Verabschiedung und während der parallel stattfindenden Projektion der Fotos und Grafiken, die während der Tagung entstanden waren, kamen Vortragende und Teilnehmer*innen auf der Bühne zusammen.[1]

Die vorliegenden Artikel, Grafiken und Fotos geben Inhalte von Vorträgen, Workshops und gestalterischen Aktivitäten auf der Tagung wieder. Dazu gehören die Artikel von Arndt Büssing, Mandy Carr, Eckhard Frick und Sybille Reim, Kerstin Hof, Alexandra Hopf, Johannes Junker, Lydia Maidl und die Fotografien von Pietro Sabatelli, die *Graphic Recordings* von Rahel Schüler und die dokumentierten *Scraapbook*-Interventionen von Lisa-Maria Kraus. Sie lassen das Tagungsgeschehen nochmals für Leserinnen und Leser lebendig werden.

Weitere Autor/-innen ergänzen diesen Tagungsband unter Kapitel V Reflexionsräume mit Artikeln zu neuen Inhalten zum Tagungsthema. Dazu gehören die Texte von Dr. Bruce Howard Bayley, mir (Alexandra Hopf), Friederike Schmidt, Hannah Valeska Schulz, Prof.in Dr. Kathrin Seifert und Katrin Röhlig. Diese Artikel stellen den letzten Teil des Tagungsbandes dar und weisen zusammen mit den Tagungsbeiträgen eine große Bandbreite an Perspektiven auf.

Bruce Howard Bayley stellt in seinem englischsprachigen Artikel *THAT GOOD MAY BECOME: Tribhuvan, a threefold psycho-spiritual approach to Dramatherapy practice* seinen anglo-indischen Ansatz der Dramatherapie vor, den er 2015 begründete und seitdem stetig weiterentwickelt hat. Er formuliert dafür die spirituellen Grundlagen der *dreifach psycho-spirituellen Dramatherapie* und verknüpft diese mit Beispielen aus seiner klinischen Dramatherapiepraxis.

In meinem Beitrag *Höhle, Hülle, Haus. Der Kirchenraum als Ort eines künstlerisch-therapeutischen Projektes* untersuche ich, inwiefern die Architektur der Kulturkirche St. Jakobi spirituelle Qualitäten vermittelte und ob diese den Verlauf des darin stattfindenden Projekts *Höhle, Hülle, Haus* mit jungen Psychiatriepatient/-innen beeinflusst haben können. Anhand des Fallbeispiels einer jungen Patientin werden Perspektiven erläutert, die sich in der künstlerisch-therapeutischen Begleitung in Bezug auf architektonische und atmosphärische Bedingungen des Kirchenraums ergeben haben. Friederike Schmidt gibt in ihrem Artikel *Die blaue Stunde – Bilder, Metaphern und Gestaltungen in der Seelsorge im Kontext der Forensischen Psychiatrie* Einblicke in die seelsorgerische Arbeit in einer Einrichtung für straffällig gewordene Menschen mit psychischen Erkrankungen. Sie fragt nach der Bedeutung, die Kunst und Bildsprache in der Begegnung mit diesen Menschen

---

1 Zu diesen beiden letzten Programmpunkten gibt es keine Fotodokumentation in diesem Band.

haben können und wie diese Bedeutung in die seelsorgerische Begleitung eingebunden werden kann. Hannah Valeska Schulz erläutert in ihrem Beitrag *Spiritualität in der Kunsttherapie mit Patientinnen und Patienten der Onkologie. Erfahrungen aus der onkologischen Rehabilitation*, wie Kunsttherapie Patientinnen und Patienten angesichts der existenziellen Ohnmachtserfahrung einer Krebsdiagnose wieder ermächtigen und einen positiven Umgang mit der Unverfügbarkeit des Lebens fördern kann. Kathrin Seifert verknüpft in ihrem Beitrag *Das Undarstellbare ausdrücken – Welche Impulse der Ikonen-Tradition beeinfluss(t)en die Bildende Kunst und möglicherweise Kunsttherapie heute?* die Geschichte der Ikonen mit ihren Einflüssen auf die Kunstgeschichte, Kunsttherapie und Psychoanalyse. Dabei geht sie insbesondere auf die Moderne ein, aber auch auf die Psychoanalyse, mit ihrem Modell des Unbewussten und auf die Kunsttherapie, die die Künste therapeutisch einsetzt. Welche Perspektiven kann das Ikonenschreiben als spirituell motivierte Malpraxis der Kunsttherapie zur Verfügung stellen?

Katrin Röhlig erläutert in *‚Dramatische Resonanzen' als performative Abschlussreflexion: ein essayistischer Blick auf das Thema Spiritualität in der Theatertherapie* ein Konzept der Spiritualität, dass sie für die Theatertherapie geltend machen. In der Theatertherapie kann ein wertfreier Raum entstehen, der spirituelle Erfahrungen und damit Lebensperspektiven ermöglicht, die über das individuelle Leben hinaus gehen, auf sich transzendente Wirklichkeiten ausrichten.

In dieser Fülle waren zum Themenbereich „Künstlerische Therapien und Spiritualität" Impulse angelegt, die während der Tagung von den Beteiligten und Teilnehmenden aufgegriffen wurden, die aber auch über die Tagung hinaus mit der vorliegenden Publikation „Künstlerische Therapien und Spiritualität". Das Leben mit den Künsten begleiten: Ansichten, Befunde, Perspektiven" weiterwirken.

Austausch und Anregungen können sich fortsetzen. Ich freue mich auf kommende Gespräche, Fragen, Anreicherungen und neue Erkenntnisse.

Einen herzlichen Dank an dieser Stelle an alle, die das Gelingen der Studie, der Tagung und der Publikation ermöglichten, meinen Kooperationspartnern, Prof. Dr. Arndt Büssing und Prof. Johannes Junker einen großen Dank fürs Zusammenentwerfen und -denken auf der Grundlage von verschiedenen Professionen und mit unterschiedlichen Schwerpunkten. Diese Vielfalt macht Zusammenarbeit so spannend, fruchtbar und lehrreich. Herzlichen Dank dafür!

Den Teilnehmer/-innen, den Vortragenden und Workshopleiter/-innen, den Autor/-innen, den Mitarbeiter/-innen des Aufbaustudiengangs KunstTherapie, vor allem Kerstin Schrems, den studentischen Hilfskräften Lisa-Marie Kraus und Lara Hansen, den Absolvent/-innen Pietro Sabatelli und Verena DeLuca, den Studierenden Katerina Amanatidis, Maren Gärtner, Maria Georgieva, Corinna Giglberger, Kornelia Griebel, Anna Kölle, Flora Lottner, Yvonne Roth, Maria Schwerdtner, Olivera Simic, Karim Stonjeck und Maristella Witt.

Einen besonderen Dank an Herrn Ronald Scheurich, Leiter des Labortheaters und an Herrn Harald Büttner von der Veranstaltungstechnik für die verlässliche Unterstützung in allen Belangen während der Tagung!

Der Hochschulleitung sei gedankt für das Fördern, Mittragen und Unterstützen der aufwändigen Veranstaltung. Den Mitarbeiter/-innen des De Gruyter-Verlages sei von ganzem Herzen gedankt für die geduldige und großzügige Begleitung der Vorbereitung dieses Bandes. Das Konsortium der sächsischen Hochschulbibliotheken c/o SLUB Dresden unterstützte durch eine Förderung als Open-Access-Publikation. So können mehr Interessierte an den Inhalten partizipieren. Danke dafür!

Ohne alle diese engagierten und unterstützenden Menschen wären die Studie, die Tagung und die Publikation nicht verwirklicht worden! DANKE!

Literatur

Hosan M, Hüther G (2024) Die Metamoderne. Görringen: Vandenhoeck + Ruprecht.

Maritain J (1953) Creative Intuition in Art and Poetry. New York: Pantheon Books, 1953.

Sölle D (1999) Was ist Theopoesie? In: Szagun AK (Hg.) Erfahrungsräume. Theologische Beiträge zur kulturellen Erneuerung, Band 3. Münster: Lit Verlag.

Rosa H (2022) Demokratie braucht Religion. München: Kösel.

Abbildung

Abb. 1 Programm „Künstlerische Therapien und Spiritualität“

20.10.2022

Überblick des Nachmittags

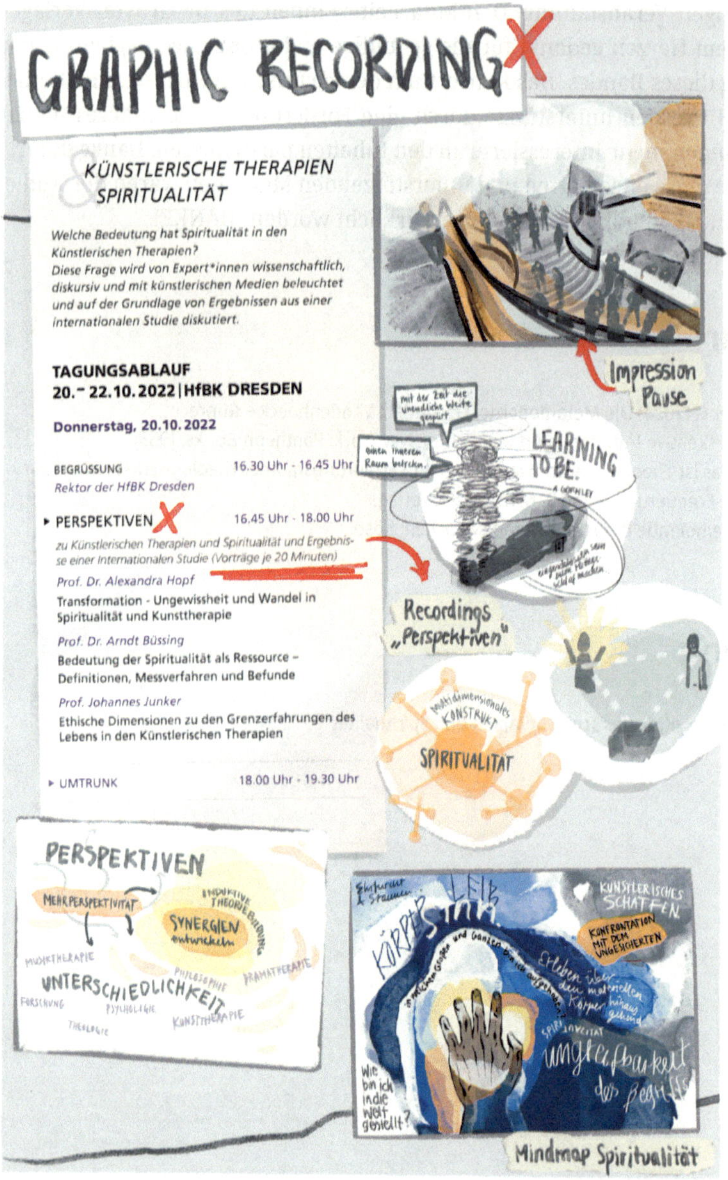

Abb. 1: Überblick zum Tagungsauftakt. Grafik: Rahel Schüler.

Willkommen

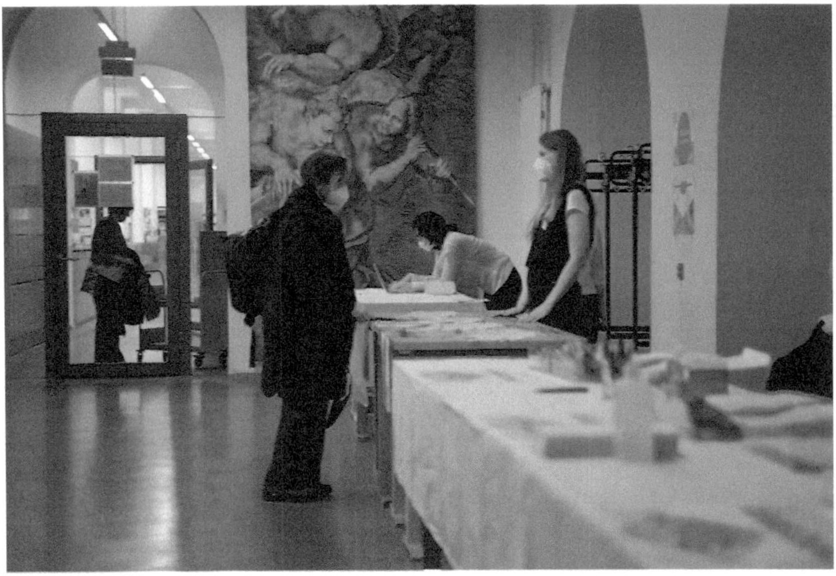

Abb. 2: Willkommen am Tagungsempfang.

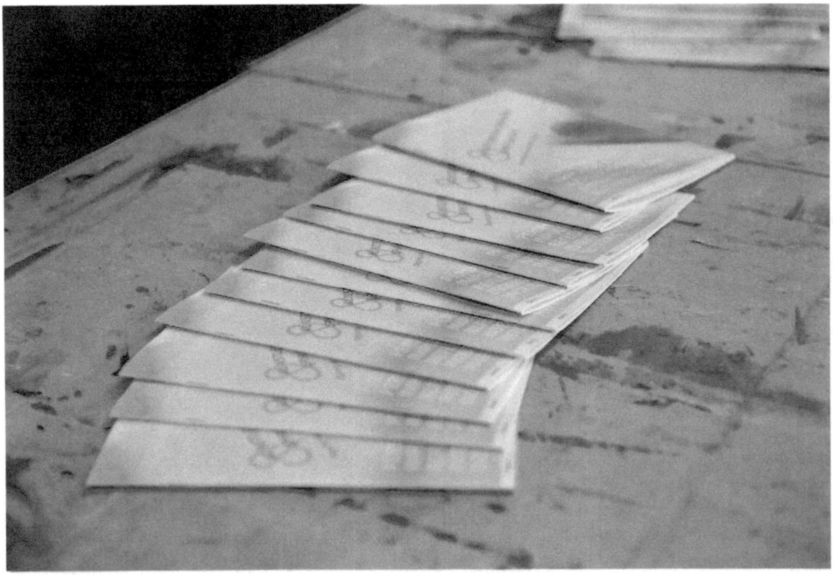

Abb. 3: Scrapbooks für die Tagung.

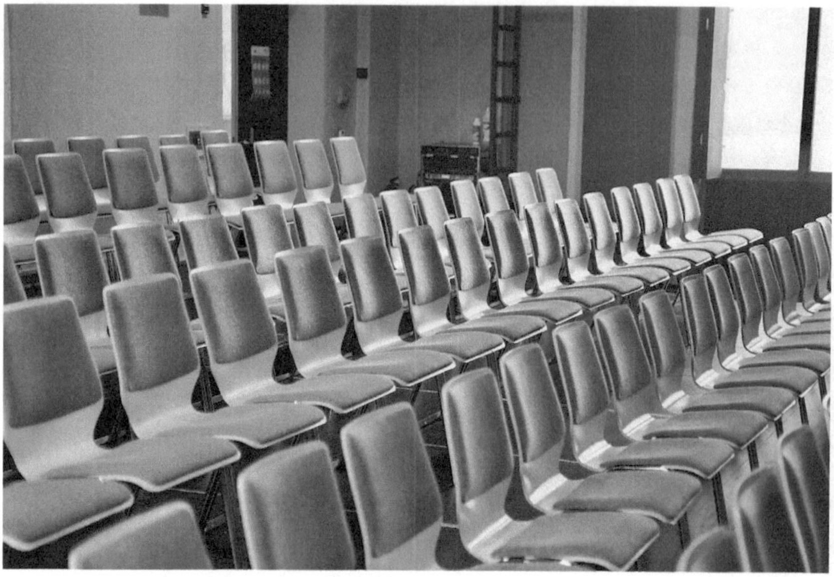

Abb. 4: Tagungsort Labortheater.

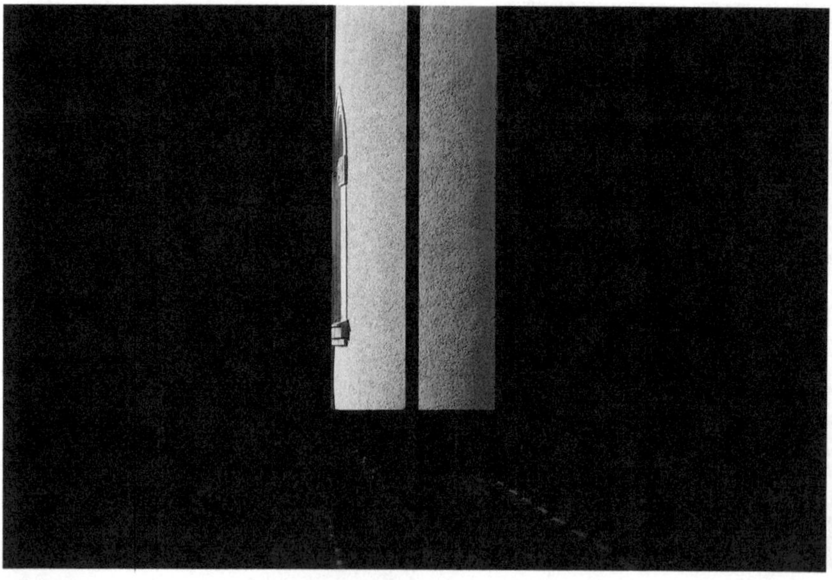

Abb. 5: Das Labortheater mit Blick nach außen.

Begrüßung

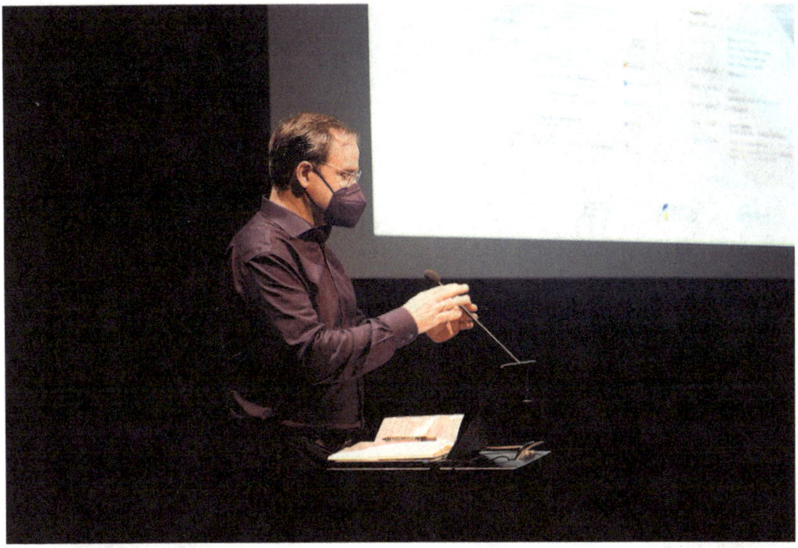

Abb. 6: Begrüßung durch den Rektor der HfBK Dresden, Oliver Kossack.

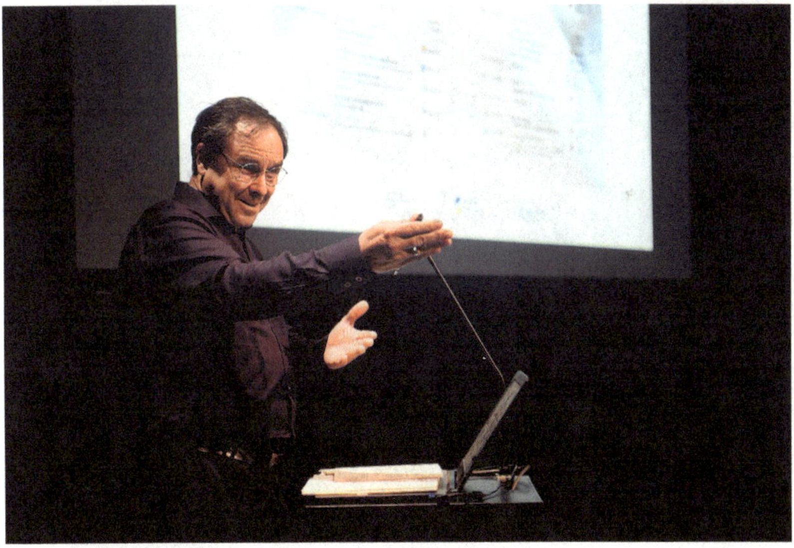

Abb. 7: Begrüßung.

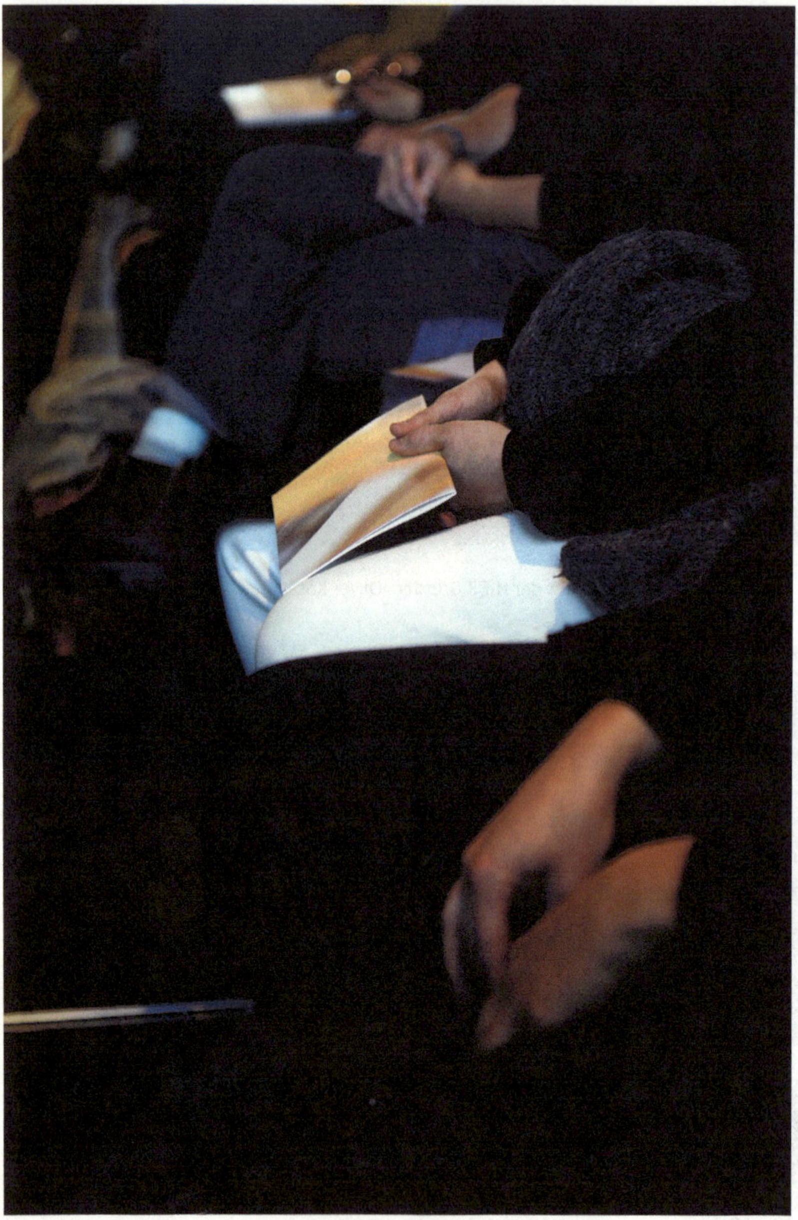

Abb. 8: Begrüßung, Geste im Publikum. Alle Fotos: Pietro Sabatelli.

I Perspektiven

Vortrag Alexandra Modesta Hopf

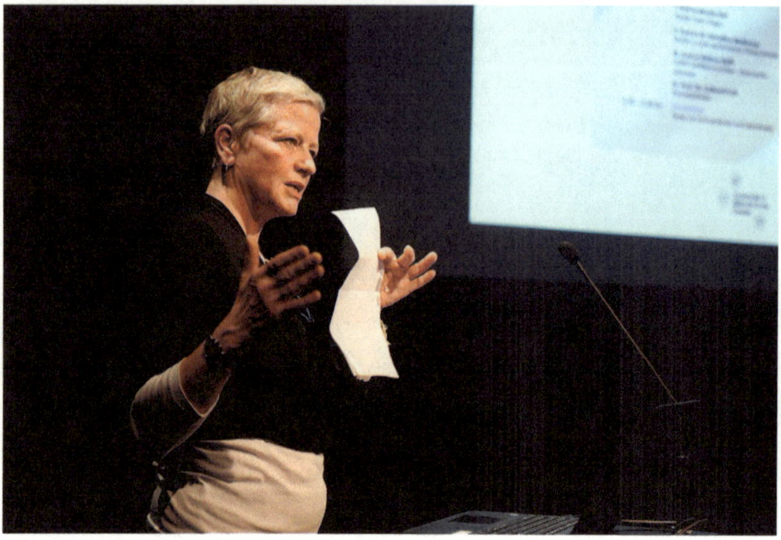

Abb. I.a: Perspektiven, Alexandra Hopf.

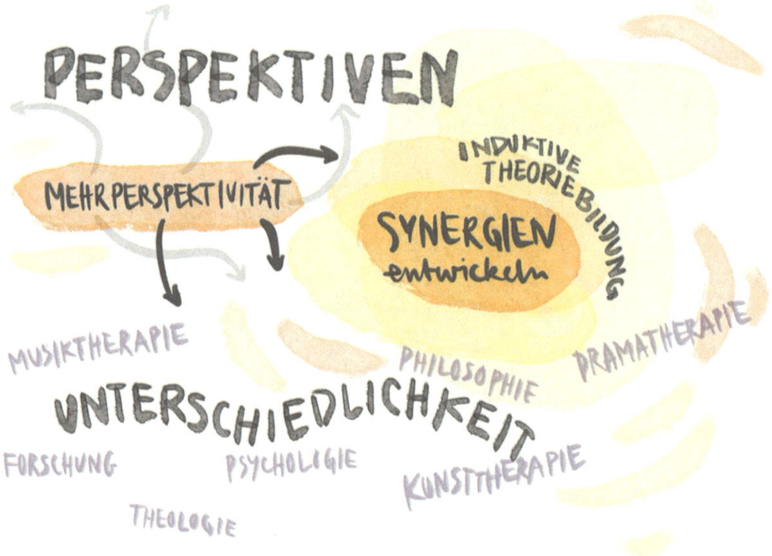

Abb. I.b: Perspektiven.

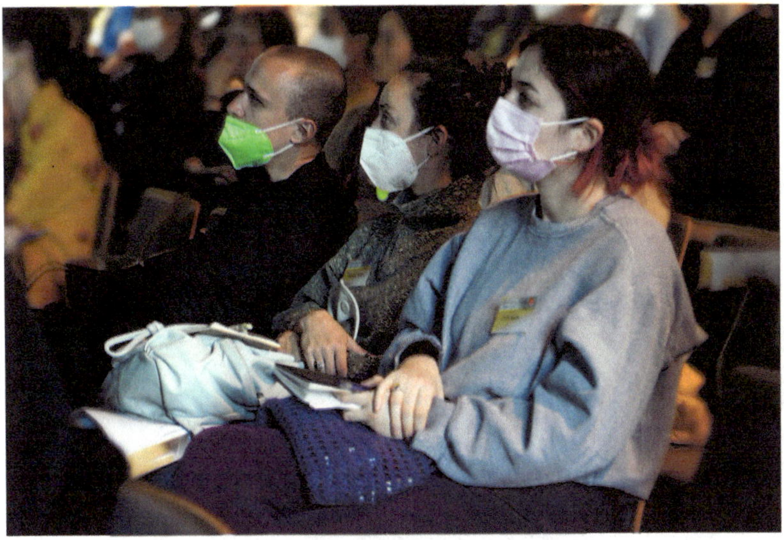

Abb. I.c: Perspektiven, Publikum. Alle Fotos: Pietro Sabatelli.

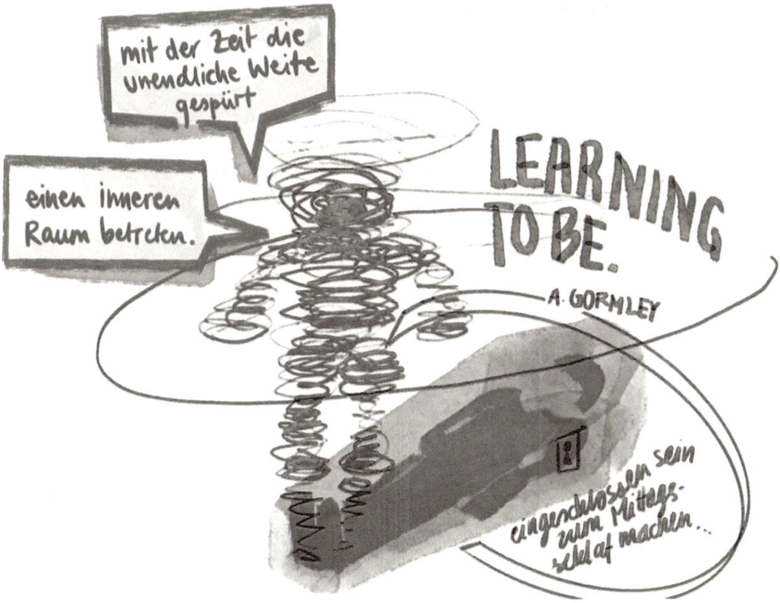

Abb. I.d: Schaubild zum Vortrag. Grafik: Rahel Schüler.

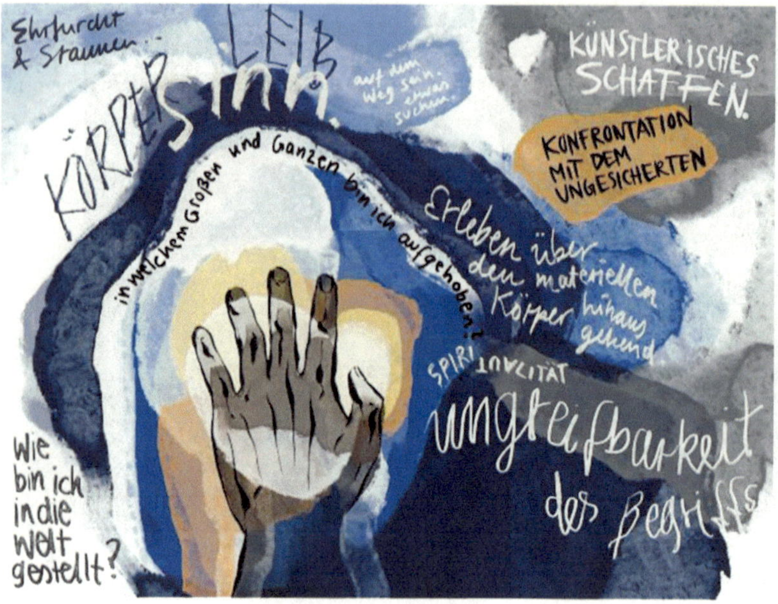

Abb. I.e: Zweites Schaubild zu Inhalten des Vortrags. Grafik: Rahel Schüler.

Alexandra Modesta Hopf

Transformation – Ungewissheit und Wandel in Spiritualität und Kunsttherapie

Abstract: Im folgenden Artikel geht es um den Umgang mit Wandel und Ungewissheit, beides Aspekte von Transformationserfahrungen, die sowohl in der Kunsttherapie als auch im spirituellen Bereich eine Rolle spielen. Gerade schwer erkrankte und psychisch belastete Patient/-innen befassen sich häufig mit spirituellen Fragestellungen, die ein überpersönliches Eingebunden- und Aufgehobensein thematisieren. Zugleich werden bisherige Denk- und Lebensweisen während einer Krise infrage gestellt. Umgangsformen mit Ungewissheit und Wandel stellen auch die Bildenden Künste zur Verfügung. Antony Gormley, ein Bildhauer, dient hier als Beispiel. Er hatte aus seinem Erleben von Angst und mithilfe der Wahrnehmung seines Körpers während seiner Kindheit einen tiefen Zugang zu spirituellen Erfahrungen gefunden, die er in seiner Kunst thematisiert. Aus einer solchen individuellen Kunstpraxis, aber auch aus dem künstlerischen Tun in der Kunsttherapie, können sich Wahrnehmungsebenen öffnen, die für Spirituelles sensibilisieren. Für den Umgang mit spirituellen Fragestellungen in der Kunsttherapie werden ethische Kriterien aus der Psychotherapie herangezogen, die eine erste Orientierung ermöglichen.

Abstract engl.: The following article is about dealing with change and uncertainty, aspects of transformational experiences that are relevant both in art therapy and in the spiritual field. Patients with serious illnesses and mental health problems in particular often deal with spiritual issues that focus on a supra-personal sense of being included and uplifted. At the same time, previous ways of thinking and living are called into question. The visual arts in particular provide ways of dealing with uncertainty and change. Antony Gormley, a sculptor, serves as an example here. He had found a deep access to spiritual levels of experience from the experience of fear and the perception of his body in his early childhood. Individual art practice, but also artistic activity in art therapy, can open up levels of perception that sensitize us to spirituality. Ethical criteria from psychotherapy are used to provide an initial orientation for dealing with spiritual issues in art therapy.

Stichwörter: Transformation, Spiritualität, Wandel, Ungewissheit, ethische Kriterien, Körper

Keywords: transformation, spirituality, change, uncertainty, ethical criteria, body

https://doi.org/10.1515/9783111386386-002

> Das Spirituelle ist für mich eher dort, wo es Brüche gibt, wo nichts mehr so zusammenhält, wo nichts mehr fest und sicher scheint. Dieses ‚Brüchig-Fließende' bestimmt mein Grundverständnis vom Leben. (Zehnder 2012: 102)

Einleitung

Mit dem Wort Transformation (lat. *transformare*: „umformen") wird eine tiefgreifende Veränderung bezeichnet, die in unterschiedlichen Lebensbereichen eine Rolle spielen kann. Sie verweist auf eine persönliche Entwicklung und Veränderung, die mithilfe therapeutischer Unterstützung stattfinden kann. Während einer Therapie kann sich ein solcher Veränderungsimpuls einstellen, aber auch eine persönliche Krise kann der Ausgangspunkt dafür sein. Menschen werden unfreiwillig mit Krisen konfrontiert, oder aber sie gelangen durch bestimmte Erfahrungen zu tieferen Einsichten, gefolgt von dem Wunsch, sich und ihr Leben zu verändern.

Durch beides können bisherige Denk- und Lebensweisen infrage gestellt werden. Solche Veränderungen erfordern Neuorientierungen und Anpassungen und gehen meist mit Ängsten einher.

Gerade bei Verlusterfahrungen, zum Beispiel in Bezug auf die eigene Gesundheit und lebensbedrohliche Erkrankungen, werden tiefgreifenden Veränderungen angestoßen. Bisherige Sicherheiten und Strukturen verlieren ihre stabilisierende Funktion.

Es stellen sich individuelle Fragen nach einem Eingebettetsein in ein größeres Ganzes. Solche transzendenten Perspektiven werden häufig im medizinischen, therapeutischen und kunsttherapeutischen Kontext von Patient/-innen angesprochen.

Anhand der Skulpturen des Bildhauers Antony Gormley wird im Folgenden das Thema Spiritualität in den Bildenden Künsten thematisiert, um eine erste Bezugnahme der Verknüpfung von Kunst und Spiritualität herzustellen. Zusätzlich werden noch weitere Perspektiven einbezogen, wie sie in der Publikation „Kunst und Religion im Zeitalter des Postsäkularen" formuliert werden. Des Weiteren werden Überlegungen angestellt, wie Patient/ -innen mit bedrohlichen Erkrankungen bei der Auseinandersetzung mit transzendenten Sinnfragen in der kunsttherapeutischen Praxis angemessen begleitet werden können.

Insgesamt zeigt sich, dass es weniger um spezifische Antworten mithilfe kunsttherapeutischer Interventionen geht, als um ein Wissen um die Unbestimmbarkeit und Offenheit solcher, häufig existenzieller Fragestellungen. Die Haltung der begleitenden Kunsttherapeut/-innen und ihre Bereitschaft, Unbestimmtes in diesen therapeutischen Transformationsprozessen zuzulassen, sind hier erforderlich. In der Kunsttherapie dienen die Künste dem Umgang mit Anliegen der Patient/-innen.

Wenn es um solche transzendente Fragestellungen geht, ist zusätzlich eine spezifische Haltung dienlich, die solche Anliegen unterstützt.

Kunst, Körper und Spiritualität bei Antony Gormley

> Der Künstler fragt danach, wie im Medium des Bildes beziehungsweise der Skulptur der Prozess der Transformation von leibhaftiger Materie in strahlenhafte Energie erfahrbar wird. Wenn auch noch immer an der Materialität des Metalls festhaltend, liegt für Gormley der (vorläufige) Endpunkt seiner skulpturalen Körperkunst in der Zerlegung des Körpers in Atomteilchen und in gleichsam Pixelbausteinen. [...] Das Interesse an der Transformation des Körpers ist eine grundsätzliche Fragestellung der Religionen. (Rauchenberger 2012: 38)

Silvia Henke verweist in der Einleitung des von ihr im Jahre 2012 mitherausgegebenen Buches „Kunst und Religion im Zeitalter des Postsäkularen“ auf historische und aktuelle Verknüpfungen und gegenseitige Bezugnahmen von Kunst und Religion. Allein zwischen den Jahren 2002 und 2009 seien insgesamt 40 Ausstellungen (im deutsch-, französisch- und englischsprachigen Raum) veranstaltet worden, die Religion bzw. Spiritualität künstlerisch thematisierten. Gleichwohl wären in diesen Veranstaltungen keine expliziten Aussagen zum Thema Religion formuliert worden, sondern eher eine Vielfalt von Einzelpositionen lose nebeneinandergestellt worden. Nicht nur Kurator/-innen und Ausstellungsmacher/-innen, sondern auch Künstler/-innen legen trotz ihrer künstlerischen Auseinandersetzung mit dieser Thematik eine Scheu an den Tag, sich zu Religion und/oder Spiritualität explizit zu äußern (Henke 2012: 9–10).

Antony Gormley, ein Bildhauer, stellt hier eine Ausnahme dar. In einem Interview zu seiner Ausstellung „Learning to be“ im Schauwerk Sindelfingen erzählt Gormley (2021a) von seinen Reisen nach Indien und seiner regelmäßigen Meditationspraxis. Der Ausgangspunkt für sein Interesse am menschlichen Körper seien Erfahrungen in seiner Kindheit gewesen. Er habe als Kind Mittagsschlaf machen müssen. Dabei habe er – zunächst voller Angst, wenn er mit geschlossenen Augen da lag – entdeckt, dass sein Inneres ein unendlicher und abenteuerlicher Raum sei.

In seinen bildhauerischen Werken setzt er sich ebenfalls mit dem menschlichen Körper auseinander, jedoch nicht als Materie, sondern als Raum oder „case“, einem Behältnis für inneres Erleben, das leer, dunkel und unendlich ist. In der Ausstellung „Learning to be“ wird der Körper zum Experimentalraum, sodass Betrachter/-innen zum Wahrnehmen der eigenen Körperlichkeit und des inneren Erlebens, aber auch des Transzendenten gelangen können.

Wenn wir die beiden unteren Abbildungen von Gormleys Werken (Abb. 1A und Abb. 1B) betrachten, sind Linien zu sehen, die sich außerhalb des Körperumrisses zu bewegen scheinen. In der linken Abbildung fungieren Stahlstifte als Bewegungslinien um einen sich vage abzeichnenden inneren Körperkern herum. In der rechten Abbildung zirkulieren Ringe und Reifen als bewegte, beinahe atmosphärische Linien um ein nicht-materielles und leeres inneres Körperfeld. Beide Körper scheinen sich – auf diese unterschiedliche Weise dargestellt – über ihre Grenzen hinaus zu bewegen und zu wirken.

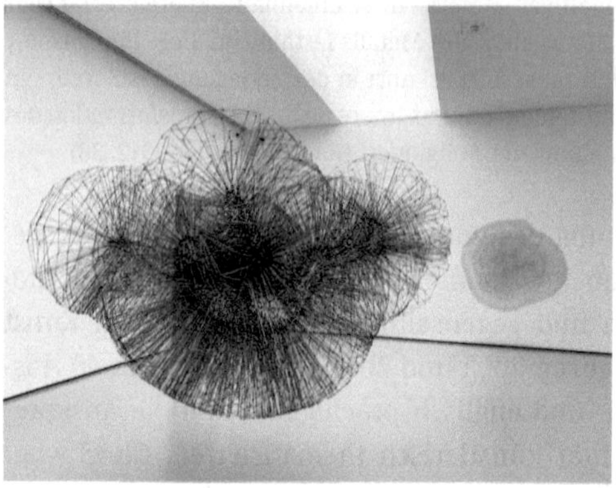

Abb. 1A: Ausstellungsansicht 1. Antony Gormley.

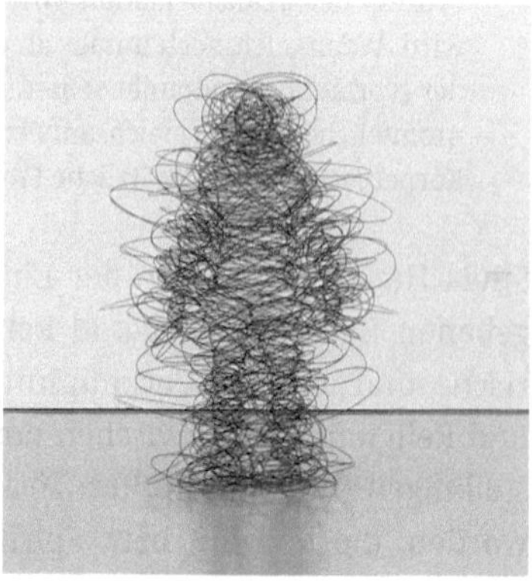

Abb. 1B: Ausstellungsansicht 2. Antony Gormley.

> Some of the works are encased, others are more open and permeable. The continual questioning of where a body begins and ends, is investigated in sculptures that evolve from void to mass, line to plane, rectilinear to organic form and structure. (Gormley 2021b)
>
> His work has developed the potential opened up by sculpture since the 1960s through a critical engagement with both his own body and those of others in a way that confronts fundamental questions of where human beings stand in relation to nature and the cosmos. (Zu Gormley 2021c)

Gormley vermittelt mit seinen Skulpturen die Perspektive, dass menschliches Erleben und Wahrnehmen weit über den rein materiellen Körper hinaus geht (Rauschenberger 2012: 36–38), wie es im folgenden Kommentar zu seinem Werk deutlich wird. Rauschenberger (ebenda) schreibt, dass Gormley danach frage, „ [...] wie im Medium des Bildes, beziehungsweise der Skulptur der Prozess der Transformation von leibhafter Materie in strahlenhafte Energie erfahrbar wird [...]. Das Interesse an der Transformation des Körpers ist eine grundsätzliche Fragestellung der Religionen.“

Spiritualität, Sinnhaftigkeit und Krankheit

Wenn wir über Veränderungen im eigenen Leben nachdenken, sind schnell die Grenzen der Erklärbarkeit erreicht. Erfahrungen von Sinnhaftigkeit oder ein Ringen damit, Sinnsuche, ein subjektives Sich-Eingebunden-fühlen in größere Zusammenhänge oder ein Fehlen desselben entziehen sich einer allgemeinen, aber auch meist der individuellen Erklärbarkeit und Logik.

Mit Sinnhaftigkeit und Eingebundensein verbundene Grundüberzeugungen und Fragestellungen beeinflussen den Umgang mit persönlichen Krisen, aber auch mit zentralen Lebensthemen um Krankheit und Tod. Gerade wenn Menschen schwer erkranken, werden diese Grundüberzeugungen erschüttert und in Frage gestellt.

Entsprechend kommt dem Erlebens- und Überzeugungsbereich Spiritualität in der therapeutischen Begleitung von Patient/-innen eine große Bedeutung zu. In einer Studie von Gontard bekennen sich 90% der Erwachsenen dazu, im Laufe ihres Lebens bedeutsame spirituelle Erfahrungen gemacht zu haben (2013: 5, zitiert nach Utsch 2018: 2). Gontard fand außerdem heraus, dass sich spirituelle Überzeugungen auf wichtige biografische Entscheidungen und die Bewältigung von Krisen auswirken (ebenda).

In kunsttherapeutischen Erstgesprächen, während akutonkologischer Behandlungen, haben die meisten Patient/-innen sich mit Fragen nach der Sinnhaftigkeit der eigenen Erkrankung auseinandergesetzt (Hopf 2014: 137). Die Frage danach wurde daraufhin von mir in Interviews zur Evaluation einer kunsttherapeutischen Intervention aufgenommen. Hier ein Auszug aus der Interviewauswertung:

> Die Frage nach der Sinnhaftigkeit der Erkrankung beantwortet diese Patientin am ausführlichsten. Es wird deutlich, welche besondere Bedeutung sie ihrer Erkrankung gibt; ja, sie beschreibt, dass sie dankbar für ihre Erkrankung sei: „Urplötzlich ist einiges, worüber ich mir wahnsinnig den Kopf zerbrochen hab, also nächtelang nicht schlafen konnte, weil ich nur am Nachdenken und am Grübeln war […], also des is' jetzt vollkommen unwichtig und des ging so urplötzlich und des is' schon richtig phantastisch, find' ich!" Die Krebserkrankung führt ihr die Kostbarkeit des Lebens und ihrer Beziehungen zu Familie und Freunden vor Augen. (Hopf 2014: 171)

Auch Ergebnisse zwei weiterer Studien (Hopf 2014; Luzzatto, Sereno 2003) weisen überpersönlichen Themen, wie der Kostbarkeit des Lebens, eine wichtige Bedeutung bei der Bewältigung von Krebserkrankung zu. Luzzatto und Sereno befragten zwischen Januar 1999 und Mai 2000 70 Patienten zur kunsttherapeutischen Intervention *Body Outline*. Für 6 von 70 Patient/-innen stand der körperliche Schmerz im Vordergrund ihrer Belastung. 29 Patient/-innen äußerten sich vor allem zu persönlichen Gefühlen und Gedanken in den Befragungen. Die größte Gruppe der Patient/-innen, 35 von 70, thematisierten ihre Suche nach Sinnhaftigkeit und Spiritualität (Luzzatto, Sereno 2003:138). Auch wenn diese Studie nicht mehr aktuell ist, so weist sie darauf hin, dass die Verknüpfung von Sinnfragen und spirituellen Grundüberzeugungen in der Kunsttherapie relevant sind.

Buttstädt und Weiss kamen in der Evaluation ihres, in der onkologischen Nachsorge durchgeführten kunsttherapeutischen Angebots zum Ergebnis, dass eher die Suche nach sozialer Einbindung und die Abwehr von Bedrohung dabei halfen, die Krebserkrankung zu bewältigen (Weiss, Buttstädt et al. 2005: 31). Sie widersprachen damit der Betonung spiritueller Themen in der kunsttherapeutischen Begleitung von Onkologiepatient/-innen.

Viele Patient/-innen setzen sich während ihrer onkologischen Behandlung mit Sinnfragen auseinander. Damit gehen auch Vorstellungen eines tieferen Sinnes, manchmal eines göttlichen Willens oder der Vorstellung einher, dass die Krankheit ein Weckruf für eine veränderte Lebensführung sei. In der Studie, die ich 2014 veröffentlichte, trat der Aspekt Spiritualität (9 Nennungen) gegenüber anderen Ressourcenfeldern der Patient/-innen zurück. Es wurden zum Beispiel die Familie und der soziale Kontext (18 Nennungen) als Kraftquellen genannt und, ebenso wichtig, die Sicherheit im Behandlungskontext, aber auch die eigene materielle Sicherheit, innere Zuversicht und Selbstsicherheit (18 Nennungen). Weitere, aber eher individuelle Ressourcen wie die Natur, die eigene Wohnung oder die Möglichkeit des Zu-sich-Kommens gehörten auch zu Kraftquellen während der onkologischen Behandlung (14 Nennungen) (Hopf 2014: 187).

Viele Onkologiepatient/-innen setzen sich mit dem Thema der Sinnhaftigkeit des Lebens und der Erkrankung auseinander. Dies kann als klarer Hinweis gewertet werden, dass überpersönliche Themen der Sinnsuche und Spiritualität in der Kunsttherapie Raum erhalten sollten. Auch wenn Kunsttherapeut/-innen nicht immer die spirituellen Überzeugungen der Patient/-innen kennen, so ebnen darauf bezogene Fragen den Weg zum Fruchtbarmachen solcher Ressourcen. Offene Fragen seitens der Kunsttherapeut/-innen laden dazu ein, sich dem eigenen Krankheitsverständnis und transzendenten, spirituellen oder religiösen Überzeugungen zu nähern. Auch andere, von Patient/-innen genannte Ressource wie das Erleben der Natur, innere Zuversicht, Selbstsicherheit und ein Zu-sich-Kommen können ein transzendentes Sinnerleben einschließen, ohne explizit den Bereich der Spiritualität zu benennen.

Umgang mit Spiritualität in Kunst und Therapie

> Kunst dringt zum Wesentlichen vor im Raum des Körperlichen und des Geistigen. (Bollin 2012: 213)

Spiritual Turn, ein Begriff, der die Wende zur Anerkennung des spirituellen Erlebens und damit zusammenhängender Überzeugungen erfasst, wurde Ende der

60er Jahre im Zusammenhang mit humanistischen und achtsamkeitsbasierten Psychotherapieverfahren formuliert und wissenschaftlich untersucht (Utsch, Bonelli, Pfeifer 2018: 76–77). Der *Spiritual Turn* vollzog sich in folgenden gesundheitsbezogenen Bereichen: Medizin, Psychologie, Psychotherapie, Gesundheitsberufe, Psychiatrie, Kinder- und Jugendpsychiatrie. Vor dem *Spiritual Turn* wurden dem Erfahrungsbereich der Spiritualität noch große Skepsis entgegengebracht. Religiöse Überzeugungen und Erfahrungen wurden sogar in die Nähe von psychischen Erkrankungen gerückt (Utsch 2018: 76).

Der Bereich Spiritualität erhält schließlich in der letzten Dekade der Psychotherapieforschung zunehmend mehr Bedeutung und wissenschaftliche Aufmerksamkeit. Auch in der praktischen Anwendung therapeutischer Verfahren gewinnt dieser Wahrnehmens- und Erlebensbereich der Patient/-innen mehr Bedeutung. Aspekte von individuellen, aber auch von gemeinschaftsbezogenen Werten weisen auf religiös-spirituelle Grundsätze und Thematiken hin, die in die Therapien hineinwirken. Sowohl Spiritualität als übergeordneter Begriff als auch Religion als gemeinschaftliche Form des Umgangs mit transzendenten Fragestellungen verhandeln jeweils Formen des Nichtwissens, des Ungreifbaren und Unbestimmten. Es geht in beidem um eine „grundsätzlich ungesicherte Dimension des Dasein." (Henke 2012: 12) Dieses Unwissen benötigt, so Henke weiter, symbolische Formen der Kommunikation. Für diese Kommunikation seien Kunstschaffende Spezialist/-innen, weil sie „das Ungesicherte als Voraussetzung für ihr Tun hinnehmen" (2012: 13)

Spalinger schreibt über künstlerische Praxis, dass sie auf körperlichen, emotionalen und kognitiv-geistigen Dimensionen beruhe und sich als „innere Wahrnehmung" zeige (2012: 182). Diese kunstpraktischen Dimensionen ermöglichen einen produktiven Umgang mit überindividuellen und nicht konfessionellen Aspekten des Religiösen. Wenn Nichtwissen, Ungesichertes und Formen der inneren Wahrnehmung keine Einbettung in spirituelle Gemeinschaften erfahren, verändert das auch den Bezug zu den Künsten und deren Wirkungsfeld. Das Individuelle hat sich seit der Moderne in der Praxis und Theorie der Bildenden Kunst niedergeschlagen. Künstler/-innen loten in ihren Arbeiten ihre jeweiligen Weltbezüge aus und stellen sie in ihren Werken zur Verfügung, auch wenn sie sich selten zum Thema Spiritualiät äußern.

Wie können die Bezüge zwischen Kunst und Spiritualität für die Kunsttherapie geltend gemacht werden? Patient/-innen sollten auch mit unbestimmten Aspekten ihres Weltverständnisses und ihrer Sinnsuche in der Kunsttherapie ernst genommen werden. Manchmal kommt es erst spät in einer kunsttherapeutischen Behandlung zur Beschäftigung mit spirituellen Inhalten. Diese können auch Ausdruck in den künstlerischen Arbeiten der Patient/-innen finden. Begünstigend wirkt sich die künstlerische Bearbeitung deshalb aus, weil hier das Unbestimmte und Ungesicherte gut aufgehoben ist, ohne dass es ausformuliert werden muss. Eine prozesshafte Suche mit künstlerischem Material lässt Spielräume für Erkundungen offen.

In der modernen säkularisierten Gesellschaft sind Menschen generell stärker aufgerufen, individuelle Perspektiven und Strategien der überpersönlichen Einbettung zu entwickeln. Wenn das bisher nicht stattgefunden hat, wird eine solche Auseinandersetzung häufig durch Krisen und/oder Erkrankungen angeregt.

Folgende Fragen können in der kunsttherapeutischen Praxis helfen, sich in Bezug auf spirituelle Fragestellungen zu orientieren:

1. Wie kann ein Erleben des „größeren Eingebundenseins“ bei Patient/-innen angesprochen werden?
2. Welche Überzeugungen haben Patient/-innen in Krisen?
3. Was gibt dem Leben der Patient/-innen Sinn?
4. Welche Überzeugungen geben ihnen Kraft, welche nicht?
5. Wie sind Patient/-innen sozial eingebettet? Welche Rolle spielen Gemeinschaften?

Im Forschungsprojekt *Holyspace, Holyways,* dass 2010 und 2011 an der Luzerner Hochschule im Kunst und Design-Unterricht durchgeführt wurde, ging es vorrangig um die Frage, inwieweit Design-Studierende sich für religionsbezogene Themen interessieren und welche Fragen sie dabei beschäftigen. Zentral war die Vermittlung von Wissen über unterschiedliche religiöse Wirklichkeiten mit dem Ziel gegenseitiges Verständnis, Respekt und ein friedliches Zusammenleben zu fördern (Henke et al. 2012).

Auch der kunsttherapeutische Umgang mit den Themen Spiritualität und Religion bezieht nicht nur konfessionell verankerte Vorstellungen von Spiritualität ein, sondern auch auf individuelle Vorstellungen.

Da es sehr unterschiedliche Formen der Ausübung gibt, können Kunsttherapeut/-innen nicht alle kennen. Es geht eher um eine Aufmerksamkeit für spirituelle Orientierungen von Patient/-innen und die Bereitschaft diese, sofern gewünscht, in die kunsttherapeutische Begleitung einzubeziehen. Ethische Kriterien aus der Psychotherapie können dabei auch in der Kunsttherapie handlungsleitend sein.

Thomas Plante und Carl Thoresen formulierten 2009 Kriterien für den therapeutischen Umgang mit dem Thema Spiritualität.

- *Respekt*: Anerkennung und Wertschätzung der jeweiligen religiösen Orientierung
- *Verantwortung:* verantwortungsvoller Umgang im Kontext einer therapeutischen Behandlung
- *Integrität:* Aufrechterhaltung und Schutz des Wertesystems und der persönlichen Ideale der Patient/-innen
- *Kompetenz:* Fähigkeiten und Fertigkeiten im eigenen therapeutischen Feld der Therapeut/-innen

- *Wohlergehen*: ressourcenorientierter Umgang mit Patient/-innen, der ihr Wohlbefinden ermöglicht fördert und sichert.

Schlusswort

> Das Religiöse verbinde ich mit der Erfahrung von Grenzen und Grenzenlosigkeit, von Vergänglichkeit und vom Wandelbaren der sichtbaren Erscheinungen und dem Geheimnis, in einem größeren Zusammenhang zu leben. Religion ist für mich, wie die Kunst, eine Wahrnehmung mit offenen Sinnen, ist Versenkung, Hingabe, Konzentration, Transparenz und Transzendenz. [...] Die Kunst ist die Schwester der Mystik. Religion und Kunst sind für mich Grundhaltungen dem Leben gegenüber, eine Art und Weise des ‚in der Welt zu seins'. (Stadelmann 2012: 101)

Anhand der verschiedenen Annäherungen an die Themen Spiritualität und Kunsttherapie und der Herausforderung, damit in der kunsttherapeutischen Praxis umzugehen, zeigt sich, dass die Bildenden Künste im besonderen Maße geeignet sind Veränderungen, Sinnsuche und spirituelle Fragen zuzulassen und untersuchen. Jenseits unterschiedlicher religiöser Orientierung geht es vor allem darum, eine angemessene und sensible kunsttherapeutische Haltung zu verwirklichen, um Patient/-innen in ihren Krisen und Sinnsuche zu unterstützen.

Literatur

Bollin E (2012): Eine Theologie des Bildes: Lernen und Lehren an der ‚Außenhaut' der Exegese. S. 213. In S. Henke, N. Spalinger, I. Zürcher (Hg) Kunst und Religion im Zeitalter des Postsäkulären. Bielefeld: transcript.

Gontard von A (2013) Spiritualität von Kindern und Jugendlichen. Allgemeine psychotherapeutische Aspekte. Stuttgart: Kohlhammer.

Henke S, Spalinger N, Zürcher I (Hg) (2012) Kunst und Religion im Zeitalter des Postsäkulären. Bielefeld: transcript.

Pazzini K (2012) Berühren, Glauben, Verinnerlichen, Notizen zur Psychoanalyse, Religion und Kunst. In S. Henke, N. Spalinger, I. Zürcher (Hg): Kunst und Religion im Zeitalter des Postsäkulären. Bielefeld: transcript.

Plante TG, Thoresen CE (Hg) (2009) Spirit, Science and health. How the spiritual mind fuels physical wellness. Westport: Prager.

Rauchenberger J (2012) Wie inspiriert eigentlich christliche Bildlichkeit die Kunst der Gegenwart? S. 37–38. In S. Henke, N. Spalinger, I. Zürcher: Kunst und Religion im Zeitalter des Postsäkulären. Bielefeld: transcript.

Spalinger N (2012) Die Kunst zu Verkörpern. Reflexionen zu künstlerischem Handeln im Feld des Religiösen. In Henke S, Spalinger N, Zürcher I (Hg) Kunst und Religion im Zeitalter des Postsäkulären. Bielefeld: transcript.

Stadelmann C (2012): Kunst und Religion? Künstlerinnen und Künstler im Gespräch. Teil I. Gott ist vielleicht doch unfertig – von der Schwierigkeit, das Religiöse in Begriffe zu fassen. S. 101. In Henke S, Spalinger N, Zürcher I (Hg) Kunst und Religion im Zeitalter des Postsäkulären. Bielefeld: transcript.

Utsch M, Bonelli RM, Pfeifer S (2018) Psychotherapie und Spiritualität. Berlin: Springer.

Zehnder B (2012) Kunst und Religion? Künstlerinnen und Künstler im Gespräch. Teil I. Gott ist vielleicht doch unfertig – von der Schwierigkeit, das Religiöse in Begriffe zu fassen. S. 102. In Henke S, Spalinger N, Zürcher I (Hg) Kunst und Religion im Zeitalter des Postsäkulären. Bielefeld: transcript.

Quellen

Gromely A (2021a) Schauwerk Sinfdelfingen (Zitierdatum: 24.10.2021), abrufbar unter https://www.youtube.com/watch?v=D001IAMT7Xw. 17.07.2021.

Gormley A (2021b) News (Zitierdatum: 31.10.2021), abrufbar unter https://antonygormley.com/news/item/type/news/id/26.

Gormley A (2021c) Biography (Zitierdatum: 31.10.2021), abrufbar unter https://antonygormley.com/biography. Zugriff.

Gormley A (2021d) Der eigene Körper als Material. Der Bildhauer Antony Gormley in Sindelfingen (Zitierdatum: 31.10.2021), abrufbar unter https://www.ardmediathek.de/videoY3JpZDovL3N3ci5kZS9hZXgvbzE0Nzc0NTM/.

Gormley A (2016) CREATIVE MINDS (Zitierdatum: 07.11.2021), abrufbar unter https://www.youtube.com/watch?v=9oyj6qPN_JE).

Leitlein H (2021) Warum wir den Sinn suchen. zeitonline: Religion. (Zitierdatum: 01.11.2021), abrufbar unter https://www.zeit.de/gesellschaft/2021-06/religion-meditation-yoga-religioeses-handeln-saekularisierung.

Völzke Daniel (2020) Antony Gormley wird 70 – Ein Mensch auf seinem Weg. (Zitierdatum: 24.10.2021), abrufbar unter https://www.monopol-magazin.de/antony-gormley-wird-70. Monopol.

Abbildungen

Abb. 1(A) Ausstellungsansicht 1. Antony Gormley. Ausstellung im Schauwerk: „Learning to be" vom 13.06.2021–14.04.2022. Foto: Alexandra Hopf

Abb. 1(B) Ausstellungsansicht 2. Antony Gormley. Ausstellung im Schauwerk: „Learning to be" vom 13.06.2021–14.04.2022. Foto: Alexandra Hopf

Vortrag Arndt Büssing

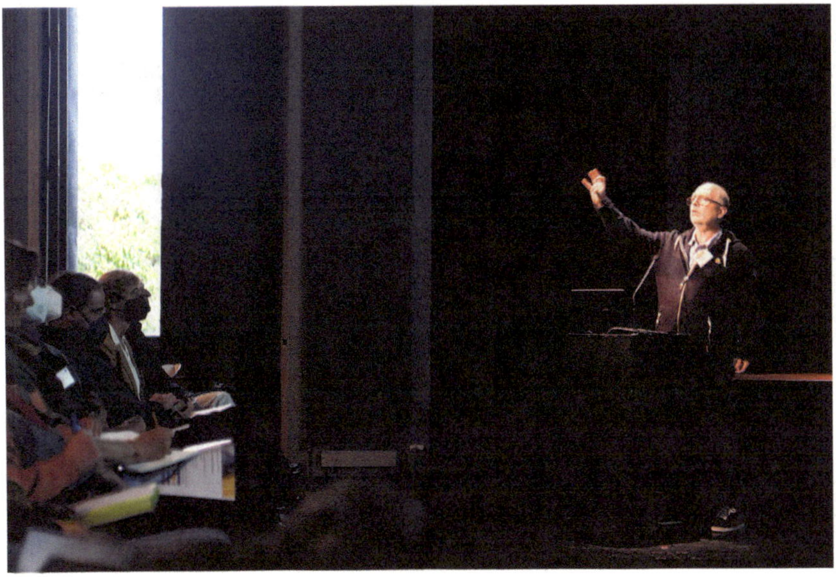

Abb. I.f: Perspektiven, Arndt Büssing.

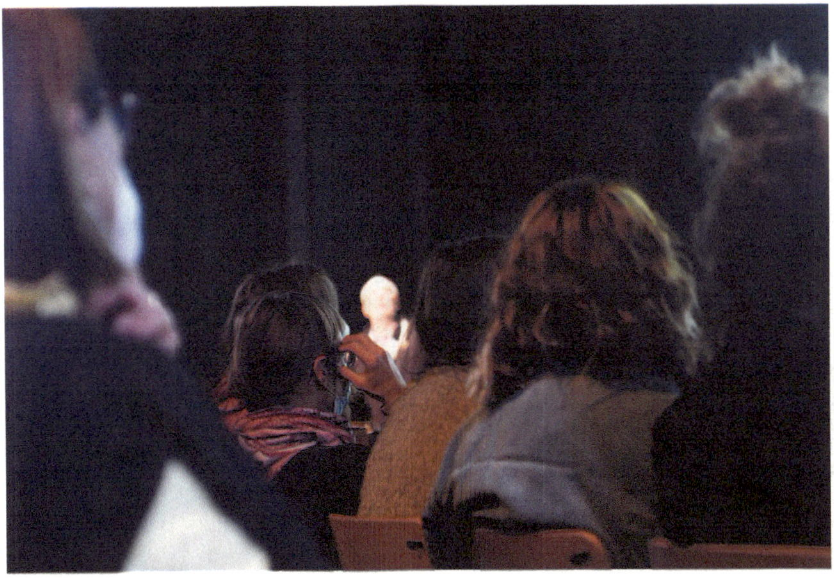

Abb. I.g: Perspektiven, Gesten im Publikum.

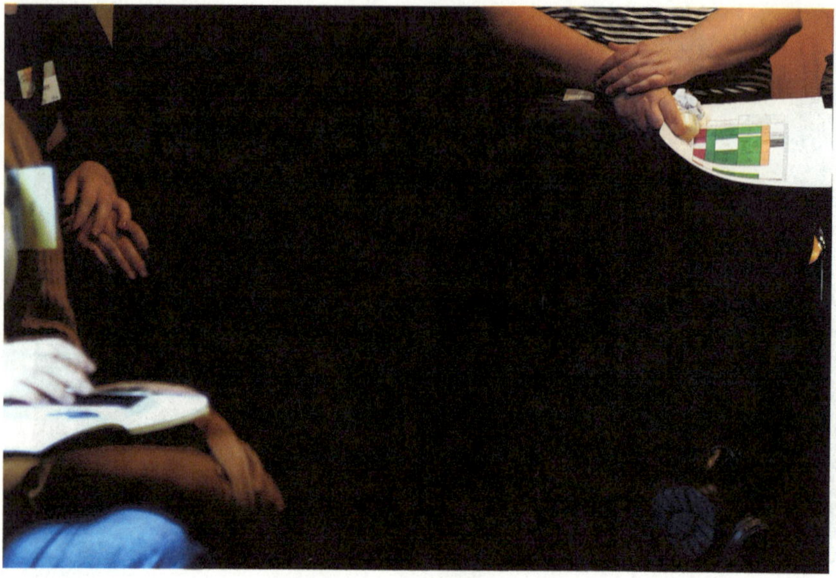

Abb. I.h: Perspektiven, Gesten im Publikum.

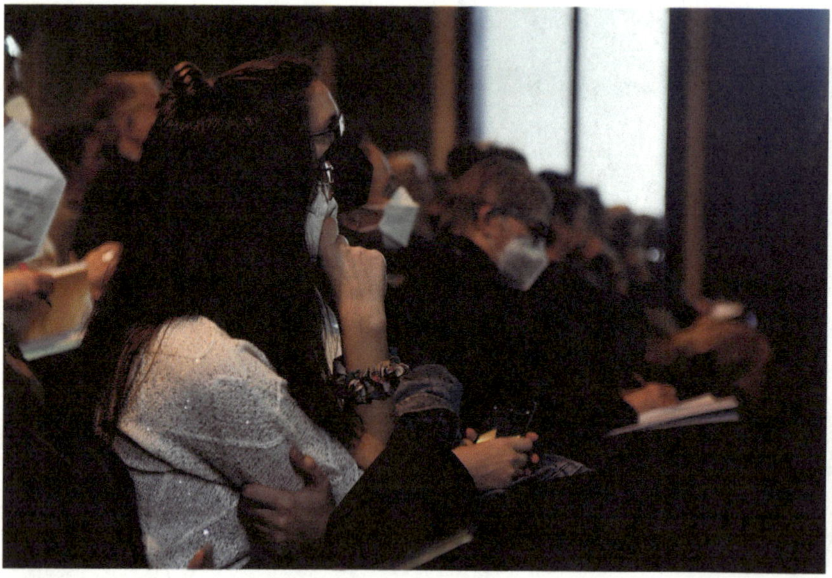

Abb. I.i: Perspektiven, Publikum. Alle Fotos: Pietro Sabatelli.

Arndt Büssing

Ausdrucksformen der Spiritualität bei Künstlerischen Therapeut/-innen – empirische Befunde

Abstract: Um die Bedeutung der Spiritualität in ihrer Vielschichtigkeit bei Künstlerischen Therapeut/-innen für sich als Person und in der jeweiligen Funktion als therapeutisch Tätige zu untersuchen, wurde eine anonyme Querschnittsbefragung mit standardisierten Fragebogenmodule im Berufsfeld durchgeführt. Insgesamt haben 502 Personen mitgemacht (87% Frauen; Altersmittel 45,7 ± 14,0 [19–83] Jahre). Von den Teilnehmenden ordneten sich 50% der Kunsttherapie als Spezialisierung zu, 7% der intermedialen Kunsttherapie / Expressive Arts Therapy, 11% der Theatertherapie, 12% der Musiktherapie und 17% der Tanz-/Bewegungstherapie. Es zeigte sich, dass die Befragten eine hohe Sensibilität für das „Heilige" in ihrem Alltag haben: Ehrfurcht / Dankbarkeit als wahrnehmender Aspekt der Spiritualität wird bei ihnen häufiger als in einer Referenzgruppe empfunden. Aspekte der Spiritualität tauchen als Thematik seitens der unterstützen Patient/-innen öfters auf und werden auch häufig in therapeutische Prozesse einbezogen. Aber für die beruflichen Prozesse ist dies nach ihrem Empfinden bisher noch nicht genügend berücksichtigt worden. Studierende empfinden im Vergleich zu den bereits beruflich etablierten Personen eine zu geringere Thematisierung der Spiritualität in der Ausbildung. Mithilfe der vorgelegten Studie kann die Relevanz von Spiritualität als wichtige Ressource in der künstlerisch-therapeutischen Arbeit mit Patient/-innen neu bewertet und kann für das Thema insgesamt sensibilisiert werden.

Abstract engl.: To understand the meaning of spirituality in its complexity for artistic therapists (for themselves as a person and in their respective function as a therapist), an anonymous cross-sectional survey with standardized questionnaire modules was performed. A total of 502 people participated (87% women; mean age 45.7 ± 14.0 [19–83] years). Their specialization was 50% Art Therapy, 7% Intermedial Art Therapy / Expressive Arts Therapy, 11% Theater Therapy, 12% of Music Therapy, and 17% of Dance/movement therapy. The respondents had a high sensitivity for the Sacred in their everyday life, as Awe/Gratitude as a perceptive aspect of spirituality scored higher among them than in a reference group. Aspects of spirituality emerge as a topic with their patients, and are often included in therapeutic processes. However, according to their own perception, this resource was so far not yet sufficiently been taken into account for the professional processes. Compared to those who are already professionally established participants, students perceived

https://doi.org/10.1515/9783111386386-003

there is too little focus on the topic of spirituality in their training. With the help of the study findings, the relevance of spirituality as an important resource in the artistic therapeutic processes with patients can be reassessed and awareness of the topic as a whole can be raised.

Schlüsselwörter: Spiritualität, Messung, Befragung, Fragebögen, Künstlerische Therapeut/-innen

Keywords: Spirituality, measurement, survey, questionnaires, arts therapists

Hintergrund

Wie kommt die Spiritualität in die künstlerischen Therapien? Ist sie per se inhärenter Aspekt der kunsttherapeutischen Prozesse? Kunst sei wie Meditation, meint Kırca (2017), und sich mit Kunst zu beschäftigen, sei wie Beten, da Gefühle des Staunens und der Transzendenz jenseits des eigenen Selbst hergerufen werden können, meint Moon (2001). Künstlerische Entstehungsprozess seien als eine transpersonale Erfahrung anzusehen, meint Kossak (2009). Durch die Verwendung von Kunstmaterialien und Bildern würden künstlerische Therapien die Sinnfindung erleichtern und damit einen intrapsychischen Raum eröffnen, in dem Spiritualität anerkannt, erforscht und verstanden werden kann, erläutert Bell (2015).

Künstlerischen Therapeut/-innen initiieren und begleiten solche Prozesse. Welche Rolle kommt dann ihnen selber zu, und welche Bedeutung hat ihre eigene Spiritualität für sie und in ihrem beruflichen Kontext?

Die jeweils individuelle Spiritualität eines Menschen kann Sinn, Halt und Orientierung geben (Thuné-Boyle et al. 2006) und somit auch in Krisenzeiten zu einer Ressource werden, die genutzt und gefördert werden kann (Frick und Roser 2011; Büssing et al. 2024). Gerade in künstlerisch-therapeutischen Prozessen kann bei den begleiteten Patient/-innen diese Ressource (wieder) erinnerlich gemacht und entwickelt werden. Diese Prozesse können sie anregen und ermutigen, die entsprechende Ressource in ihrem Leben neu zu suchen und selber (wieder) zu aktivieren.

Dass den künstlerisch-therapeutisch Tätigen hier eine große Verantwortung zukommt und die angestoßenen Prozesse mit Behutsamkeit und Demut begleitet werden müssen, ist selbstverständlich. Denn es geht nicht darum, etwas zu *tun* und *machen*, sondern zunächst zu lauschen, was einem entgegenkommt, damit in Resonanz zu gehen – und dann im künstlerisch-therapeutischen Prozess als „Entwicklungshelfer/-innen" zur Verfügung zu stehen.

Indikatoren der Spiritualität

Spiritualität ist ein multidimensionales Konstrukt, das viele Ebenen und Bedeutungen hat (Büssing 2012, 2019). Es beschreibt zunächst das Erleben und Verhalten von Menschen, die nach Sinn und Bedeutung in ihren Leben suchen, nach Verbundenheit mit der Schöpfung und mit dem für sie Heiligen, nach Formen der Praxis und entsprechender Rituale, um sich diesem Heiligen zu nähern (Büssing 2012/ 2019). Spiritualität wird heute als das umfassendere Konzept verstanden, das die spezifische Religiosität (als äußere Form) miteinschließt.

Die unterschiedlichen Indikatoren der Spiritualität haben, je nach Untersuchungsgruppe und deren Lebenssituation, auch unterschiedliche Relevanz für die jeweilige Fragestellung, ob und wie weit diese Ressource mit Gesundheitsindikatoren zusammenhängt und somit gezielt gefördert werden könnte. Vielfach sind die Wirkprozesse und Kausalitäten sehr komplex. Daher können an die unterschiedlichen Befunde aus der Forschung durchaus kritische Anfragen zur Konsequenz des Beschriebenen gestellt werden. Bei katholischen Seelsorgenden sind es insbesondere die Wahrnehmung des Heiligen im Leben sowie das Erleben staunender Ehrfurcht und Dankbarkeit, die mit psychosomatischer Gesundheit und Lebenszufriedenheit assoziiert sind, weniger die Häufigkeit religiöser Praxis (Frick et al., 2016; Büssing et al. 2017). Für solch eine Wahrnehmung könnte in der Tat sensibilisiert werden (was auch immer das Heilige für eine spezifische Person ist). Bei amerikanischen Pflegenden hat sich im Rahmen einer Langzeitstudie gezeigt, dass die Häufigkeit des Kirchgangs mit längerem Überleben assoziiert ist (Li et al. 2016). Sollte jetzt für alle der tägliche Kirchgang gefördert werden, obwohl dieser in unserem Kulturkreis kaum mehr eine Rolle spielt? Die Spiritualität bzw. Religiosität einer Person kann Auswirkungen auf sein/ihr Gesundheitsverhalten (Orlich et al. 2013) und Sozialverhalten haben (Büssing et al. 2018a), aber es interessiert sich in säkularen Gesellschaften kaum mehr jemand für diese Form verfasster Spiritualität. Die Bedeutung der Spiritualität am Arbeitsplatz hat auch etwas mit Lebenszufriedenheit zu tun (Ahmed et al., 2022), und die individuelle Spiritualität eines Menschen kann in der Tat Sinn, Halt und Orientierung geben (Thuné-Boyle et al. 2006). Aber es sind nicht alle mit ihren Sinnkonzepten und mit dem, was ihnen ihrem Leben Halt und Orientierung gibt, gleich. Spiritualität und individueller Glaube können gerade in Krisenzeiten wichtige Ressourcen sein, die genutzt und gefördert werden können (Frick & Roser 2011; Büssing et al. 2024). Aber oft fehlt der Zugang dazu. Hilfreiche Spiritualität kann nicht „gemacht" werden, aber sie kann sehr wohl unterstützt werden. Gerade mithilfe künstlerisch-therapeutischer Prozesse kann diese Ressource bei begleiteten Patient/-innen (wieder) erinnert und entwickelt werden. Künstlerisch-therapeutische Prozesse können Patient/-innen anregen und ermutigen, diese Ressource in ihrem Leben neu zu suchen und selber (wieder) zu aktivieren.

Fragestellungen und Zielsetzung der Untersuchung

Um die Bedeutung der Spiritualität in ihrer Vielschichtigkeit bei Künstlerischen Therapeut/-innen für sich als Person und in der jeweiligen Funktion als therapeutisch Tätige zu untersuchen, wurde eine anonyme Querschnittsbefragung im Berufsfeld (insbes. Künstlerische Therapien, wie Intermediale Kunsttherapie / Expressive Arts Therapy, Kunsttherapie, Theatertherapie, Musiktherapie, Tanztherapie) durchgeführt. Bei den angesprochenen Therapeut/-innen handelte es sich nicht um eine vulnerable Personengruppe; sie konnten ihre Angaben freiwillig und anonym machen. Ein Ethikvotum wurde daher nicht eingeholt. Die Grundsätze der Deklaration von Helsinki wurden eingehalten.

Von Interesse war, welche Bedeutung die Spiritualität im privaten Leben spielt, ob sie in der jeweiligen Tätigkeit als künstlerische/-r Therapeut/-in bedeutsam ist, ob sie von Patient/-innen thematisiert wird und ob spirituelle Bedürfnisse der Patient/-innen in den therapeutischen Prozess einbezogen und gefördert wurden, aber auch, ob das Themenfeld im Rahmen des Studiums thematisiert und anwendungsbezogen in die beruflichen Tätigkeiten eingebettet wurde.

Diese Einschätzungen wurden mit der Achtsamkeit im beruflichen Kontext, transformativen Aspekten der Spiritualität, intentionalem Mitgefühl, der Ausübung verschiedener Formen spiritueller Praxis sowie Ehrfurcht und Dankbarkeit als Ausdruck eines wahrnehmenden Aspektes der Spiritualität in Zusammenhang gebracht.

Konkrete Fragestellungen sind:

- Haben Künstlerische Therapeut/-innen eine besondere Sensibilität für das „Heilige“ in ihrem Alltag?
- Welche Aspekte („Ebenen“) des multidimensionalen Konstruktes Spiritualität sind bei ihnen besonders betont?
- Hat die Spiritualität in ihrer praktischen Tätigkeit eine Bedeutung?

Beschreibung der Methodik

Diesen Fragestellungen wurden im Rahme einer anonymen Querschnittserhebung mit standardisierten Fragebogeninstrumenten nachgegangen. Verwendet wurden folgende Skalen:

- Transformative Aspekte der Spiritualität (FraSpir) mit den drei Subskalen Leben aus dem Glauben/Suche nach dem Heiligen, Friedensstiftender, respektvoller Umgang mit anderen und Engagement für Benachteiligte und Schöpfung (Büssing et al. 2018a).

- Formen spiritueller Praxis (SpREUK-P) mit den vier Subskalen Religiöse Praxis, Prosozial-humanistische Praxis, Existenzialistische Praxis und Spirituelle Mind-Body Praxis (Büssing et al. 2012).
- Ehrfurcht/Dankbarkeit (GrAw-7) (Büssing et al. 2018b).
- Intentionales Mitgefühl (SCBCS) (Hwang et al. 2008).
- Situative Bewusstheit / Achtsamkeit (CPSC) (Büssing et al. 2013).

Die jeweiligen (Sub-)Skalen werden den unterschiedlichen Ebenen der Spiritualität wie folgt zugeordnet (Abb. 1):

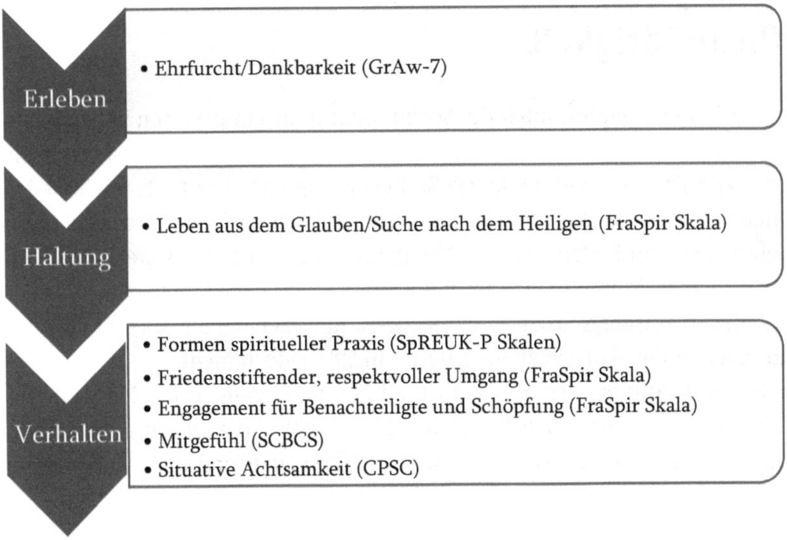

Abb. 1: Ebenen der Spiritualität, die einer Messbarkeit grundsätzlich zugänglich sind.

Beschreibung der Untersuchungsgruppe

Insgesamt haben N=502 Personen mitgemacht. Von diesen hatten 87% eine weibliche Geschlechtsidentität, 12% eine männliche und 1% eine nicht-binäre/diverse. Das Altersmittel liegt bei 45,7 ± 14,0 [19–83] Jahren. 50% hatten eine christliche, 12% eine andere und 39% keine Religionszugehörigkeit.

Von den Teilnehmenden waren 25% Studierende, 28% Lehrende, 68% Praktiker/-innen. Hier waren Mehrfachantworten möglich, sodass es zwischen diesen Gruppen auch Überschneidungen gibt. Die Studierenden waren die Jüngsten (30,5 ± 9,8 Jahre) und die Lehrenden die Ältesten (53,9 ± 10,1); die praktisch Tätigen hatten ein Altersmittel von 48,8 ± 11,8). Diese Unterschiede sind statistisch signifikant ($p<0,001$; ANOVA) und von der Effektstärke her relevant ($Eta^2=.395$).

Von den Teilnehmenden ordneten sich 50% der Kunsttherapie als Spezialisierung zu, 7% der intermedialen Kunsttherapie / Expressive Arts Therapy, 11% der Theatertherapie, 12% der Musiktherapie und 17% der Tanz-/Bewegungstherapie.

Im Folgenden werden die Ergebnisse zu den entsprechenden Fragestellungen vorgestellt.

Bedeutung der Spiritualität für die berufliche Tätigkeit

Für 38% der Teilnehmenden spielt die Spiritualität in ihrem privaten Leben keine große Rolle (Tab. 1), daher ist anzunehmen, dass sie auch für ihre Tätigkeit als künstlerische/-r Therapeut/-in keine große Bedeutung hat. Dies trifft für 35% der Teilnehmenden auch zu, für 45% jedoch nicht, das heißt, die Spiritualität ist in ihrem Leben also von Bedeutung. Als Thematik wird sie in 44% seitens der Patient/-innen aufgebracht und in 40% wird die Spiritualität der Patient/-innen gezielt mit in die therapeutischen Prozesse einbezogen. In 29% wird die Spiritualität der Teilnehmenden außerdem gezielt gefördert – in 39% jedoch nicht.

Wer lehrend tätig ist, der wird Spiritualität eher gezielt in die Lehre therapeutischer Prozesse einbeziehen ($p<0,0001$; $Eta^2=0,040$) und anregen, Spiritualität der Patienten/-innen zu fördern ($p=0,004$; $Eta^2=0,023$), während diese Perspektive bei Studierenden oder Praktiker/-innen seltener ist. Hier besteht vermutlich eine Diskrepanz zwischen Idealen und Lebenswirklichkeiten des Berufs. Für die beruflichen Spezialisierungen der unterschiedlichen Künstlerischen Therapien selber ergeben sich keine signifikanten Unterschiede (nicht dargestellt).

Tab. 1: Aussagen zur Rolle der Spiritualität für die berufliche Tätigkeit und für die künstlerischen Prozesse.

	trifft gar nicht zu (%)	trifft eher nicht zu (%)	teils teils (%)	trifft eher zu (%)	trifft genau zu (%)
In meinem privaten Leben spielt Spiritualität keine große Rolle.	28,7	18,4	14,8	18,0	20,0
In meiner Tätigkeit als künstlerische/-r Therapeut/-in...					
... spielt meine eigene Spiritualität keine große Rolle.	21,2	24,2	19,6	21,6	13,2

Tab. 1 (fortgesetzt)

	trifft gar nicht zu (%)	trifft eher nicht zu (%)	teils teils (%)	trifft eher zu (%)	trifft genau zu (%)
... taucht Spiritualität als Thematik seitens der Patient/-innen auf.	3,6	15,0	38,0	35,9	7,6
... wird die Spiritualität der Patient/-innen gezielt in den therapeutischen Prozess einbezogen.	7,9	21,7	31,0	26,9	12,6
... wird die Spiritualität der Teilnehmenden gezielt gefördert.	14,4	24,7	32,4	19,8	8,7
Die Bedeutung der Spiritualität für die künstlerischen Prozesse...					
... ist völlig irrelevant.	30,6	23,8	21,8	15,5	8,3
... ist bisher viel zu wenig beachtet worden.	4,7	15,9	25,1	34,7	19,6
... ist im Rahmen meiner Ausbildung nicht angemessen thematisiert worden.	10,6	19,8	23,1	28,4	18,0
... wird im Rahmen meiner beruflichen Tätigkeit nicht angemessen einbezogen.	17,2	25,4	29,4	20,5	7,5

Bedeutung der Spiritualität für die künstlerischen Prozesse

Nur wenige sagen, dass der Spiritualität für die künstlerischen Prozesse keine Bedeutung zukommt (25%), vielmehr jedoch, dass die Spiritualität für künstlerischen Prozesse bisher viel zu wenig beachtet (54%) und im Rahmen der eigenen Ausbildung nicht angemessen thematisiert worden ist (46%) bzw. im Rahmen der beruflichen Tätigkeit nicht angemessen einbezogen wird (28%) (Tab. 1).

Studierende empfinden eine geringere Thematisierung der Spiritualität in Ausbildung und beruflicher Tätigkeit ($p<0{,}05$; $Eta^2=0{,}016$ bzw. 0,019) als Lehrende oder Praktiker/-innen (nicht dargestellt). Sie empfinden also einen deutlichen Mangel in der Ausbildung, jedoch weniger in der Praxis.

Ausprägung von staunender Ehrfurcht und Dankbarkeit

Das Empfinden staunender Ehrfurcht und Dankbarkeit als wahrnehmender Aspekt der Spiritualität ist bei den untersuchten künstlerische/-n Therapeut/-innen mit einem Mittelwert von 75,1 ± 17,0 deutlich höher als bei der Referenzgruppe (Median 66,6 ± 21,1) (Büssing 2020). Frauen sind hier geringfügig sensibler als Männer (75,9 ± 16,9 vs. 69,2 ± 17,3; Eta^2=0,016, p=0,008). Es finden sich jedoch keine signifikanten Unterschiede für Profession oder den Berufsstatus (nicht dargestellt).

Von Interesse war, in welchen Situationen die Teilnehmenden emotional berührt sind und „still und andächtig“ wurden. So konnten sie, entsprechend ihrer Tätigkeit, bestimmte Orte, Kunstwerke, Musikstücke oder Tanz- und Theateraufführungen nennen (Abb. 2). In 88% sind dies häufig bis sehr häufig bestimmte Musikstücke, in 84% bestimmte Orte, in 81% bestimmte Kunstwerke, in 74% Tanz- und Theateraufführungen, die die Befragten emotional berührten und „still und andächtig“ werden ließen.

Frauen sind scheinbar sensibler für Kunstwerke, Musikstücke und Tanz-/Theateraufführungen als Männer (p<0,001; Eta^2 = 0,022 bzw. 0,041 bzw. 0.036), und Lehrer/-innen sind von Kunstwerken häufiger berührt als ihre Schüler/-innen (p=0,024; Eta^2 = 0,017). Auch die jeweilige Profession beeinflusst die Attraktivität: Teilnehmende aus der Kunsttherapie und Künstlerischen Therapie sind eher von Kunstwerken als die anderen berührt (p=0,018; Eta^2 = 0,027), während Teilnehmende aus Tanz-/Bewegungstherapie mehr von Tanz-/Theateraufführungen berührt sind als die anderen (p=0,018; Eta^2 = 0,027).

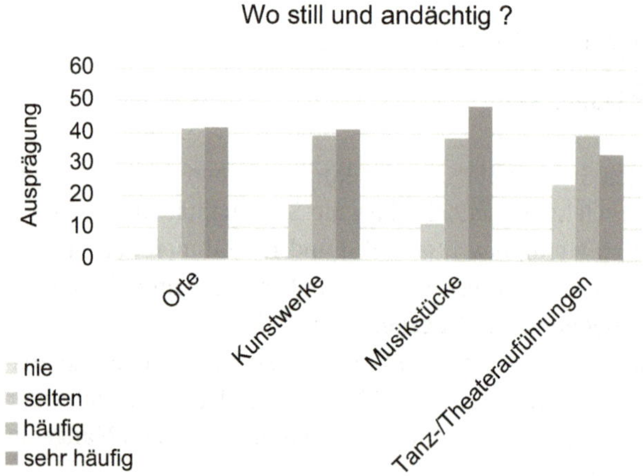

Abb. 2: Situationen, in denen jemand still und andächtig wird (Angaben in %). Diagramm des Autors.

Situative Achtsamkeit

Für die berufsbezogene situative Achtsamkeit gibt es signifikante Unterschiede. Diese Ressource ist bei den jüngeren Studierenden (1,8 ± 0,5) signifikant geringer ausgeprägt als bei den Lehrenden (2,1 ± 0,4) und praktisch Tätigen (2,0 ± 0,4); diese Unterschiede sind signifikant ($Eta^2=0,053$; $p<0,001$). Für die Tätigkeitsgruppen gibt es hier lediglich einen Trend für geringere Achtsamkeits-Scores bei Theatertherapeut/-innen und für höhere Scores bei Tanz- und Bewegungstherapeut/-innen ($Eta^2=0,018$, $p=0,088$).

Weitere Indikatoren der Spiritualität

Es wird vermutet, dass eine spirituelle Haltung mit bestimmten Verhaltensweisen zusammenhängt (Büssing et al. 2018a). Für ein Leben aus dem Glauben und eine Suche nach dem Heiligen im Leben (als Ausdruck einer spirituell-religiösen Haltung) gibt es signifikante Unterschiede zwischen Studierenden, Lehrenden und praktisch Tätigen (Abb. 3). Hier haben die jüngeren Studierenden die geringeren Ausprägungs-Scores. Für den friedenstiftenden und respektvollen Umgang mit anderen sowie dem Engagement für benachteiligte Menschen und die Schöpfung finden sich jedoch keine signifikanten Unterschiede zwischen den drei Gruppen. Für die Professionen gibt es hier ebenfalls keine signifikanten Unterschiede (nicht dargestellt).

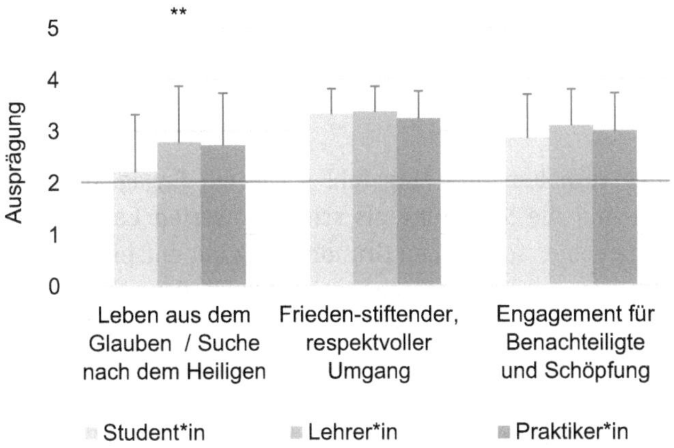

Abb. 3: Indikatoren einer transformativen Spiritualität differenziert nach der Tätigkeit (Angaben in %) (**p<0,01; ANOVA). Diagramm des Autors.

In Bezug auf die Ausübungshäufigkeit unterschiedlicher Formen spiritueller Praxis haben jüngere Studierende signifikant geringere Scores für die religiöse Praxis (Eta^2 = 0,023, p=0,006) und eine spirituelle Mind-Body Praxis (Eta^2 = 0,029, p=0,006) als Lehrende oder praktisch Tätige (Abb. 4). Für die prosozial-humanistische Praxis und existenzialistische Praxis unterscheiden sie sich nicht. Für die Tätigkeitsgruppen zeigen sich geringfügige Unterschiede lediglich für die religiöse Praxis (Eta^2 = 0,038, p=0,002).

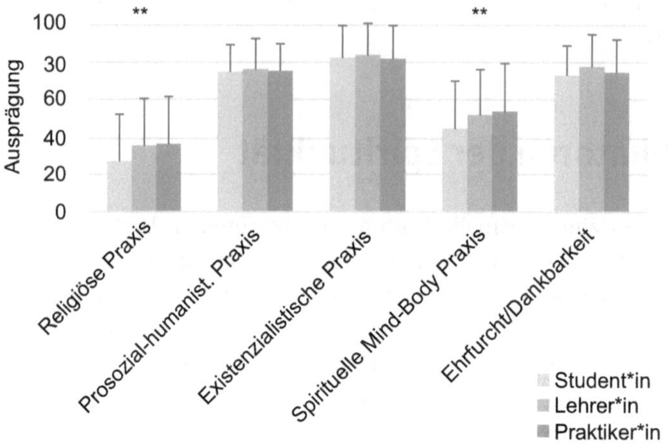

Abb. 4: Häufigkeit unterschiedlicher Formen spiritueller Praxis differenziert nach der Tätigkeit (Angaben in %) (**p<0,01; ANOVA). Diagramm des Autors.

Zusammenhänge zwischen den Indikatoren der Spiritualität

Wenn es um prosoziales Verhalten und Mitgefühl sowie ein Engagement für benachteiligte Menschen und die Schöpfung als schützenswerten Lebensraum geht, was als Auswirkungen einer spirituellen Grundhaltung mit entsprechenden Werten und ethischen Überzeugungen angesehen werden kann, dann sind es vor allem Ehrfurcht und Dankbarkeit als wahrnehmende Aspekte der Spiritualität, die hiermit korrelativ zusammenhängen (Tab. 2). Leben aus dem Glauben/Suche nach dem Heiligen und eine religiöse Praxis zeigen nur marginale Zusammenhänge; die Gesamtskala Spirituelle Praxis (welche die Subskalen des SpREUK-P Fragebogens zusammenfasst und somit auch die prosozial-humanistische Praxis dezidiert beinhaltet) zeigt daher ebenfalls relevante Zusammenhänge mit intentionalem Mitgefühl, einem friedensstiftenden, respektvollen Umgang mit anderen und einem Engagement für Benachteiligte und Schöpfung. Die situative Achtsamkeit als berufsbezogene Form eines achtsamen Verhaltens korreliert moderat mit einem friedensstiftenden, respektvollen Umgang mit anderen, schwach mit Engagement für Benachteiligte und Schöpfung und nicht relevant mit Mitgefühl (Tab. 2). Diese situative Achtsamkeit zeigt nur marginale Zusammenhänge mit unterschiedlichen Formen spiritueller Praxis, aber eine moderate Assoziation mit Ehrfurcht/Dankbarkeit. – Die Bedeutung dieses Indikators der Spiritualität wird hiermit also deutlich unterstrichen.

Das Erleben von staunendem Innehalten in Ehrfurcht und Dankbarkeit ist unter anderem mit einer Offenheit für neue Erfahrungen assoziiert (Silva et al. 2015; Yaden et al. 2019), mit einem Empfinden von Sinn und Bedeutung im Leben (Zhao et al. 2019) sowie mit psychologischem Wohlbefinden (Rudd et al. 2012; Krause & Hayward 2015; Büssing 2021).

Tab. 2: Zusammenhänge zwischen den verschiedenen Indikatoren der Spiritualität. (**p<0,001 (Spearman rho); moderate sind hellgrau und starke Korrelationen dunkelgrau hervorgehoben) Tabelle des Autors.

	Erleben	***Haltung***	***Verhalten***		
	Ehrfurcht / Dankbarkeit (GrAw-7)	**Leben aus dem Glauben / Suche nach dem Heiligen (FraSpir Subskala)**	**Spirituelle Praxis (SpREUK-P Gesamtskala)**	**Religiöse Praxis (SPREUK-P Subskala)**	**Situative Achtsamkeit (CPSC)**
Ehrfurcht / Dankbarkeit	1,000				
Leben aus dem Glauben	,433**	1,000			
Spirituelle Praxis	,493**	,619**	1,000		
Religiöse Praxis	,243**	,720**	,693**	1,000	
Situative Achtsamkeit	,334**	,210**	,216**	,061	1,000
Transformative Spiritualität					
Friedensstiftender respektvoller Umgang	,326**	,146**	,254**	,063	,331**
Engagement für Benachteiligte und Schöpfung	,329**	,201**	,354**	,147**	,238**
Intentionales Mitgefühl	,341**	,133**	,399**	,151**	,093**

Tab. 2 (fortgesetzt)

	Erleben	*Haltung*		*Verhalten*	
	Ehrfurcht / Dankbarkeit (GrAw-7)	**Leben aus dem Glauben / Suche nach dem Heiligen (FraSpir Subskala)**	**Spirituelle Praxis (SpREUK-P Gesamtskala)**	**Religiöse Praxis (SPREUK-P Subskala)**	**Situative Achtsamkeit (CPSC)**
Spirituelle Praxis					
Religiöse Praxis	,243**	,720**	,693**	1,000	,061
prosozial-humanistische Praxis	,365**	,061	,452**	,049	,177**
Existenzialistische Praxis	,370**	,262**	,620**	,154**	,190**
spirituelle Mind-Body Praxis	,312**	,339**	,647**	,255**	,187**

Zusammenhänge zwischen Indikatoren der Spiritualität und Tätigkeit

Um zu klären, wie die Indikatoren der Spiritualität mit den Tätigkeiten als Künstlerische/-r Therapeut/-in zusammenhängen, wurden erneut Korrelationsuntersuchungen durchgeführt. Die Ausprägung der Fähigkeit für staunendes Innehalten in Ehrfurcht/Dankbarkeit oder die situative Achtsamkeit im Berufsleben zeigen entweder keine oder nur marginale Zusammenhänge mit der Bedeutung der Spiritualität für die Tätigkeit bzw. die künstlerischen Prozesse (Tab. 3). Wer jedoch aus seinem Glauben lebt, wird im Rahmen seiner Tätigkeit die Spiritualität der Patient/-innen eher gezielt fördern und auch feststellen, dass die Bedeutung der Spiritualität für die künstlerischen Prozesse bisher viel zu wenig beachtet worden ist. Für beide Feststellungen zeigt sich ein moderater Zusammenhang. Wer aus seinem Glauben heraus lebt, wird zudem im Rahmen seiner Tätigkeit gezielt die Spiritualität der Patient/-innen in den therapeutischen Prozess einbeziehen; hier ist der Zusammenhang jedoch nur schwach. Ähnliche schwache Zusammenhänge wurden für die religiöse Praxis gefunden (Tab. 3). – Dies spricht für einen Wunsch nach einer größeren Bedeutung dieses Themas insbesondere bei religiösen Therapeut/-innen.

Tab. 3: Zusammenhänge zwischen Indikatoren der Spiritualität und Tätigkeit als Künstlerische/-r Therapeut/-in bzw. für die künstlerischen Prozesse (**p<0,001 (Spearman rho); moderate Korrelationen sind hellgrau hervorgehoben). Tabelle des Autors.

	Erleben	***Haltung***	***Verhalten***		
	Ehrfurcht / Dankbarkeit (GrAw-7)	**Leben aus dem Glauben / Suche nach dem Heiligen (FraSpir Subskala)**	**Spirituelle Praxis (SpREUK-P Gesamtskala)**	**Religiöse Praxis (SPREUK-P Subskala)**	**Situative Achtsamkeit (CPSC)**
In meiner Tätigkeit als Künstlerische*r Therapeut*in...					
taucht Spiritualität als Thematik seitens der Patient*innen auf.	,077	,136**	,119	,115	-,012
wird die Spiritualität der Patient*innen gezielt mit in den therapeutischen Prozesse einbezogen.	,191**	,285**	,233**	,217**	,163**
wird die Spiritualität der Patient*innen gezielt gefördert.	,196**	,363**	,286**	,272**	,137**
Die Bedeutung der Spiritualität für die künstlerischen Prozesse...					
ist völlig irrelevant.	-,062	-,161**	-,037	-,050	-,095
ist bisher viel zu wenig beachtet worden.	,133**	,337**	,197**	,237**	,107
ist im Rahmen meiner Ausbildung nicht angemessen thematisiert worden.	,018	,036	,065	,0160	-,081
wird im Rahmen meiner beruflichen Tätigkeit nicht angemessen einbezogen.	,030	,039	,051	-,016	-,129**

Zusammenfassung der Befunde

Künstlerische Therapeut/-innen scheinen eine hohe Sensibilität für das „Heilige" in ihrem Alltag zu haben: Ehrfurcht / Dankbarkeit als wahrnehmender Aspekt der Spiritualität wird bei ihnen häufiger als in einer Referenzgruppe empfunden.

Aspekte der Spiritualität tauchen als Thematik seitens der unterstützen Patient/-innen scheinbar öfters auf und werden auch häufig in therapeutische Prozesse einbezogen. Aber für die beruflichen Prozesse ist dies nach ihrem Empfinden bisher noch nicht genügend berücksichtigt worden.

Ehrfurcht/Dankbarkeit als Erlebensdimension der Spiritualität ist für das unterstützende und mitfühlenden Verhalten bedeutsamer als die intrinsische Religiosität oder die situative Achtsamkeit, die hier kaum relevante Zusammenhänge mit Mitgefühl aufweisen.

Jedoch ist das Leben aus dem Glauben und Suche nach dem Heiligen im Leben mit der gezielten Förderung der Spiritualität im therapeutischen Prozess sowie mit der Feststellung einer bisher ungenügenden Beachtung desselben für die künstlerischen Prozesse assoziiert. Dies spricht für eine größere Bereitschaft religiös motivierter Therapeut/-innen, diesem Thema auch eine Relevanz zuzuweisen.

Studierende empfinden im Vergleich zu den bereits beruflich etablierten Personen eine zu geringere Thematisierung der Spiritualität in der Ausbildung. Mithilfe der vorgelegten Studie kann die Relevanz von Spiritualität als wichtige Ressource in der künstlerisch-therapeutischen Arbeit mit Patient/-innen neu bewertet und für das Thema insgesamt sensibilisiert werden.

Literatur

Ahmed RR, Soomro FA, Channar ZA, Hashem E AR, Soomro HA, Pahi MH, Md Salleh NZ (2022). Relationship between Different Dimensions of Workplace Spirituality and Psychological Well-Being: Measuring Mediation Analysis through Conditional Process Modeling. *Int J Environ Res Public Health*. 19(18): 112–144.

Bell S (2011) Art Therapy and Spirituality. *Journal for the Study of Spirituality*, 1(2): 215–230.

Büssing A (2012) Measures of Spirituality in Health Care. In: Cobb MR, Puchalski CM, Rumbold B (Hg). *Oxford Textbook of Spirituality in Healthcare* (pp. 323–331). Oxford University Press.

Büssing A, Reiser F, Michalsen A, Baumann K (2012) Engagement of Patients With Chronic Diseases in Spiritual and Secular Forms of Practice: Results with the Shortened SpREUK-P SF17 Questionnaire. Integrative Medicine: A Clinician´s Journal 11(1): 28–38.

Büssing A, Walach H, Kohls N, Zimmermann F, Trousselard M (2013) Conscious Presence and Self Control as a measure of situational awareness in soldiers – A validation study. *International Journal of Mental Health Systems* 7(1): 1.

Büssing A, Frick E, Jacobs C, Baumann K: Self-Attributed Importance of Spiritual Practices in Catholic Pastoral Workers and their Association with Life Satisfaction. *Pastoral Psychology* 2017; 66: 295–310.
Büssing A, Recchia DR, Dienberg T (2018a) Attitudes and behaviors related to Franciscan-inspired spirituality and their associations with compassion and altruism in Franciscan brothers and sisters. *Religion* 9: 324. https://doi.org/10.3390/ rel9100324
Büssing A, Recchia DR, Baumann K (2018b) Validation of the gratitude/ awe questionnaire and its association with disposition of gratefulness. *Religion* 9: 117.
Büssing A (2019). Measuring spirituality and religiosity in health research. In Lucchetti G, Peres MFP, Furlan R (Hg). *Spirituality, Religiousness and Health. From Research to Clinical Practice* (Chapter 2, pp. 11–31). Springer-Verlag.
Büssing A (2020) Ehrfurcht/Dankbarkeit als säkulare Form der Spiritualität bei jungen Erwachsenen und Ordens-Christen. *Spiritual Care* 9: 3–11.
Büssing A (2021). Wondering Awe as a perceptive aspect of spirituality and its relation to indicators of wellbeing: Frequency of perception and underlying triggers. *Frontiers of Psychiatry*, 12: 738–770.
Büssing A, Giebel A, Roser T (Hg.) (2024) Spiritual Care & Existential Care interprofessionell. Handbuch spiritueller und existentieller Begleitung in der Gesundheitsversorgung. Stuttgart: Springer.
Frick E, Roser T (2011) *Spiritualität und Medizin. Gemeinsame Sorge um den kranken Menschen*. Stuttgart: Kohlhammer.
Frick E, Büssing A, Baumann K, Weig W, Jacobs C (2016) Do Self-efficacy Expectation and Spirituality Provide a Buffer Against Stress-Associated Impairment of Health? A Comprehensive Analysis of the German Pastoral Ministry Study. *Journal of Religion and Health* 55(2): 448–468.
Hwang JY, Plante T, Lackey K (2008). The Development of the Santa Clara Brief Compassion Scale: An Abbreviation of Sprecher and Fehr's Compassionate Love Scale. *Pastoral Psychology* 56: 421–28.
Kırca B (2019) Spiritual Dimension in Art Therapy. *Spiritual Psychology and Counseling* 4: 257–274.
Krause N, Hayward RD (2015). Assessing whether practical wisdom and awe of god are associated with life satisfaction. *Psychol. Relig. Spiritual.* 7: 51–59.
Kossak MS (2009). Therapeutic attunement: A transpersonal view of expressive arts therapy. *The Arts in Psychotherapy*, 36(1): 13–18.
Li S, Stampfer MJ, Williams DR, VanderWeele TJ (2016) Association of Religious Service Attendance With Mortality Among Women. *JAMA Intern Med.* 176(6): 777–785.
Orlich MJ, Singh PN, Sabaté J, Jaceldo-Siegl K, Fan J, Knutsen S, Beeson WL, Fraser GE (2013) Vegetarian dietary patterns and mortality in Adventist Health Study 2. *JAMA Intern Med.* 173(13):1230–1238.
Rudd M, Vohs KD, Aaker J (2012). Awe expands people's perception of time, alters decision making, and enhances well-being. *Psychol. Sci.*, 23: 1130–1136.
Silvia PJ, Fayn K, Nusbaum EC, Beaty RE (2015). Openness to experience and awe in response to nature and music: personality and profound aesthetic experiences. *Psychol. Aesthet. Creat. Arts* 9: 376–384.
Thuné-Boyle IC, Stygall JA, Keshtgar MR, Newman SP (2006). Do religious/spiritual coping strategies affect illness adjustment in patients with cancer? A systematic review of the literature. *Soc Sci Med.* 63(1): 151–164.
Yaden DB, Kaufman SB, Hyde E, Chirico A, Gaggioli A, Zhang JW, Keltner D (2019). The development of the awe experience scale (AWE-S): a multifactorial measure for a complex emotion. *J. Posit. Psychol.*, 14: 474–488.
Zhao H, Zhang H, Xu Y, He W, Lu J (2019). Why are people high in dispositional awe happier? The roles of meaning in life and materialism. *Frontiers of Psychology* 10: 1208.

Abbildungen

Vortrag Johannes Junker

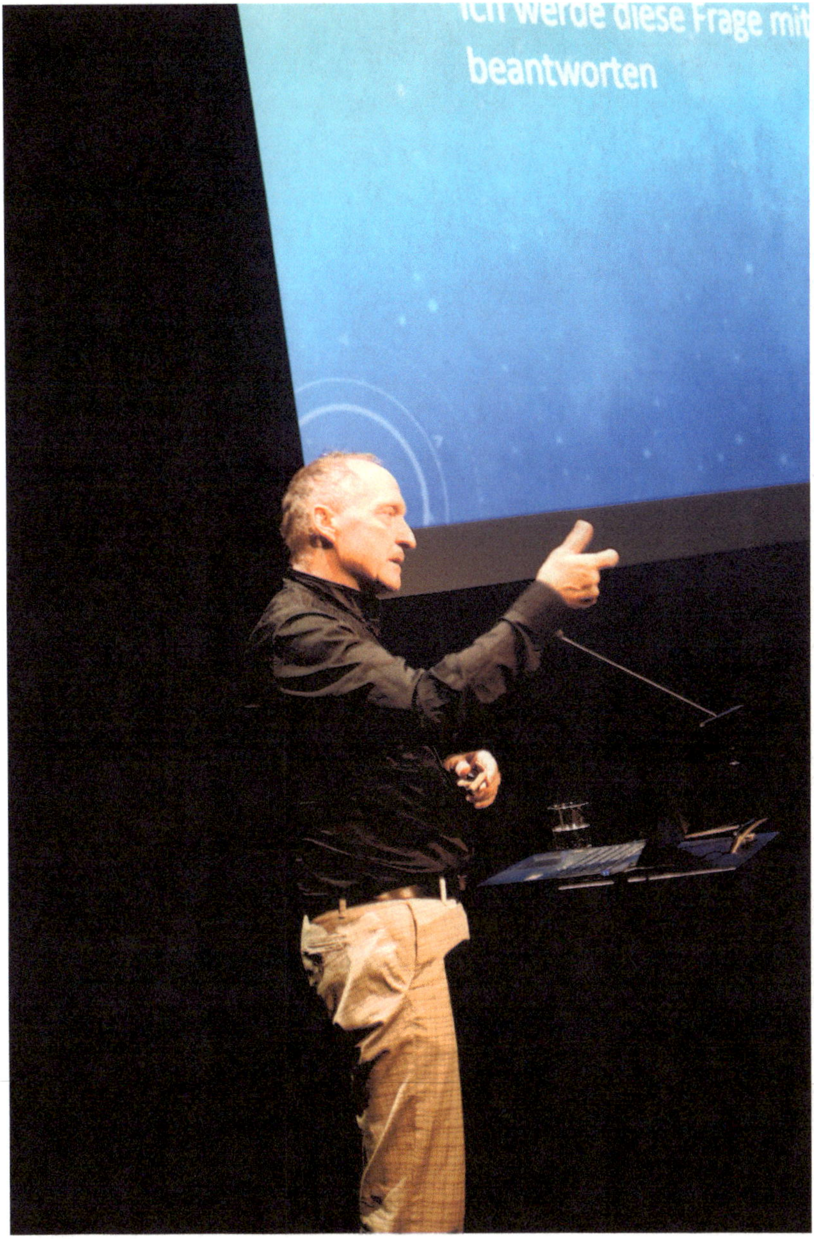

Abb. I.j: Perspektiven, Johannes Junker.

Abb. I.k: Publikum während des Vortrages Johannes Junker. Fotos: Pietro Sabatelli.

Johannes Junker

Spiritualität und therapeutische Perspektiven

Abstract: In diesem Beitrag wird Spiritualität aus verschiedenen religiösen und therapeutischen Perspektiven beleuchtet. In der Tradition der Logotherapie und Existenzanalyse wird Spiritualität als eine besondere Herangehensweise an das eigene Lebenswerk gesehen. Dies wird unter spezifischen Aspekten des Begriffes Spiritualität näher erläutert und mit Grundmerkmalen der Künstlerischen Therapien verglichen. Das Ergebnis zeigt, dass es im Wesen des Menschen liegt, dass er nach Sinn sucht. Dies ist ein immanenter Bestandteil des menschlichen Lebens. Hiermit wird sogar eine genetische Verankerung der Sinnsuche postuliert und stellt daher einen wesentlichen Anteil psychotherapeutischer und auch künstlerisch therapeutischer Herangehensweisen.

Abstract engl.: This article examines spirituality from various therapeutic and religious perspectives. In the tradition of logotherapy and existential analysis, spirituality is seen as a specific approach to one's own life's work. This is explained in more detail under specific aspects of the term spirituality and compared with basic characteristics of arts therapies. The result shows that it is in the nature of human beings to search for meaning. This is an inherent part of human life. This even postulates a genetic anchoring of the search for meaning and therefore represents an essential part of psychotherapeutic and arts therapeutic approaches.

Schlüsselwörter: Spiritualität, Logotherapie, Existenzanalyse, Künstlerische Therapie, Sinnsuche

Keywords: Spirituality, logotherapy, existential analysis, artistic therapy, search for meaning

Einstieg

Bevor wir uns mit der Frage auseinandersetzten, was Spiritualität ist, werde ich uns als Künstlerische Therapeutinnen und Therapeuten fragen, ob dieses Phänomen uns überhaupt im therapeutischen Alltag beschäftigt. Ist dies nicht ein gänzlich privates Anliegen, das ich mit von mir selbst ausgewählten Menschen teilen möchte, das mir ganz persönlich Halt gibt und meine persönliche Weltsicht prägt? Sie können es schon ahnen, selbst finde ich, dass Spiritualität nützliche und sogar

https://doi.org/10.1515/9783111386386-004

notwendige Verbindungslinien zu unserer Professionalität hat. Diese möchte ich im folgenden Essay aufzeigen, Sie mitnehmen in diese Gedanken und Empfindungen, so dass Sie sich selbst ein Bild machen können, inwieweit Sie dieses Anliegen mit in Ihre therapeutische Arbeit aufnehmen können oder wollen.

Hinführung

In einer Welt, die ihre Bewohner zunehmend in einem Beschleunigungskokon gefangen hält, verlieren Menschen den Kontakt zu ihrer sozialen Umwelt und beschäftigen sich zunehmend mehr mit sich selbst. Die Welt droht dem Einzelnen sozusagen abhanden zu kommen. Die eigenen eingekapselten Welten scheinen jeweils immer schneller und lauter zu werden. Die Welt als Ort der Gemeinschaft wird zurückgedrängt. Die Welt scheint nicht mehr zu antworten, es ereignet sich keine Resonanzbeziehung (Wils 2022: 40). Der Soziologe Hartmut Rosa hat diese Gesellschaftsbewegung in seiner Theorie der spätmodernen Zeitlichkeit skizziert (Rosa 2013: 57). Er stellt weiter fest, dass es in der Zivilisationsgeschichte zwei kulturelle Systeme von überragender Bedeutung gab, die Resonanz ermöglichten, das religiöse und das künstlerische System.

Durch sie wurde es möglich, die Welt auf einen persönlichen Sinn hin abzutasten. Die Philosophin Susan Sontag ergänzt, dass die Kunst ein Instrument des Rituals ist, in dem wir uns als Menschen in ein responsives Verhältnis zur Welt versetzen. Wir ersehnen uns einen Hinweis, beziehungsweise eine Antwort darauf, was nun die Bedeutung und der Sinn unseres Lebens ist (Sontag 2008: 101). Der Ethiker und Philosoph Jean Pierre Wils erweitert diese Gedanken, in dem er beschreibt, dass Frühformen der Religionen kultischen Charakter hatten und sich mit den Mitteln des Ritus und magischer Praktiken mit der Welt zu verständigen versuchten. Ebenso war die Kunst „...nicht bloß die Domäne einer ästhetischen Betrachtung. Sie war vielmehr ein wirkungsvolles Instrument der Inszenierung dieser Riten und Beschwörungen, in denen die Welt erkundet und ihre Mächte besänftigt wurden" (Wils 2014: 50) und somit ein in die Welt hineinwirken Wollen. Heute ist die Religion erfolgreich „domestiziert" und bis hin zur Daseinsverschönerung entwertet (Wils 2014: 52).

Mit dem niederländischen Schriftsteller Pieter Waterdrinker wird dies folgendermaßen zugespitzt formuliert: „In Europa gab es einen völligen Glaubensverlust, Hedonismus, Materialismus, Egoismus, Dummheit. Gott schien die Menschen hier wohl verlassen zu haben. Und die Menschen Gott". (Waterdrinker 2020: 64)

Aus der Perspektive der Religionssoziologie gehörten traditionell zum Kerngeschäft der Religion: „Legitimationskompetenz" bzw. die Legitimation von Herrschaft, „Ritenkompetenz", zumal im Zusammenhang lebensgeschichtlicher Krisen und Widerfahrnissen, „Moralkompetenz" und „Sinnkompetenz"." (Wils 2014: 192). In unserer liberalen westlichen Welt hat überwiegend noch die Sinnkompetenz eine Bedeutung. Sie ist jedoch oft von ihren religiösen Wurzeln losgelöst und fristet ihr Dasein weniger zur Bewältigung des Lebens als zum Schmücken von tradierten, aber leer gewordenen Festen. Die Sinnfrage wird ebenfalls subjektiviert und als eine Bedürfniserfüllung des Individuums verstanden, die nach existenzieller Bedeutung sucht.

Nun verlassen wir hier die religionssoziologische Ebene und verweisen auf die existenzielle Not, die mit dieser Situation einhergeht und die uns umgibt.

Menschliche Werte beziehen sich oft unbewusst auf messbares Gut, das in einer unendlichen Bedürfnispyramide und mithilfe eines damit verknüpften stetigen Konkurrenzverhaltens erworben werden kann. Dieses messbare Gut hat den einfachen Vorzug, dass es mit genug Geld besessen werden kann. Jedoch ist es in Bezug auf existenzielle menschliche Fragen nichts wert. Es beantwortet nicht die dringendsten menschlichen Fragen nach dem *Woher komme ich? Wohin gehe ich?* und *Warum bin in ich eigentlich hier?*

Überleitung

Gerade diese existentiellen Fragen beschäftigen Menschen in Not. Sie sind vulnerabel und fragen, warum sie eine bestimmte Krankheit haben und was dies in ihrem Leben zu bedeuten hat. Sie kommen zu Therapeuteninnen und Therapeuten und suchen nach einer Orientierung in ihrem Leben. Die moderne Psychiatrie ist bestrebt, sie wieder in die Gesellschaft zu integrieren, sie an beruflichen, freizeitlichen und persönlichen Lebenswelten teilhaben zu lassen.

Häufig tauchen in der Therapie tiefe menschliche Fragen auf, die die ureigene Existenz betreffen und die derzeit in der Gesellschaft kaum beantwortet werden. Eine persönliche Auseinandersetzung mit diesen Fragestellungen sind für Therapeut/-innen notwendig, damit sie auf existenzielle Krisen in der Therapie reagieren können, aber auch, damit sie erkennen können, wann auf Seelsorger/-innen, die sich professionell mit religiösen Leben und damit verbundenen Werten befassen, verwiesen werden sollte.

Psychotherapeutische Schulen haben sich von Anfang an mit diesen existenziellen Themen auseinandergesetzt, bis hin zu der Frage, ob es sinnvoll ist, religiöse oder auch spirituelle Techniken in der Therapie einzusetzen. Das schöpferische Potential der Künstlerischen Therapien wird in diesem Diskurs auch als eine direkte Verbindung zum Göttlichen gesehen (Baukus & Thies 1993: 227–233). Daraus folgt der Versuch einer Differenzierung und Verdeutlichung von Begrifflichkeiten, um zur Klärung im Umgang mit existentiellen Fragen in diesem Kontext beizutragen.

Begriffsdefinition Spiritualität

Spiritualität ist unserer liberalen Welt ein vielschichtiger Begriff. Er muss immer wieder neu definiert werden, je nachdem in welchem Kontext er auftaucht. Es ist eine Art „Substituierung von Religion durch Spiritualität" (Wils 2014: 73) entstanden. Wenn wir uns spirituell verorten, brauchen wir keine Festlegung auf ein Glaubensbekenntnis. Die Verpflichtung auf einen Ritus geht nicht unbedingt mit einer Begriffsklärung der Spiritualität einher; es geht vielmehr um eine Art freischwebende Religiosität.

Für Spiritualität gibt es keine allgemeingültige und anerkannte Definition. Spiritualität kann die Suche, die Hinwendung, die unmittelbare Anschauung oder das subjektive Erleben einer sinnlich nicht fassbaren und rational nicht erklärbaren transzendenten Wirklichkeit sein, die der materiellen Welt zugrunde liegt. Das Wort stammt vom lateinischen *spiritus* oder dem hebräischen *ruach* (*rûaḥ*), das Atemzug oder auch Hauch bedeutet. Dies verdeutlicht die Flüchtigkeit, die Transparenz und Lebendigkeit des Begriffs. In der Gegenwart gilt Spiritualität vor allem als eine Form der „postmoderne Religiosität" (Baier 2006: 21), die durch die Verbindung unterschiedlicher spiritueller Praktiken aus verschiedenen Religionen entstanden ist. Der Begriff wird klarer umrissen, wenn er auf dem Hintergrund der unterschiedlichen spirituellen Auffassungen und Praktiken der jeweiligen Religionen betrachtet wird. Einige Beispiele dazu seien hier skizziert.

Die christliche Spiritualität ist von der Beziehungsgestaltung zu Gott gekennzeichnet, mit der Vorstellung im Lichte Gottes, in seiner Gnade zu sein. In der protestantischen Ausprägung ist der direkte Zugang zu Jesus zentral; in der katholischen die Einbindung in die Lehre und in Rituale in der apostolischen Kirche. Nächstenliebe und alltägliche Handlungen gehören zur immerwährenden Einübung des christlichen Glaubens, der durch die Gnade Gottes erlangt wurde. Diese Handlungen haben unterschiedliche Zeit- und Raumbezüge. So werden spirituelle Praktiken durch tägliches Beten, wöchentliche Gottesdienste und andere Erinnerungsmomente im gesamten Jahresverlauf ausgeübt. Nächstenliebe als charitative Praxis und Fürbitten für Menschen in besonderen Lebenslagen sind ebenfalls zentrale Übungen des christlichen Glaubens (Eliade 1992: Bd. 3, 47–90).

Hingegen ist das Ziel des Buddhismus die Erleuchtung, die durch meditative Praktiken über viele Leben hinweg erreicht werden kann. Im Buddhismus herrschen drei Hauptlinien vor, die jeweils unterschiedliche spirituelle Praktiken entwickelt haben. Eine davon ist die Meditation, die dazu dient, den allumfassenden Geist ungetrübt zu erfahren. Der Buddhismus versteht sich nicht als Glaube, sondern als Philosophie, die auf eigenen Erfahrungen beruht und Praktiken ausübt, um zur Erkenntnis der wahren Natur des Geistes und damit letztendlich Erleuchtung zu erlangen (van der Velde 2016: 67–80).

Der aus unterschiedlichen Richtungen bestehende Hinduismus hat als ein übereinstimmendes Merkmal den immer wiederkehrenden Kreislauf von Leben und Tod – Samsara. Es gibt monotheistische, dualistische und polytheistische Richtungen, die kein gemeinsames Glaubensbekenntnis haben und in denen viele unterschiedliche Rituale, wie beispielsweise die Verehrung von Göttern, eine zentrale Praxis ist (Eliade 1992: Bd. 2, 45–82).

Im Islam ist Spiritualität eine Brücke zwischen den heiligen Schriften, der Welt und den Menschen. Zu den fünf Grundpflichten, die ein/-e Muslim/-in einhalten sollte, gehören das islamische Glaubensbekenntnis, das täglich fünfmalige Gebet, die Almosensteuer, das Fasten im Ramadan und eine Pilgerfahrt nach Mekka (Eliade 1992: 69–75).

Die Handlungen der Religion, die dazu dienen Glauben zu erlangen und aufrecht zu erhalten, machen die jeweilige spirituelle Praxis aus. Der Begriff Spiritualität wurde zum ersten Mal im 18. Jahrhundert verwendet. Dies steht im Zusammenhang mit der französischen Glaubenstheologie für geistiges Leben, den Exerzitien und auch das Abtöten unerwünschter Begierden (Bucher 2014: 10) und ist ein Hinweis darauf, dass mit dem Begriff schon in dieser Zeit spezifische Handlungen innerhalb eines Glaubens gemeint sein könnten.

Die Aussage Buchers wird durch den Schweizer Theologen Hans Urs von Balthasar unterstützt, der die These vertrat, dass Spiritualität die subjektive Seite der Dogmatik sei (Balthasar 1960: 227). Die mündlich und schriftlich tradierten Glaubensaussagen werden durch spirituelle Praxis erfahrbar und handhabbar gemacht. Während die Dogmen das Gerüst einer Religion darstellen, ist die Spiritualität die erfahrbare und durchführbare Handlung.

In einer Untersuchung von Arndt Büssing wird deutlich, dass der weltanschauliche Kontext einer Person und was sie unter Spiritualität versteht, ausschlaggebend ist. Der Bezug auf eine immaterielle, nicht sichtbare Wirklichkeit wird durch Erfahrung, Einsicht oder Erkennen zugängig und beinhaltet eine Orientierung für die eigene Lebensgestaltung (Büssing et al: 2006).

Büssing kategorisiert folgenden Merkmale spiritueller Praktiken:

- Gebet, Gottvertrauen und Geborgenheit
- Erkenntnis, Weisheit und Einsicht
- Transzendenz-Überzeugung
- Mitgefühl, Großzügigkeit und Toleranz

- Bewusster Umgang mit anderen, sich selbst und der Umwelt (entspricht im weitesten Sinne einem achtsamen Umgang auf horizontaler Ebene)
- Ehrfurcht und Dankbarkeit
- Gleichmut und Meditation

Unter der Berücksichtigung verschiedener Zugänge formuliert Büssing folgende Definition für den Begriff Spiritualität:

> Mit dem Begriff Spiritualität wird eine nach Sinn und Bedeutung suchende Lebenseinstellung bezeichnet, bei der sich der/die Suchende seines/ihres ‚göttlichen' Ursprungs bewusst ist (...) und eine Verbundenheit mit anderen, mit der Natur, mit dem Göttlichen usw. spürt. Aus diesem Bewusstsein heraus bemüht er/sie sich um die konkrete Verwirklichung der Lehren, Erfahrungen oder Einsichten im Sinne einer individuell gelebten Spiritualität, die durchaus auch nicht-konfessionell sein kann. Dies hat unmittelbare Auswirkungen auf die Lebensführung und die ethischen Vorstellungen (Büssing et al. 2006: 62).

Somit geht es um eine Sinn und Bedeutung suchende Lebenseinstellung, die konkrete Auswirkungen auf Lebensführung und ethische Grundeinstellungen hat und sich, wie Wils es beschreibt, von den Grundsätzen der Religion befreit hat. Der Erzbischof von Canterbury Rowan Williams beschreibt dies wie folgt:

> Mitunter glauben wir bei Religion gehe es gerade darum nicht in der Welt zu Hause zu sein, der Kern spiele sich anderswo im Himmel ab*(...)* Doch, wenn man sich die Ursprünge der Religion anschaut dann ist es genau umgekehrt, es geht darum im Hier und Jetzt zu leben und ein Teil des Lebensstroms zu werden (MacGregor 2011: 56).

Viktor Emil Frankl, ein österreichischer Neurologe und Psychiater, begründete die Logotherapie und Existenzanalyse. Diese sogenannte dritte Wiener Schule der Psychotherapie bezieht die individuelle Sinnsuche in das psychotherapeutische Geschehen ein. Während Freud den Willen zur Lust in den Fokus seines Ansatzes und als Grundmotivation für psychisches Wachstums und Veränderung stellt, betonte Adler in seiner Individualpsychologie den Willen zur Macht. Frankl hingegen betont den Willen zum Sinn.

Sinnsuche ist ein wesentlicher und immanenter Bestandteil des menschlichen Lebens. Dieser Sinn muss gefunden werden und hilft dabei, widrige Umstände zu ertragen. Frankl leitet aus der tiefen menschlichen Verankerung der Sinnsuche ab, dass jegliche psychotherapeutische Behandlung mit dieser Ausrichtung einen existentiellen Grundwert hat (Frankl 1991: 56).

Selbsttranszendenz und Selbstdistanzierung sind zentrale Begriffe seines Ansatzes (Frankl 1997: 20). Selbsttranszendenz ist nach Frankl der hohe ethische Wert der Hingabe an eine Person oder eine Aufgabe, Selbstdistanzierung das humorvolle Abstandnehmen von sich selbst. Sinn sucht und erfährt ein Mensch in der Summe seiner Beziehung zu seinen Mitmenschen und seiner Umwelt. Er betont auch, dass der Mensch kein faktisches, sondern ein fakultatives Wesen ist, das sich verändern kann. Das Gewissen dient in diesem Zusammenhang als ein „Sinnorgan", das über intuitives Wissen in Bezug auf individuelle Sinnhaftigkeit verfügt. Die Wahrnehmung des Sinns erkennt Sinnzusammenhänge in der jeweiligen Umgebung. Der Lebenssinn eines Menschen spiegelt sich, so Frankl (1975: 66), in den Lebensläufen von Menschen wider, die erfüllenden Antworten auf ihre Sinnfragen gefunden haben.

Das grundsätzlich im Menschen verankerte Sinnverständnis hilft dabei, Sinn im Leben zu finden und zu erfahren. Drei prinzipielle Möglichkeiten Sinn zu erfahren, liegen im Erschaffen eines Werks, im Erleben in Bezug auf Natur, Kunst und Kultur (z. B. Theater, Musik), und in den intensiven Begegnungen mit Menschen. Martin Buber arbeitet den Aspekt der Begegnung in seiner Theologie heraus, indem er formuliert, dass der Mensch nur dort ganz Mensch sein kann, wo er in Resonanz mit einem anerkennenden, respekt- und liebevollen Gegenüber tritt (Buber 2008: 71).

So spricht Frankl neben der somatischen, körperlichen Dimension des menschlichen Sinnverständnisses, die psychische, kognitive, emotionale Dimension und die noetische, geistige Dimension an. Mit noetisch bezeichnet er das „Freie im Menschen" (Frankl 1990: 226). Die noetische, geistige Dimension umfasst folgende Teilbereiche: die freie Stellungnahme zu eigenen Leiblichkeit und Befindlichkeit, eigenständige Willensentscheidungen, den Humor, sachliches und künstlerisches Interesse, die Fähigkeit zum schöpferischen Gestalten, Religiosität und Spiritualität, ethisches Empfinden (Gewissen), eine subjektive Wertesensibilität, das Sinnstreben und die Liebe (Frankl 1978: 80).

Frankl bezieht sich in diesem Zusammenhang auf den Begriff der Selbstverwirklichung und auf die Bedürfnispyramide von Maslow. In dieser Pyramide stellen die körperbezogenen Grundbedürfnisse des Menschen die erste Ebene der Bedürfnisse, die der Mensch befriedigen möchte, dar. Dazu gehören Essen, Schlafen und Sex. Es folgt die Ebene der Sicherheit, mit Lebensbereichen des Wohnens, des Arbeitens und des Einkommens. Die dritte Ebene wird als die der sozialen Bedürfnisse beschrieben, wie der Umgang mit Partner/-innen, mit Freund/-innen und mit der Liebe. Sind diese drei Bedürfnisebenen befriedigt, kann der Mensch auf der vierten Ebene Individualbedürfnisse entwickeln, wie der Wunsch nach Stärke, Erfolg und Unabhängigkeit. Es folgt die fünfte Ebene der kognitiven Wünsche, wie dem Erkenntnisgewinn im Allgemeinen oder dem Bedürfnis, die Welt in allen seinen Erscheinungen verstehen wollen. Die sechste Ebene beinhaltet ästhetische Bedürfnisse, zum Beispiel nach Möglichkeiten die eigene Umwelt ästhetisch zu gestalten. Die siebte und letzte Ebene wird mit der Selbstverwirklichung und dem Streben nach Transzendenz beschrieben (Maslow 1993: 46).

Frankl unterscheidet sich von Maslow, in dem er nicht das alleinige Streben nach dem individuellen Sinnerleben, sondern auch die bewusste Begegnung mit anderen einbezieht. Er hebt die im menschlichen Dialog verankerte Resonanz mit der Umwelt hervor und darin zuallererst die mit anderen Menschen. Nur mithilfe des bezogenen, bestätigenden Gegenübers ist der Mensch fähig seine Grundbedürfnisse der Sinngebung und Liebe, in sich selbst und in Verbindung mit anderen zu entwickeln. Diese Perspektive Frankls erweitert und differenziert die Bedürfnispyramide von Maslow.

Diese Annahmen werden außerdem in aktuellen Untersuchungen der sozialen Neurowissenschaft belegt. So referiert der Arzt und Psychotherapeut Joachim Bauer, dass der Mensch im Wesen eine soziale Konstruktion ist. Die 23.000 menschlichen Gene haben neben ihrer Doppelhelix-Spiralstruktur Genschalter, die gewissermaßen als Landepisten für von außen kommenden Einflüsse der Genregulation dienen. In einer anregenden Umgebung wird das Nervenwachstum stimuliert. Was in der Hirnforschung schon lange bekannt ist, vollzieht sich also in den tiefen genetischen Schichten des menschlichen Körpers als Reaktion auf die Umwelt (Bauer 2023: 45–48).

Verknüpfungen

Diese Erkenntnisse erlauben eine direkte Verknüpfung zur Wirkweise Künstlerischer Therapien. Die Weltoffenheit und Sinnsuche gehören mit dem Streben nach Gestaltung seiner Umwelten zur anthropologischen Grundstruktur des Menschen. Die Gestaltung der Umwelt entspricht der sechsten Ebene der Maslowschen Bedürfnispyramide, dem grundlegenden ästhetischen Verlangen des Menschen.

An diese Erkenntnisse knüpften in den frühen 1980-iger Jahren Theoretiker/-innen an, als sie sich Gedanken über kreative Prozesse in den damals noch „Kreative Therapien“ genannten Disziplinen machten.

Der Verlauf eines kreativen Prozesses ist durch folgende vier Phasen gekennzeichnet: der Präparation, der Inkubation, der Illumination und der Verifikation (Petzold 1985: 82–83). Die Präparation wird als die Motivation beschrieben, zu experimentieren, z. B. dem Ausprobieren und Erfahren im Umgang mit den gewählten künstlerischen Mitteln. Die Inkubation zeigt sich in der Suche nach der eigenen Formgebung innerhalb der Grenzen des gewählten künstlerischen Mittels. In der Illumination findet die Vertiefung der Formgebung statt, in der konstruktivistischen, emotionalen und der eigenen Art und Weise des Formens. Die Verifikation ist das Vollenden der Form; auch im Sinne des Rückblickens auf den Prozess und der Kommunikation über den Prozess mit anderen, aber auch über das entstandene Produkt. Dieser Prozess wird als ein zyklischer Schöpfungsprozess gesehen. Die Ästhetik wird hierbei als die für die Person charakteristische Formgebung aufgefasst (Junker & van de Rijdt 1995: 54–57).

In den Religionen nimmt das Schöpferische ebenfalls eine wichtige Rolle ein. Das Göttliche verfügt über schöpferische Fähigkeiten und bietet damit einen Zugang zu etwas, das menschliche Begrenzungen transzendiert. Begrifflichkeiten wie Imagination, Intuition, Kreativität, Visionen werden verwendet, um schöpferische Möglichkeiten und Eigenschaften zu beschreiben (Braden 2024: 27). Das Göttliche wird hiermit als Symbol für die Verbindung der Menschheit als Ganzes verstanden und als etwas, das sich in schöpferischen Tätigkeiten einzelner Menschen zeigt. Wir sind unter anderem fähig das Feuer zu beherrschen, uns vor Kälte zu schützen. Wir verändern unsere Landschaften, um uns darin geschützt bewegen zu können. Dieses Mangelwesen Mensch hat in seiner Entwicklungsgeschichte seine Mängel in Fähigkeiten umgeformt, die es ihm ermöglichen die gesamte Umwelt Erde umzuformen. Der Philosoph Helmut Plessner bezeichnet es in „Stufen des Organischen und der Mensch“ (1975) als eine von den Instinkten gelösten Offenheit der Umwelt gegenüber. Sie bejaht den „Doppelaspekt als Ich und Wir“ (Plessner 1975: 301) und gestaltet die eigene Existenz in der organischen und anorganischen Welt (Plessner 1975: 304–308).

Durch die Säkularisierung vor allem in der westlichen Welt sind die menschlichen Gestaltungskräfte stark neoliberal und materialistisch geprägt. Sie unterliegen Wirkmechanismen der jeweiligen grundlegenden Denkmuster aktueller moderner Gesellschaften und ihrer Weltoffenheit (Wils 2022: 40). Aber gerade diese Weltoffenheit führt zum Erleben von Angst, denn losgelöst von der Verwurzelung in religiösen Mythen und Glaubensgeschichten fehlen Halt und Einbettung, die sie anbieten. Gott scheint abhandengekommen zu sein, aber die Sehnsucht nach dem Göttlichen ist geblieben. Auch scheint es so, als könnten wir unseren individuellen Maßstäben entsprechend, die Welt formen, wie es uns beliebt. Der Optimierungsgedanke und Maximierungsstrategien beherrschen die postmoderne Welt, obwohl Grenzen und Nachteile dieser beherrschenden Ideen immer deutlicher spürbar werden.

Kernaussage

Die im Menschen angelegte Schöpfungskraft wird in den Künstlerischen Therapien angesprochen. Es ist ein Merkmal dieser Therapiedisziplinen. Der Mensch erprobt seinen Fähigkeiten, Neues zu erschaffen, wenn auch noch so begrenzt möglich. Er experimentiert, hantiert mit dem künstlerischen Material, was ihm angereicht wird und formt daraus etwas Neues. Diese Prozesse geschehen in den Künstlerischen Therapien immer auf dem Hintergrund wesentlicher persönlicher Fragestellungen, die den eigenen Lebenswandel betreffen. Aus dem schöpferischen Erarbeiten von Möglichkeiten entstehen analog Perspektiven für therapeutische Fragestellungen. So wirken die Kräfte, die notwendig sind, um Probleme zu lösen, bzw. Fragen zu beantworten.

Es lässt sich Folgendes für die Künstlerische Therapien festhalten:
- Künstlerische Therapien arbeiten mit sinngebenden Elementen
- Künstlerische Therapien fördern die Lust etwas zu erschaffen
- Künstlerische Therapien beziehen den kreativen Prozess, das eigene künstlerische Werk oder den Prozess und Begegnungen mit Anderen ein.

Die Kernelemente Frankls Logotherapie (Frankl 1975: 195) lassen sich auf die oben genannten Merkmale der Künstlerischen Therapien beziehen:
- Etwas erschaffen – ein Werk, für das man sich einsetzt
- Etwas erleben – in der Natur, mit Kunst und Kultur
- Jemanden im umfassenden Sinne begegnen.

Der Psychoanalytiker Irvin Yalom erzählt in seiner Autobiografie „Wie man wird, was man ist“ aus dem Jahre 2017 eindrücklich, wie er sich als Vertreter einer historisch verankerten psychoanalytischen Schule im Laufe der Jahre zum Geschichtenerzähler und vor allem Zuhörer im Laufe seiner Jahre entwickelte. Bei jedem Erstgespräch bittet er seine Patient/-innen eine Lebenslinie mit markierten Ereignissen zu zeichnen. Dabei verfolgt er die entstandene Sinngeschichte des gelebten Lebens seiner Patient/-innen, um ihnen in der Therapie angemessen begegnen zu können. Als Analytiker berücksichtigt er nicht so sehr die Sinnfrage als den Blick auf das jeweils eigene Leben als Werk aus einer Distanz heraus. Frankl hat diesen Vorgang auch in der Logotherapie angewendet und ihn begrifflich als Selbstdistanzierung bezeichnet (Frankl 1991: 221).

In den Künstlerischen Therapien ist der Blick aus der Distanz ebenfalls zentral, da er es ermöglicht, auf Prozess und vor allem auch auf das geschaffene Werk zu blicken, um daraus neue Gefühls-, Denk- und Handlungsoptionen zu entwickeln und gegebenenfalls einzuüben.

Der Begriff Spiritualität wurde aus verschiedenen Perspektiven unterschiedlicher therapeutischer Ansätze beleuchtet. Allerdings ist die Erfahrung des Göttlichen – oder um es noch neutraler zu formulieren – die Erfahrung des Höheren durch Therapeut/-innen bisher nicht einbezogen worden. Schauen wir noch genauer hin, so sehen wir, dass es nicht um die Suche nach dem Transzendenten an sich geht, sondern nach dem, was ein Mensch als für sich als sinnstiftend erfährt.

Künstlerische Therapien haben eine große Nähe zur Logotherapie, denn sie machen das Erleben und Erschaffen von Werken in der Begegnung mit anderen möglich.

Es stellt sich die Frage wie Künstlerische Therapeut/-innen als sinnsuchende Menschen – über ihre Rolle als Therapeut/-innen hinaus – in der Welt stehen.

Dies soll anhand eines Praxisbeispiels erläutert werden:

Mich fragte ein vierzigjähriger Mann, der an einer schweren Schizophrenie litt, woran ich denn glauben würde. Auf diese Frage war ich nicht vorbereitet und reagierte deshalb mit der Gegenfrage, warum er mich das frage. Er antwortete: „Wissen Sie, mir geht es oft so schlecht, dass ich nicht mehr weiß, woran ich glauben kann, und so wollte ich mir Mut bei Ihnen holen, weil sie so lebenslustig sind und ich denke, dass Sie an etwas Tieferes glauben."

Ich war von dieser unerwarteten Frage dieses sonst so wortkargen und verlegenen Patienten gerührt, sodass ich nachdachte, wie ich ihm antworten könnte.

In diesem Schlüsselmoment der Therapie öffnete sich der Patient mir gegenüber und forderte mich gleichzeitig auf, sich ihm gegenüber auch zu öffnen. Es entstand ein Gespräch über die Sinnhaftigkeit des eigenen Lebens in der Begegnung mit einem anderen Menschen. Dabei ging es nicht um meine professionelle Rolle oder seine therapeutischen Anliegen, um spirituellen Praktiken und Erfahrungen, sondern um ein tiefes Interesse am Gegenüber und dessen Suche nach Sinn.

Literatur

Baier K (2006) Unterwegs zu einem anthropologischen Begriff der Spiritualität. In: Baier K, Sikovis J (Hg) Spiritualität und moderne Lebenswelt. Berlin: LIT. 21–42.

Balthasar von U (1960) Spiritualität. Verbum Caro. Schriften zur Theologie 1. Einsiedeln: Johannes.

Bauer J (2023) Realitätsverlust: Wie KI und virtuelle Welten von uns Besitz ergreifen – und die Menschlichkeit bedrohen. München: Heyne.

Braden G (2024) Künstliche Intelligenz. Fluch oder Segen? Natur und Heilen 1/2024: 32–45.

Buber M (2008) Ich und Du. Stuttgart: Reclam.

Bucher A (2014) Psychologie der Spiritualität. Weinheim: Beltz, 2014.

Büssing A, Ostermann Th (2006) (Hg) Spiritualität, Krankheit und Heilung – Bedeutung und Ausdrucksformen der Spiritualität in der Medizin. Hohenwarsleben: VAS-Verlag für Akademische Schriften.

Eliade M (1992) Geschichte der religiösen Ideen. Band 1–5. Freiburg: Herder.

Frankl V (1975) Anthropologische Grundlagen der Psychotherapie. Bern/Stuttgart/Wien: Hans Huber.

Frankl V (1978). Das Leiden am sinnlosen Leben. Psychotherapie für heute. 3. Aufl. Freiburg, Basel, Wien: Herder.

Frankl V (1987) Die Sinnfrage in der technologischen Gesellschaft., SWF, Tele-Akademie, (Zitierdatum: 10.12.2023), abrufbar unter https://www.youtube.com/watch?v=s7s9iNrbrew.
Frankl V (1990). Der leidende Mensch. Anthropologische Grundlagen der Psychotherapie. München: Piper.
Frankl V (1991) Der Wille zum Sinn. Ausgewählte Vorträge über Logotherapie. 4. Aufl. München: Piper.
Junker J, van der Rijdt, F (1995) Creatieve Therapie met ouderen. Nijmegen: Hogeschool Nijmegen.
MacGregor N (2011) Eine Geschichte der Welt in 100 Objekten. München: C.H. Beck.
Maslow A, Maslow B (1993) The Farther Reaches of Human Nature. New York: Berkley.
Petzold H (1985) Poesie und Therapie. Über die Heilkraft der Sprache. Paderborn: Junfermann.
Rosa H (2013). Beschleunigung und Entfremdung. Entwurf einer kritischen Theorie spätmoderner Zeitlichkeit. Berlin: Suhrkamp.
Sontag S (2008). Zur gleichen Zeit. München: Carl Hanser. Thies J (1993) Kunsttherapie und erfahrbare Religiosität. In: Baukus P & Thies J (Hg) Aktuellen Tendenzen in der Kunsttherapie. Stuttgart: Gustav Fischer. 227–225.
Van der Velde P (2016) De oude Boeddha in een niewe wereld. Verkenningen in de westerse dharma. Nijmegen: Vantilt.
Waterdrinker P (2020) De rat van Amsterdam. Amsterdam: Nijgh und Van Ditmar.
Wils JP (2014). Kunst. Religion. Versuch über ein prekäres Verhältnis. Tübingen: Klöpfer und Meyer.
Wils JP (2022) Der große Riss. Wie die Gesellschaft auseinander driftet und was wir dagegen tun können. Stuttgart: Hirzel.
Yalom I (2017) Wie man wird, was man ist. Memoiren eines Psychotherapeuten. München: btb.

Umtrunk

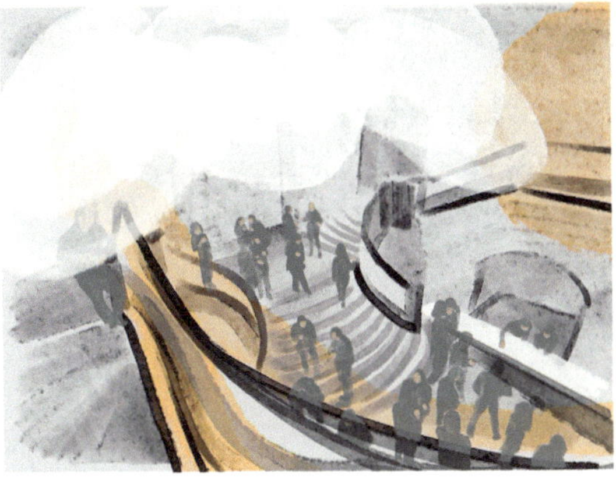

Abb. 9: Umtrunk im Treppenhaus vor dem Labortheater. Grafik: Rahel Schüler.

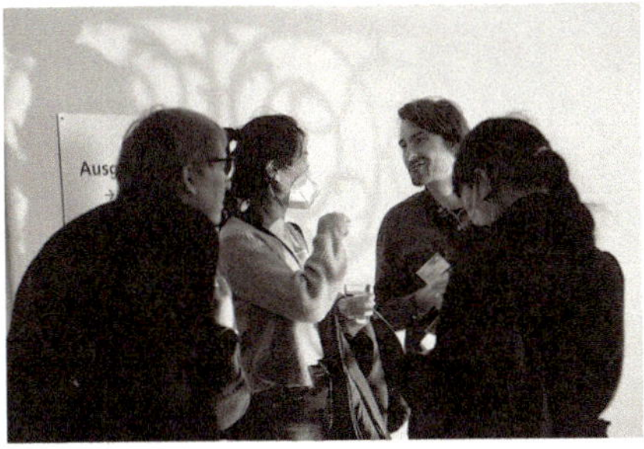

Abb. 10: Umtrunk vor dem Labortheater.

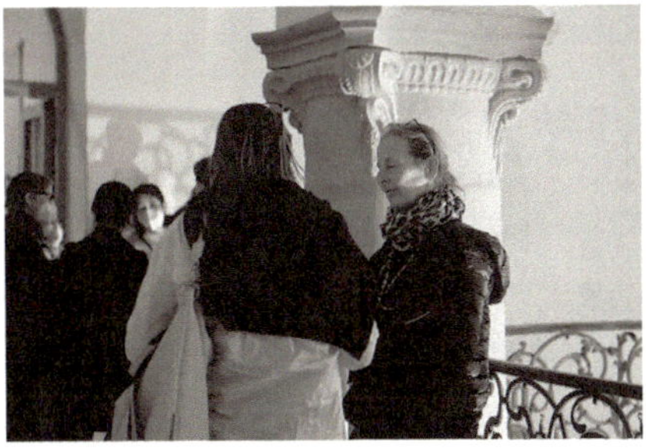

Abb. 11: Begegnungen beim Umtrunk.

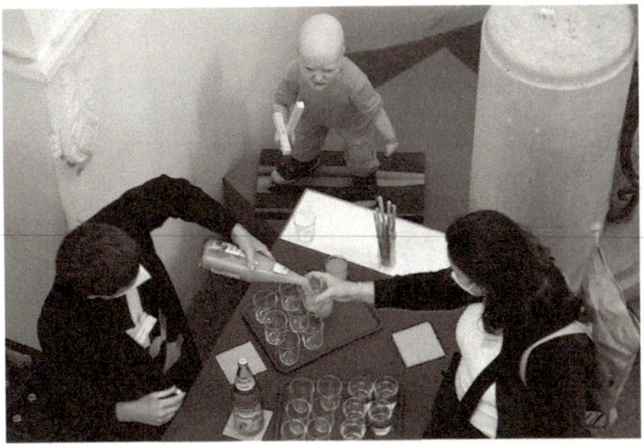

Abb. 12: Begegnungen von oben gesehen. Alle Fotos: Pietro Sabatelli.

https://doi.org/10.1515/9783111386386-005

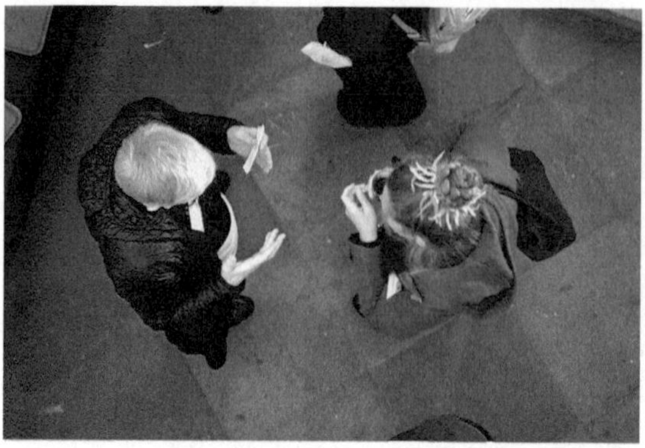

Abb. 13: Von oben gesehen.

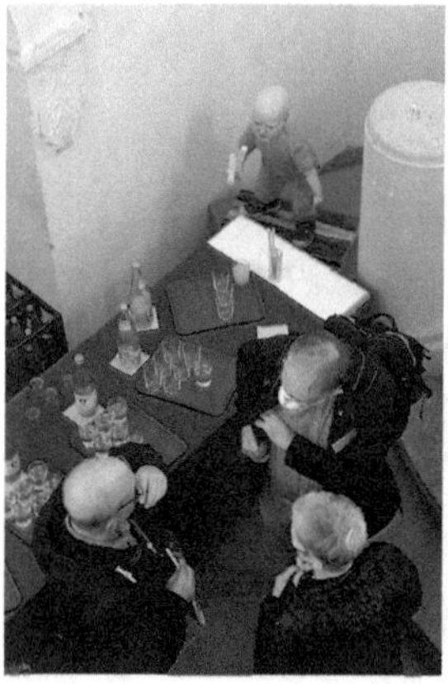

Abb. 14: Begegnungen.

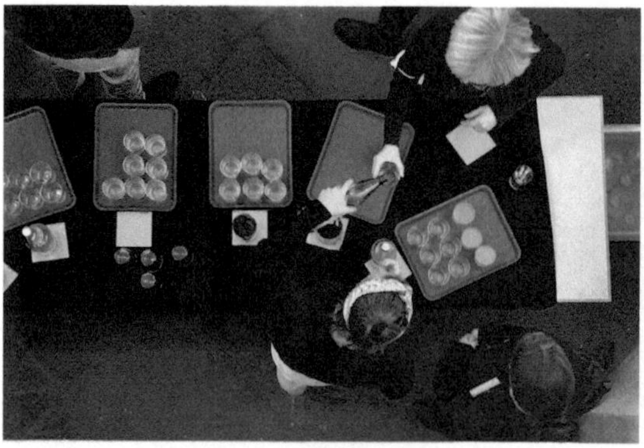

Abb. 15: Ausschank. Alle Fotos: Pietro Sabatelli.

21.10.2022

Überblick des Vormittags

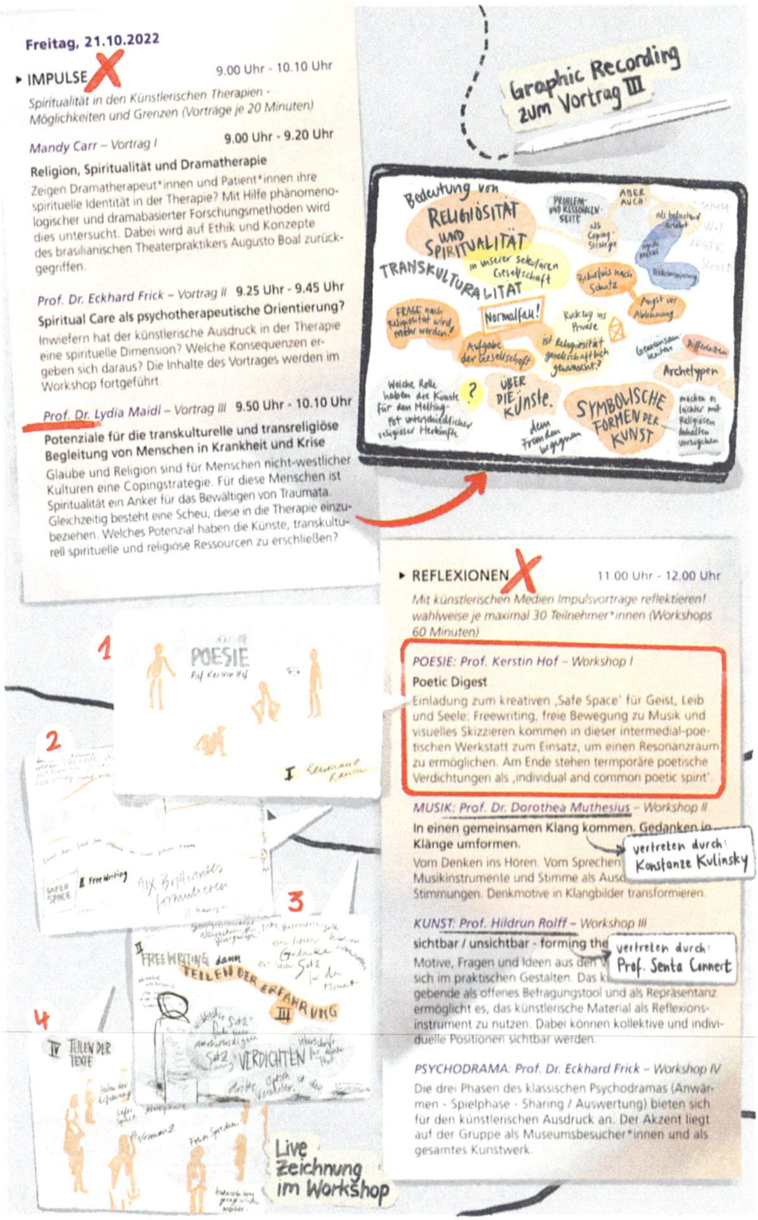

Abb. 16: Überblick des Vormittags (21.10.2022). Grafik: Rahel Schüler.

II Impulse

Vortrag Mandy Carr

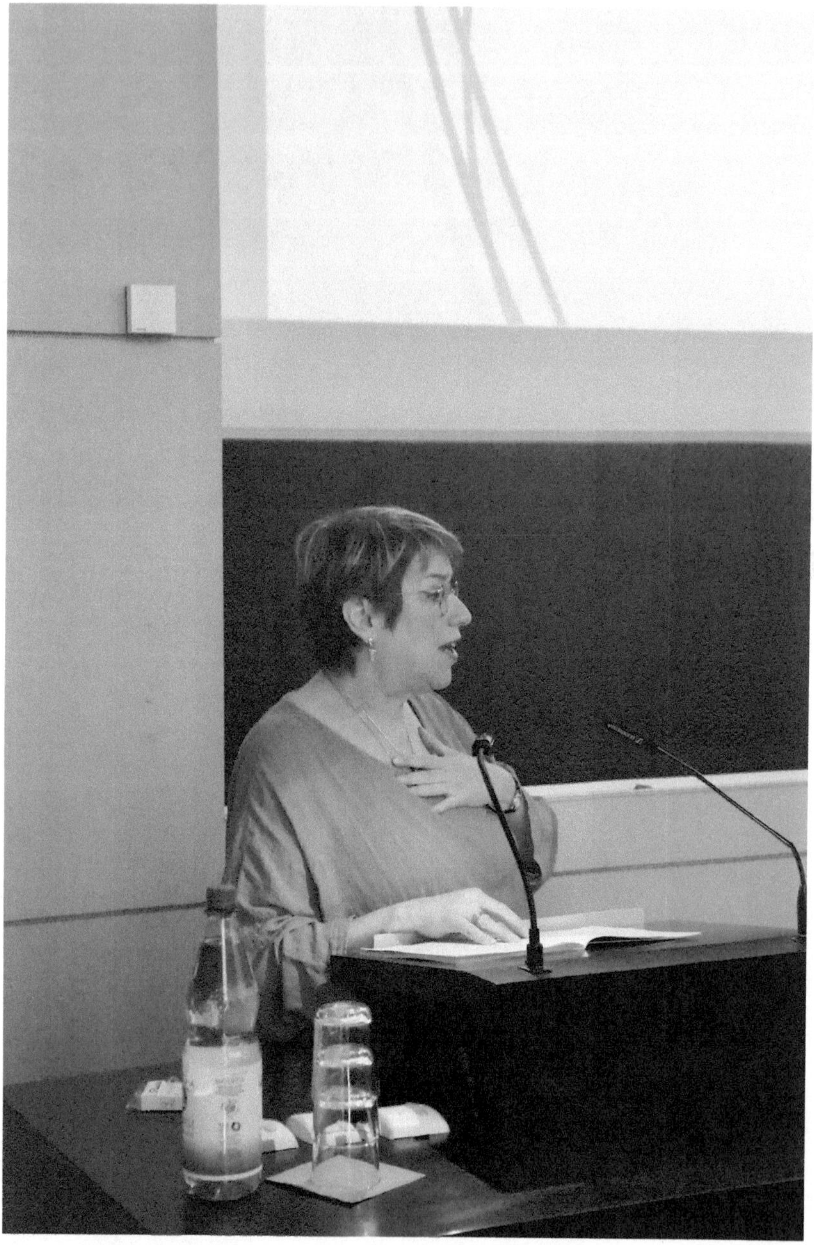

Abb. II.a: Vortrag Mandy Carr.

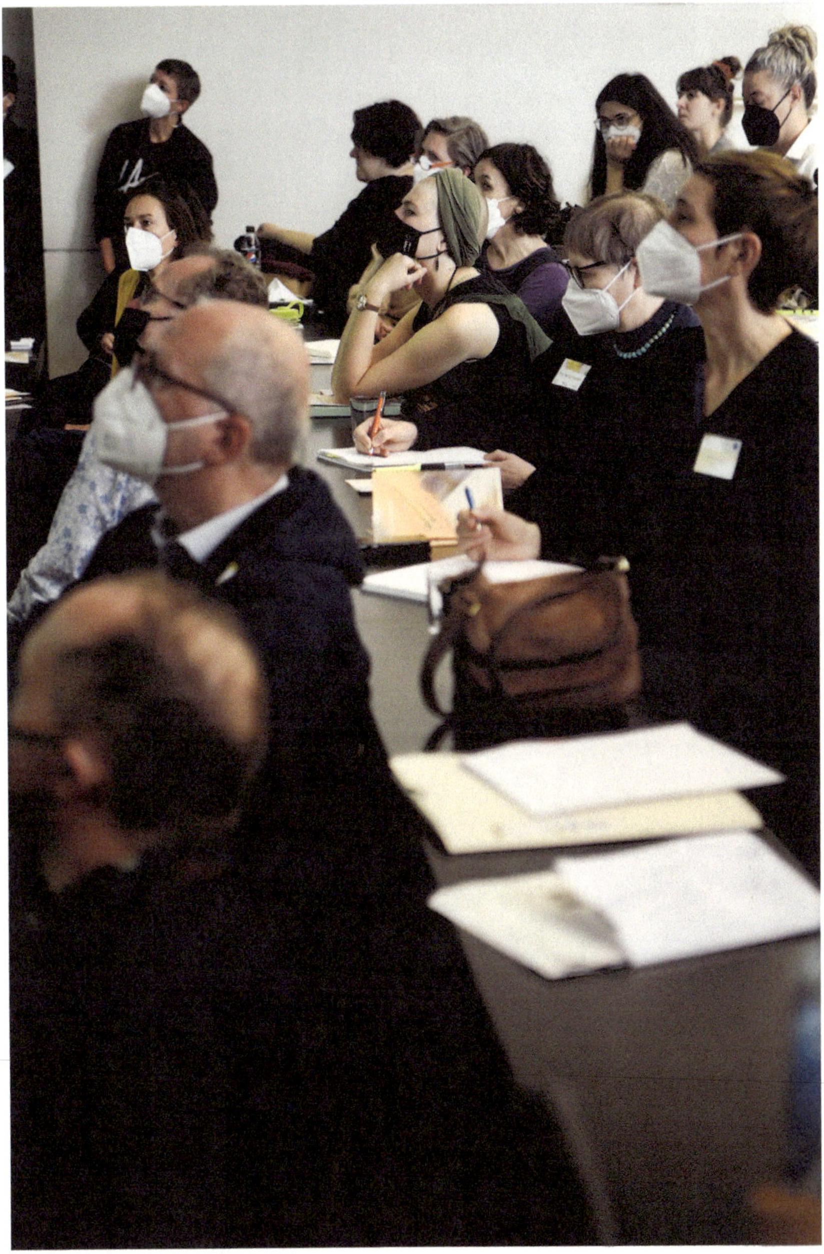

Abb. II.b: Publikum während des Vortrages von Mandy Carr. Beide Fotos: Pietro Sabatelli.

Mandy Carr

Dramatherapy, Spirituality and Faith in the UK, through the lens of drama-based research

Abstract: This chapter is rooted in doctoral research, conducted in Great Britain (2018–2023). It explored religious, spiritual, faith and belief identities in dramatherapy and the implications for practitioners and their clients. It explains the rationale for exploring this topic as well as the reasons for using drama-based research as one of the key tools. It goes on to explain the methodology and methods, particularly the use of Augusto Boal's 'image theatre' as a research tool. It then illustrates some of the data, drawing on a short transcript of the drama work itself.

Finally it describes the key findings of the research. This includes the idea that religion, faith and beliefs are often overlooked aspects of inclusivity. The profession is not representative in terms of religious and belief backgrounds of the population as a whole, resulting in possible gaps in understanding between practitioners and their clients. Reasons for this may include complex power dynamics arising from histories of oppression, contemporary experiences of prejudice and intergenerational trauma. It further concludes that a range of approaches including embodied and arts-based work, can help diverse voices be expressed.

It ends with a plea for interfaith and belief competency to be included in dramatherapy training, continuing education, practice and supervision.

Keywords: practical theology, dramatherapy, faith, religion, belief, spirituality, drama-based research, image theatre

Why research this area?

I've always believed that religion and theatre have an almost interchangeable effect on the soul. (...) Call it a cliché, but the experience of great theatre is religious. Characters speak to you – to the deepest part of your soul – and somehow the words make it easier to face the troubles of life and appreciate the happy moments more deeply (Brown 2002: 7).

This chapter is rooted in doctoral research collaboratively hosted by Anglia Ruskin University and the Cambridge Theological Federation, along with academic supervision from the fields of dramatherapy and practical theology (Carr 2023). I will briefly outline the rationale for the study, define key terms and explain

https://doi.org/10.1515/9783111386386-006

the methodology. I will then explore the reasons for using drama and dramatherapy based research, discussing the methods and findings. Finally, I will conclude with a discussion of possible implications for dramatherapy, along with broader questions.

I have a lifelong interest in inclusion, chairing the Equality and Diversity (now inclusion and visibility) sub-committee of the British Association of Dramatherapists (BADth) for 11 years. We were concerned that particular sections of society, such as ethnic minorities, particularly those who would be better described as ‚global majority' were under-represented in the profession. I wondered if this also applied to people from particular faith or spiritual backgrounds. I was puzzled that whilst spirituality had been emphasized in my dramatherapy training, the religions or belief systems of trainees and their clients were rarely discussed. I myself had to a certain extent 'hidden' my Jewish identity during my own training. Furthermore, when I worked as a senior lecturer in dramatherapy, one black British student felt she could not express the profoundly Christian part of herself within the context of a university and left the training. The more I looked into this area, the more I saw evidence of the complexity of faith, spiritual and belief identity as well as the ways in which they intersected with ethnicity, race, culture, nationality and other aspects of life.

There had been little research in the UK into this area. However, Roger Grainger (1990, 1995, 1999), priest, actor, dramatherapist and academic had made a significant contribution.

He emphasizes the importance of the encounter with something 'beyond human'. He sees dramatherapy as: "a spiritual therapy, because from time to time, it becomes an acted mysticism, as its movements take on the form of a meditation, the procession of bodies which are movements of soul, glimpses of personal truth" (Grainger 1995: 21).

He also explores the risks, discussing the nature of sacred spaces which have the potential for both healing and for danger. He cites Israeli dramatherapist Pendzik's exploration of the 'sacred space'. "On the one hand it appears to be the safest place on earth; on the other, there is a fear of being totally lifted to a level of existence that is higher and beyond the human, natural, ontological state" (Pendzik in Grainger 1992: 6). An article written by Dokter and me (Dokter & Carr 2018) in tribute to his life, suggests that he describes the dramatherapeutic encounter as a possible tool for salvation, from a Christian perspective. His ideas are cited within the fields of practical theology and the arts therapies, as well as dramatherapy. His work explores ritual, spirituality, theatre and therapy and is accessible to all faith backgrounds and none.

Other researchers who explore the area include Jaaniste (2011), Kaur (2021), Bayley (2022) and EK Therapy (2023). Mary Smail has written extensively about soul, spirituality and dramatherapy (Smail 2016; Smail 2018). Dokter and Sajnani's recent study "Intercultural Dramatherapy" (2023), includes a chapter entitled "Seeking a higher Power: Religion and Spirituality" (Dokter & Sajnani 2023: 97). They point out that therapists sometimes see the topic of religion as "somehow out of bounds" and may become "enculturated" into "keeping silent about matters of spiritual belief in the context of therapy" (Dokter and Sajnani 2023: 97). The chapter concludes that religious and belief backgrounds are not only important for mental health practitioners to understand, but can also be key identity and inclusion issues. The impact of faith and belief on identity, the accessibility to dramatherapy for both clients and professionals along with the challenges of approaching these issues, gave me compelling reasons to undertake the research.

Definitions

Religion

Practical theologian Pattison (2007) sees defining religion as reductive, believing it would be more helpful to address complex and diverse perspectives, rather than oversimplifying complicated ideas. In contrast, the European Rights Commission (EHRC) defines religion as any faith practice "of sufficient seriousness which has a clear structure and belief system" (EHRC 2023), whereas the British Association of Counsellors and Psychotherapists (BACP 2021) also include atheism. In the North American "Handbook of Psychotherapy and Religious Diversity", Richards and Bergin (2000) see religion as a subset of spirituality, linked to theistic practices, beliefs and feelings that can be expressed institutionally as well as personally. Whilst religion can be defined in many ways, perhaps its key features include some aspects of shared community and practice, the use of rituals, connection to the divine or transcendental, a sense of morals, belonging, self-definition and more.

Faith

The term faith carries three possible meanings in English. Firstly, there is the secular meaning of having faith "in someone or something" and feeling "confident about their ability or their goodness" (collinsdictionary.com 2022). Alternatively, faith is seen as "a strong, religious belief in a particular God" (collinsdictionary.com 2022). Finally, the term is simply defined as a synonym for the word religion.

Spirituality

The Royal College of Psychiatrists (RCP) define spirituality as "experiencing a deep-seated sense of meaning and purpose in life, together with a sense of belonging. It is about acceptance, integration and wholeness" (RCP 2005: 1). Dokter and Carr (2016) point out that spirituality is not tied to particular faiths or belief systems, as well as noting the RCP's comment that "every person has their own unique experience of spirituality – it can be a personal experience for anyone, with or without religious belief." (RCP 2005). The RCP go on to highlight, "how connected we are to the world and other people." (RCP 2005: 1). Spirituality is described in terms of how it might be experienced, involving for instance a deep-seated sense of meaning and purpose in life, a sense of belonging, connecting the personal and universal, integration and a sense of wholeness. They also list spiritual practices which as well as religious forms of worship include meditation, acts of compassion, yoga, tai chi and similar practices, the arts and gardening.

Religion and faith therefore, include individual spirituality, but each has its own distinct form of worship, beliefs, sacred texts, places and objects and traditions. Spirituality itself is not tied to any particular religious belief or tradition. The difference between spirituality and religion according to the RCP, is that "religious traditions include individual spirituality, which is universal. But each religion has its own distinct community-based worship, beliefs, sacred texts and traditions." (Dokter & Carr 2018: 17).

Tab. 1: Disparities between BADth members and the general population (Hunt 2023).

Fig 1	England and Wales Census 2021	BADth Identity Survey 2021
Christian	46%	21.8%
No religion	37.2%	.... or spiritual tradition 11.2%
Muslim	6.5%	0%
Sikh	0.8%	0.7%
Buddhist	0.5%	7%
Jewish	0.5%	3.5%

The above chart reveals disparities between BADth members and the general population, perhaps most significantly between those who see themselves as having a religion or not (Tab. 1). This disparity has also been noted within UK psychotherapy and named a "religiosity gap" (Hunt 2023). In 2021, 37.2%, over a third of English and Welsh people, reported having 'no religion' compared with just 11.2% of BADth members. The second noticeable disparity shows many fewer BADth members identifying as Christian and the third demonstrates that whilst 6.5% of the general population identify as Muslim, not a single therapist from this tradition noted it in the BADth survey. There are a small number of UK Muslim dramatherapists, but they are either not BADth members or they chose not to complete the survey. This data confirms the need for further exploration.

Methodology

My study is phenomenological. It attempts "to understand the ways in which human meaning is constructed in and through human experience." (Swinton & Mowat 2006: 106). It is also constructivist, based on a belief that people actively construct their own knowledge, "and that reality is determined by the experiences of the learner." (Elliott et al. 2000: 256). The approach aims to support people in giving their own meaning to the topic, rather than assuming there is a single truth or right answer. Furthermore, current dramatherapy research maintains that meaning can be co-created in groups. Bird and Tozer see this as a link between the individual and others. "It is through the community of being with self and others that we make sense and find meaning in our experience." (Bird & Tozer 2018: 4). However Brazilian theatre practitioner, Boal stresses the value of individual experience, "there are no misreadings, only multiple readings." (Jackson in Boal 1995). His approaches also validate individual and collective experience, the multiple individual readings then synthesised into collective expression and observation. In other words, Boal's work is rooted in the ever-evolving drama process of "being with self and others" (Bird and Tozer 2018, 4). This reflects the constructivist tenet that knowledge is actively created by people and ever unfolding rather than something that exists in its own right to be "passively absorbed" (Phillips 1995). My research design aims to support people in constructing meaning, individually and in groups.

In 1931, German philosopher Husserl, seen as the originator of the phenomenological approach, hailed it as "a new way of looking at things" (Husserl 1975: 47). Heidegger further develops these ideas, stressing the importance of "the person in context" (Husserl 1975: 8). Smith et al. (2009) explain how Heidegger goes on to emphasize the relational nature of each person in context. He names this individual yet connected experience 'intersubjectivity'. This notion, along with phenomenology itself, are central to my study, applying particularly to the drama and dramatherapy based research.

As the researcher, my perspective consciously formed part of the explorations, rather than attempting to assume a non-biased, distanced position. Grainger maintains that this deepens the exploration. The "researcher's refusal to leave him or herself out of the research equation both as researcher and researched" (Grainger 1999: 141) can render the findings richer and more valid. This reflexive approach enhances the intersubjectivity within the study.

Dramatherapy and drama-based research

The dramatherapy and drama-based methods were chosen alongside semi-structured interviews, exploration of the literature and the researcher's reflexive work through journaling and their own drama-based response. A key aim was to create "a community of being with self and others that make sense and find meaning in experience." (Bird & Tozer 2018: 4). The research participants were all qualified UK based dramatherapists.

The use of drama to explore the intersections between dramatherapy, faith and spirituality was selected for four main reasons. Firstly, unlike words alone, whether spoken or written, drama and the arts can encourage people to express the inexpressible and communicate in depth. Marian Billy Lindkvist, creator of London's Sesame approach to Drama and Music Therapy, sees drama as an internalised language at the heart of therapeutic work. She goes on, "the language must become one that requires no conscious thought, but one that is as spontaneous as one's Mother tongue. More often than not, it contains not words, but movement, sound, gesture and even stillness." (Lindkvist 1998).

Secondly, this art form is inherently democratic. It does not rely on cognitive or linguistic ability. A trusting sense of community can be skilfully and playfully created with each contribution valued equally. Thirdly, the arts can help gain fresh insights and new understanding. Behar (2008) sees the arts as imbuing research with aliveness, where words alone may not "bristle with meaning" in quite the same way. And finally, drama-based research can be truly collaborative, "knowledge in drama is embodied, culturally located and socially distributed. This means that language is produced through interaction with others, and that reciprocity between participants created new forms of social and cultural capital" (Nicholson 2005: 20).

I adapted some of theatre practitioner Augusto Boal's techniques, specifically matching them to the methodology of this research. The key method was Image Theatre, which Boal devised as a radical tool to support people's empowerment when faced with the dictatorship in Brazil in the 1960s and 1970s. It has since been adapted to many different contexts (Campbell 2019). There has been an increase in the use of Boal's methods for academic research, within a range of fields including Applied Theatre (Owusu-Ansah 2021), Education and Equality and Diversity (Opfermann 2020). The use of this approach for research is currently more common in

North America than in the UK. Boal's work values the contribution of each participant equally and can be used to explore the subject matter without identifying the particular owner of the story. In addition, the focus on playfulness and finding out together confirm the usefulness of Image Theatre as a research tool.

The image theatre research workshop

The community of co-researchers as we called the group, comprised seven dramatherapists, all women, with a range of experience in the profession from two to thirty years. They had randomly responded to a call for participants which made it remarkable that they represented a range of belief and cultural backgrounds: Buddhist, Catholic, Christian/Muslim, Evangelical Christian, Hindu/Shamanistic, Protestant and Liberal Jewish. All were British except one South East Asian and one European/British therapist. These details are kept vague to maintain anonymity.

Image Theatre: phenomenological, intersubjective research

In this method, small groups of actors create images (human sculpts) of concepts, thoughts or feelings, using body and voice, then the spect-actors or watching actors as Boal calls them, describe what they see. Each group then allows a short scene to emerge from the human images or sculpts. This can be rehearsed, improvised or a mixture of both. Finally, through discussion the entire group links the images to their own lives, interpreting the meanings that they may hold. In my approach for this study, a further research stage is added, where insights can be linked to professional practice.

The findings are adapted from analytical snapshots, developed by dramatherapist Ramsden (2014). I draw on them to analyze vignettes from a structure I call 'Image of Religion'. Each snapshot is structured as follows:

- An anonymized photo and transcript extract
- My analysis as facilitator
- Reflections from my research journal

I aim to give the reader a flavour of the result, incorporating short sections from the first snapshot.

Snapshot 1: Image of religion (preparation)

Having warmed up, the participants split into three smaller groups, in which they were invited to take it in turns to describe a time when religion, spirituality or belief had become a major theme in the dramatherapy. Each had ten minutes to explain the situation in confidence to their group, while the other group members were asked to listen supportively and to ask questions only for clarification. The groups were then invited to choose one example which had meaning for each of them. After this they were asked to create human sculpts to illustrate how religion was experienced in their chosen example. Finally, they were asked to devise and rehearse a short piece, now using movement and words, to bring the image of religion to life and then to perform the first minute of an evolving scenario. The resulting work was presented anonymously, the spect-actors unaware as already mentioned, which group member had provided the source for the material, and their discussions were not filmed.

As each group showed their image of religion, the spect-actors were invited to observe them carefully, moving closer or further away to view from different perspectives, silently noticing what they saw. They were asked first to describe what they saw as objectively as possible and secondly to explain what it meant to them. It was clarified that there is no right or wrong way of seeing. All perceptions are individual and equally valid.

Snapshot 1: Image of Religion – Workshop Transcript – discussion of the image

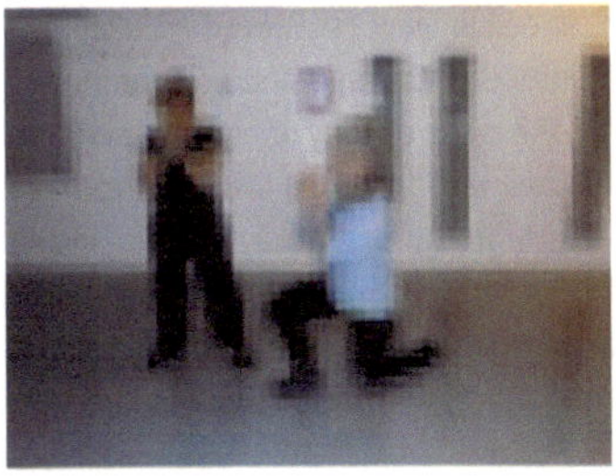

Facilitator/Researcher:

Research/Participant A2:
F/R:
R/P A6:

F/R:
R/P A6:
R/P A1:

F/R:
R/P A2:
F/R:

R/P A3:
F/R:
Most R/Ps:

F/R:

R/P A6: So, what do you see? What do you all agree you're seeing?
Objectively?
Yeah, objectively.
Kneeling.

What can we all agree we see?
Kneeling.
Prayer.
Is that objective?
That's not objective.
We'll come to that next. So perhaps two people with their hands together, one standing one kneeling.
One standing, one kneeling.
In my culture, that doesn't mean prayer.
(Loud sounds of agreement and/or sudden realisation) Aaaah!
So, two people with their hands together, one standing
and one kneeling!
We're seeing in different cultures.

Snapshot 1: Facilitator/researcher analysis

The moment the group became aware that this was not an objective view registered as a shift in the dynamic, from a group of individuals coming to a community expressing a shared moment of understanding. Their recognition that this was simply a view of one culture's way of praying, seemed unifying. As they are all interested in religion and spirituality, their exclamations are likely to have signified for some, a reminder of previous knowledge that there are different ways of praying in different cultures, and for others a first-time realization.

This was a key moment not just in group forming, but it also began to unify the actors and spect-actors as a community of researchers, focusing on the insights above, which had been collectively experienced and expressed.

Snapshot 1: Facilitator/researcher response through journaling
Title: Who am I here?

Thinking back, I am painfully aware that it was me who remarked "In my culture that doesn't mean prayer." I wonder what would have happened if I had waited longer. Would it have been more powerful if a group member had made that observation? I am transported back to my Church of England primary school. I am sitting in a classroom with six other Jewish girls as the school community process into chapel. Each morning I am uncomfortable and bewildered. We are from a range of Jewish backgrounds: Secular, Progressive, Reform and Orthodox. What do I have in common with these girls? At Christmas, we are allowed into the chapel for the Carol Service. I sit with my class, everyone kneels, I experience a flush of fear and embarrassment, remaining awkwardly seated, painfully self-conscious. My eight-year-old self-wonders, what would it be like to kneel? What would it be like to be one of them? During this workshop I experience a similar sense of otherness when kneeling is identified as prayer. Did I therefore, momentarily lose my balance as facilitator/researcher and momentarily revert to distressed and alienated child?

Continuing the scene

The actors then bring the scene to life, improvising a powerful piece, the standing actor, chanting the Christian "Our Father" prayer with the kneeling one reacting, often with distress or fury.

Snapshot 1 enacted
The scene starts:

A1 (standing): (whispers) In the name of the father, the son and the holy spirit. Our Father.
A2 (kneeling): (outraged) Our father?
A1: . . .who art in heaven. . .
A2: . . . (speaks over A6) . . . Who on earth is he?
A1: (furiously) . . .who art in heaven!!!

The improvisation builds as A1 gets more and more distressed and angry until it concludes:

A1: But deliver us from evil. (whispers) For thine is the kingdom. The power. . .
A2: (interrupts, getting louder ad more intense) The power! The power. . . To subjugate, repress and violate!!
A1: (whispers) And the glory. (Whispers uncertainly) Now and forever. Amen.

The actors step out of role. They start blowing out making "whoa" sounds, as if to get the rid of the strong characters and emotions they have been enacting.

There is a long silence, the spect-actors and actors process the intensity of what they have just witnessed.

Co-researcher discussion
This improvised piece of drama was very powerful. It was clarified that the piece evolved from the narrative of one particular client's experience. I invited spect-actors to give the improvisation a title. Their ideas evidenced the unique perceptions of each participant with this challenging piece. Titles included "Heaven and Hell", "Salvation as Oppression", "Not Hearing", "Distance" and "In the Head". Several group members remarked how hard it was for therapists to "hold" material of such depth and complexity.

Reactions to the piece varied. A3 reflected, "I just kind of. . . cut off. . . I just didn't want to see it." A4 found it "deeply sad." For A7, "It struck a chord within me. I thought it was probably representing a lot of people who have that confusion. . . or anger." A3 and A7 also saw anger as a major theme.

The actors felt they were carrying some very challenging emotions and requested time to process them. A2, who played the angry character reflected:

"It's almost as if I was taken over by the power of the story, actually. And I suppose I was sitting here, thinking I have no shame. I have no shame. A sense of responsibility for offending anybody. I certainly apologize if I've offended anyone, especially using a prayer that many Christians use. But I also have great respect for this story, having embodied it. And for the client that we were working with. I feel there was a parallel process going on. It was almost as if we were working for him somehow or other."

She went on to describe how she was able to take on the role, "I was able to block out the negative and just focus on the story, the message. So, in a sense bracketing and separating my feelings."

It took a while to process this work as powerful feelings such as shame, anxiety and anger were identified by the group. The final comment before the group moved on to the next image and dynamisation, came from A6:

"It's incredible to be able to hold that as a therapist. That incredible. . . . trauma. . . . And to be therapeutic, you have to keep your sense of self."

Themes/issues identified by the participants

The group felt there was a need to create opportunities for dramatherapists to reflect upon:

- awareness of interpreting the world through our own faith lenses (e.g., kneeling = prayer)
- the complexity and challenges of the area of religion/spirituality (e.g., intense anger or fear), including the vulnerability that is often elicited
- anxiety (ranging from concern to terror) about projections of others onto one's religious/spiritual self
- the tension of deciding to share or withhold one's faith or belief background (both client and therapist)
- the need to create appropriate spaces and boundaries for discussion and improved understanding
- the further development of reflexive processes about the therapist's own religious/spiritual experiences in order to work more effectively and ethically with the client.

There was also a sense that dramatherapy itself can be a spiritual and religious practice.

Finally, participants acknowledged the complexity, particularly the potentially challenging emotions such as fear and anger.

Findings and implications for practice

1. In the UK, religion, faith, belief and spirituality are often overlooked aspects of inclusivity. This is an equality issue, leading to particular voices being less heard or unheard within the profession and within practice. It can also be a mental health issue.
2. The dramatherapy profession is not representative of the general population. There is a significant 'religiosity gap'.
3. Complex power dynamics arising from histories of oppression (e.g., colonialism) can make it challenging to think about religion, belief, faith and spirituality within dramatherapy. The notion of intersectionality and along with arts-based approaches may be helpful in this area.

4. Individual tensions about religion, spirituality, faith and belief can include unconscious intergenerational trauma (e.g., slavery, the European Holocaust), as well as contemporary experiences of oppression and prejudice.
5. A range of approaches, including embodied and arts-based work, can help people process these issues. It can also be helpful to offer individual and group work. This range helps diverse voices be expressed and be more likely to be heard.

This research therefore results in a plea for the diversity of religion, belief and spirituality to be included in initial training, clinical supervision and continuing professional development. Furthermore, Dokter and Sajnani (2023) highlight the importance of reflexivity, of being curious about the role of religion and spirituality in one's own life. They also stress the potential protective and therapeutic factors as well as unhealthy ones.

This research is perhaps limited by its focus on the UK. However, there is increasing research into this area in Europe and North America. As a result in 2022, I was invited to present aspects of this study as a keynote at an Arts Therapies and Spirituality Conference in Dresden. It was clear that similar themes were evident for arts therapists in Germany.

In 2023 and 2024, there has been an increase in global conflicts. The war in Israel and Gaza has resulted in a large increase in both antisemitic and islamophobic abuse, in the UK and elsewhere. In her report on religion and belief in British public life, Butler-Sloss stresses importance of continually learning to understand and live with difference, arguing "that religion and belief are a combination both of conscious choice and of the circumstances of birth, community and public perception. Whether or not we might want to, we cannot ignore or escape the differences that religious traditions make to our sense of personal identity, narrative, relationships and isolation." (Butler-Sloss 2015: 7).

The research participants in this study echo the above, suggesting that religion, faith and belief are not sufficiently highlighted within the training of dramatherapists who as a result, may lack sufficient competency in these areas. Their insights demonstrate the diverse and complex ways of experiencing belief both within and between particular faiths or religions. Like Butler-Sloss, they make a plea for the inclusion of these key areas of identity within initial and continuing education, dramatherapy practice and supervision.

Bibliography

Bayley B (2024) Triubhavan three-fold dramatherapy: Freedom-individuality-love. Bruce Howard Bayley (retrieved on 24.02.2024), available at http://www.brucebayley.co.uk/trib-bhb.htm.

BACP, British Association of Counsellors and Psychotherapists (2021) Good Practice in Action 101: Race, Religion and Belief within the Counselling Professions" BACP (retrieved on 24.02.2024), available at https://www.bacp.co.uk/search?q=religion&UserLocation=51.64777369363771%2C-0.19142301080306226.

Behar R (2008) Between Poetry and Anthropology: searching for language of home. In: Cahnmann-Taylor M, Siegesmund R (eds.) Arts-Based Research in Education: Foundations for Practice, edited by New York and Abingdon, Oxon: Routledge.

Bert N (2002) Writing Religion: Is God a character in your plays? American Theatre. In: The Journal of Religion and Theatre 1.1: 29–32.

Bird D, Tozer K (2018) An a/r/tographic exploration of engagement in theatrical performance: What does this mean for the student/teacher relationship? In: Arts and Humanities in Higher Education: 0.0: 1–17.

Boal, A (1995) The Rainbow of Desire: The Boal Method of Theatre and Therapy. London and New York: Routledge.

Butler-Sloss E (2015) Living with Difference: report of the commission on religion and belief in British public life. Cambridge: The Woolf Institute.

Campbell Ali (2019) The Theatre of the Oppressed in Practice Today. London and New York: Methuen/Drama.

Carr M (2023) Professional Doctorate Thesis: A Critical Exploration of religious, spiritual, faith and belief identities in dramatherapy." Cambridge, ARRO, Anglia Ruskin University. (retrieved on 29.01.2024), available at https://aru.figshare.com/articles/thesis/A_critical_exploration_of_religious_spiritual_faith_and_belief_identities_in_dramatherapy_implications_for_practitioners_and_their_clients/24773193.

Collins MB (2023) Definition of Faith (online dictionary), (retrieved on 24.01.2023), available at https://www.collinsdictionary.com/dictionary/english/faith.

Dokter D, Carr M (2018) Dramatherapy and Religion: (un)comfortable Bedfellows? In honour of Dr. Roger Grainger. Dramatherapy 39.1:16–28.

Dokter D, Sajnani N (2023) Intercultural Dramatherapy: Imagination and Action at the Intersections of Difference. Oxon and New York: Routledge.

Elliott S, Kratochwill T, Littlefield C, Travers Joan, Travers John (2000) Educational Psychology: Effective Teaching, Effective Learning (3rd ed.). Boston, MA: McGraw-Hill College.

Equality and Human Rights Commission (EHRC) Advice and Guidance (retrieved on 02.01.2023), available at https://www.equalityhumanrights.com/equality/equality-act-2010/your-rights-under-equality-act-2010/religion-or-belief-discrimination

Grainger R (1990) Drama and Healing: The Roots of Dramatherapy. London and Bristol: Jessica Kingsley Publishers.

Grainger Roger (1995) The Glass of Heaven: The Faith of the Dramatherapist. London and Bristol: Jessica Kingsley Publishers.

Grainger R (1999) Researching the Arts Therapies: A Dramatherapist's Perspective. London: Jessica Kingsley Publishers.

Hunt J (2022) Ignoring religion is a form of cultural imperialism: Therapy Today (retrieved on 09.01.2023), available at https://www.bacp.co.uk/search?q=religion&UserLocation=51.64777369363771%2C-0.19142301080306226
Husserl E (1975) The Paris Lectures. (P. Koestenbaum, Trans.) 2nd ed. The Hague: Kluwer Academic Publishers.
Jaaniste J (2011) Dramatherapy and Spirituality in Dementia Care. In: Dramatherapy 33.1: 16–27.
Kaur E (2021) The Elephant in the Room – Becoming a Sikh Dramatherapist: An A/r/tographic Journey of Utilising an Intersectional Feminist Approach with Landy's Role Model to Challenge Power and Privilege in Dramatherapy. In: Dramatherapy 42.1–3: 3–86.
Kaur E (2023) EK Therapy: Oneness of the Soul, Mind and Body (retrieved on 19.01.2023), available at https://www.eshmitkaur.com
Lindkvist MB (1998) Bring White Beads when calling on the Healer. New Orleans, Louisiana: Riverdell House.
Nicholson H (2005) Applied Drama: the gift of theatre. London: Palgrave.
Opfermann LS (2020) Language, trust and transformation: exploring theatre as a research method with migrant youth." International Journal of Social Research Methodology (online journal) (retrieved on 29.08.2022), available at https://doi.org/10.1080/13645579.2019.1645386.
Owusu-Ansah F (2021) Image Theatre as a Conduit for Academic Research. Pedagogy and Theatre of the Oppressed Journal (online journal) (retrieved on 29.08.2022), available at https://scholarworks.uni.edu/ptoj/vol6/iss1/5.
Pattison S (2007) Challenge of Practical Theology, Selected Essays. London: Jessica Kingsley Publishers.
Pendzik S (1992) The Theatre Stage and the Sacred Space. Theatre Department: Mt Scopus, Hebrew University of Jerusalem.
Ramsden E (2014) A Practitioner-Researcher Inquiry into Choice, Voice and Agency in Individual Dramatherapy Sessions: Co-researching with Children in a Primary School Setting. (PhD thesis). Leeds Beckett University, United Kingdom.
Richards S, Bergin A (eds.) (2000) Handbook of Psychotherapy and Religious diversity. Washington: APA.
Royal College of Psychiatrists. Spirituality and Mental Health (article) (2005) (retrieved on 11.07.2026), available at https://www.rcpsych.ac.uk/mentalhealthinfo/treatments/spirituality.aspx.
Smail M (2016) Open Sesame and the Soul Cave. International Handbook of Dramatherapy (1st. ed.), edited by Sue Jennings and Clive Holmwood, Oxon and New York: Routledge: 180–188.
Smail M (2018) Maps for Soulmaking: story enactment in psychotherapy. In: Transformation in Troubled Times, edited by Chris Robertson and Sarah Van Gogh. London: Transpersonal Press.
Smith J, Flowers P, Larkin M (2009) Interpretative Phenomenological Analysis: Theory, Method and Research. Los Angeles: SAGE.
Swinton J, Mowa H (2006) Practical Theology and Qualitative Research. London: SCM Press.

Vortrag Sibylle Reim und Eckhard Frick

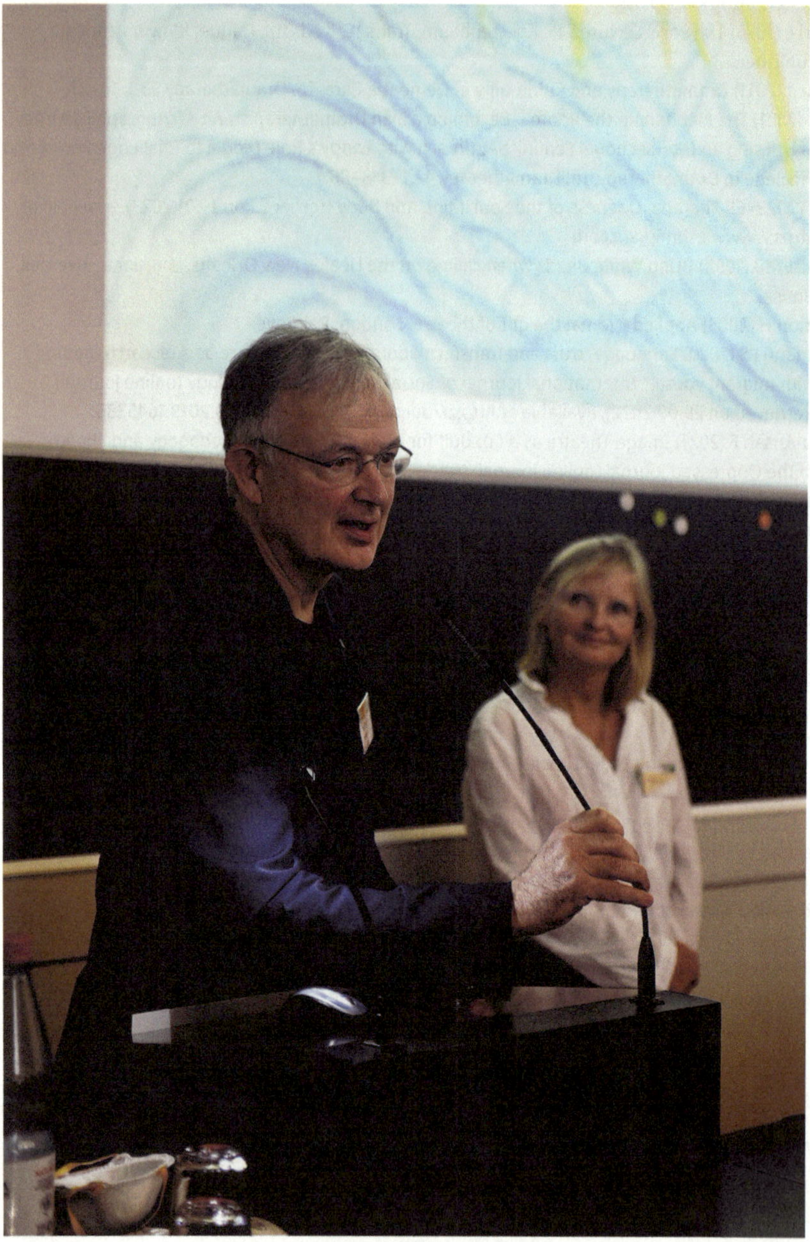

Abb. II.c: Impulse, Sibylle Reim und Eckhard Frick.

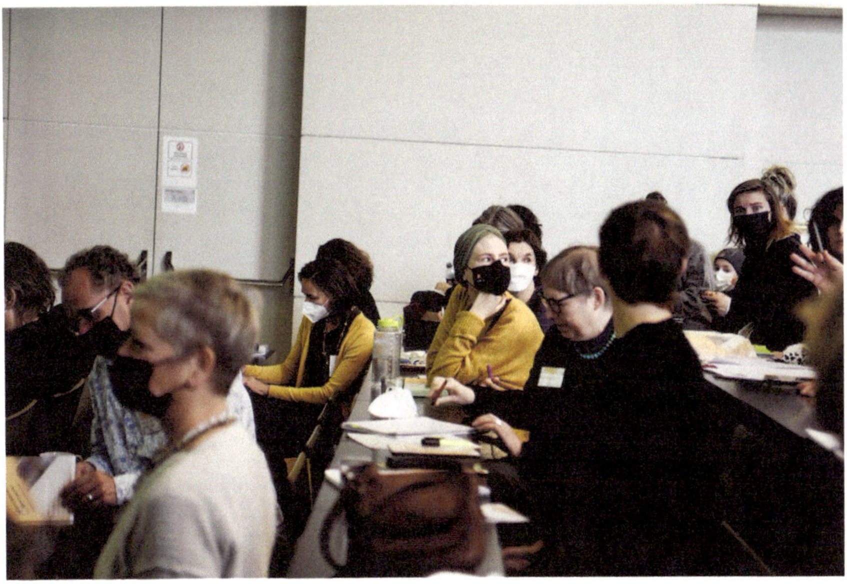

Abb. II.d: Publikum während des Vortrages von Sibylle Reim und Eckhard Frick.

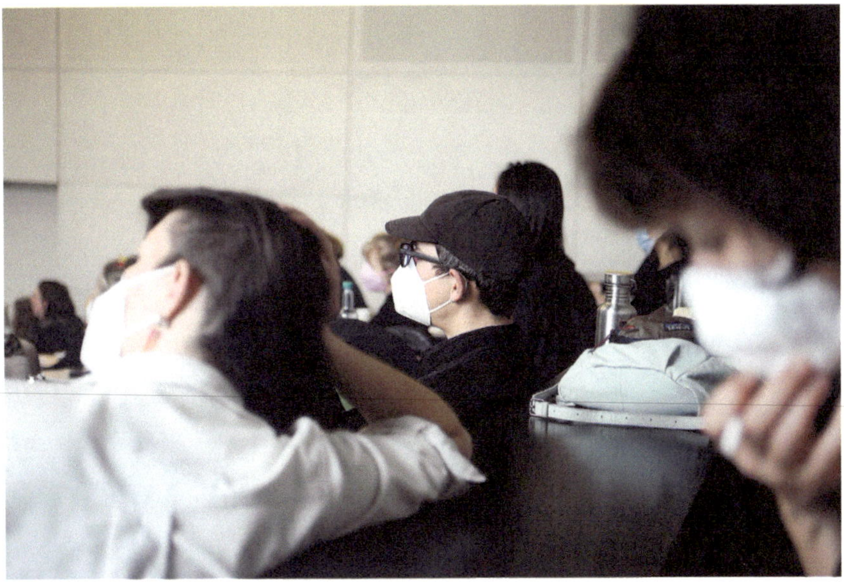

Abb. II.e: Publikum. Alle Fotos: Pietro Sabatelli.

Eckhard Frick und Sibylle Reim

Wenn die Seele sich entfaltet: Die spirituelle Dimension in der Kunsttherapie

Abstract: Spiritualität wird aktuell in den Gesundheitswissenschaften als Breitbandbegriff für die Suche nach Sinn, Verbundenheit und Transzendenz verwendet. Dies betrifft gleichermaßen kranke Menschen und die therapeutischen Berufe. Spiritualität kann sich innerhalb religiöser Traditionen und Gemeinschaftsvollzüge ereignen, aber auch unabhängig von der Zugehörigkeit zu einer Religionsgemeinschaft. Die Kunsttherapie ist ein Behandlungsverfahren, das sich sowohl nonverbaler künstlerischer Ausdrucksformen als auch des therapeutischen Gesprächs bedient. Deshalb ist die Kunsttherapie in hervorragender Weise geeignet, dem Unsagbaren der Spiritualität einen Platz im therapeutischen Prozess zu geben. In diesem Beitrag stellen wir die spirituelle Dimension der Kunsttherapie anhand eines Behandlungsverlaufes vor.

Abstract engl.: When the soul unfolds: The spiritual dimension in art therapy
Spirituality is currently used in the health sciences as an umbrella term for the search for meaning, connectedness, and transcendence. This applies equally to sick people and the therapeutic professions. Spirituality can occur within religious traditions and community practices but also independently of belonging to a religious community. Art therapy is a treatment method that makes use of both non-verbal artistic forms of expression and therapeutic dialogue. Art therapy is, therefore, excellently suited to giving the unsayable of spirituality a place in the therapeutic process. In this article, we present the spiritual dimension of art therapy using the example of a treatment process.

Stichwörter: Kunsttherapie, Spiritual Care, Unsagbarkeit, Seele, Depression

Keywords: Art therapy, Spiritual Care, Unsayable, Soul, Depression

Einleitung

Unter Spiritualität wird in diesem Beitrag nicht nur ein intellektuelles Interesse oder die Zugehörigkeit zu einer religiösen / spirituellen Gemeinschaft verstanden. Viele Menschen definieren und erleben ihre Spiritualität vielmehr sehr individuell und häufig von den großen Religionsgemeinschaften gelöst (Comte-Spon-

https://doi.org/10.1515/9783111386386-007

ville 2006/2008). Mit Spiritualität ist im Folgenden das persönliche Ergriffensein gemeint, das zu allen archetypischen Inhalten gehört, besonders aber zum Archetyp des Geistes (lat. *spiritus*, gr. *pneuma*, hebr. *ruah*, arab. *rūḥ*: Wind, Hauch, Atem). Spirituelles Ergriffensein kann eine Ressource der Persönlichkeitsentfaltung darstellen, kann aber auch zur Abhängigkeit führen, z. B. in der Sucht, bei ekstatischen Ritualen und beim religiösen Fanatismus (Osterhold & Fernandes-Osterhold 2023; Frick 2024a). Spiritualität und Psychotherapie haben gemeinsam, dass die Kommunikation mit Worten geschieht, aber auch nonverbal mit Gesten, Ritualen, musikalischen und künstlerischen Mitteln.

Insbesondere die Kunsttherapie hilft mit ihren gestalterischen Mitteln, die unbewusste, opake Schicht des Unsagbaren zu berühren (Vogel 2021). Denn das kunsttherapeutische Setting versteht sich grundlegend als ein Raum, in dem auch schwer oder gar nicht in Worte zu Fassendes bildnerischen Ausdruck finden kann (Schottenloher & Schnell 1994). So treffen wir in den Gestaltungen, die im Rahmen der Kunsttherapie entstehen, auch Bildelemente, die sich auf den spirituellen Hintergrund ihrer Maler/-innen beziehen oder die wir in irgendeiner Weise mit der spirituellen Dimension assoziieren.

Spirituelle Bedürfnisse können eingeteilt werden in 1. Religiöse Bedürfnisse (z. B. selbst beten, oder jemand anderen um ein Gebet bitten), 2. Existenzielle Bedürfnisse (z. B. die Fragen nach dem Sinn des Lebens ansprechen), 3. Bedürfnisse nach innerem Frieden, 4. Bedürfnisse nach Generativität (z. B. Trost spenden, Lebenserfahrung weitergeben) (Frick & Büssing 2021). Die beschriebene Dimension der Unsagbarkeit wird durch das Verschwinden christlicher und sonstiger Metaerzählungen u. a. als Folge von Säkularisierungsprozessen verstärkt, sodass spirituelle Bedürfnisse auch in der Psychotherapie kaum mehr sprachfähig sind und implizit bleiben (Maidl 2018), also selten ausdrücklich thematisiert werden, etwa in der Form einer proaktiven (von Therapeutin oder Therapeut) initiierten spirituellen Anamnese (Frick 2025). Für die implizite Spiritualität gilt: Welche spirituellen Bedürfnisse und Ressourcen für das Individuum von Bedeutung sind, entscheidet das Kriterium der experimentellen Validität: „Geglaubt und praktiziert wird das, was als richtig und gut erlebt wird“ (Schnell 2008: 87).

Im vorliegenden Beitrag gehen wir anhand eines Fallbeispiels der Frage nach, welche Möglichkeiten die Kunsttherapie bietet, um mit der Unsagbarkeit der Spiritualität implizit oder explizit umzugehen.

Wie zeigen sich die sehr persönlichen spirituellen Denk- und Erfahrungsmodelle in den Bildern von Patientinnen und Patienten im kunsttherapeutischen

Alltag in der Klinik für Psychosomatische Medizin und Psychotherapie des Klinikums rechts der Isar München?

1 Spirituelle Aspekte in der Kunsttherapie: Ein Fallbeispiel „Die Seele entfaltet sich" im Großen und Ganzen

Explizit spirituelle Motive: Kirchen, Moscheen als Orte der Zuflucht, Schutzengel, Geist- oder Lichtwesen, Selbstporträts in Meditationshaltung, beim Qi Gong oder Yoga sind nichts Ungewöhnliches an der Bilderwand des Kunsttherapie-Raumes (S.R.). Dass etwas so Unbeschreibbares wie die Seele Gestalt annehmen kann, hat jedoch auch hier Seltenheitswert. Im nachfolgenden Beispiel zeigt sich die Seele in Form eines aus transparentem Papier gefalteten Kranichs, einem Teil einer im therapeutischen Verlauf heranwachsenden Kranichfamilie.

Die hier Frau Z. genannte Patientin beginnt im Rahmen des freien Ateliers (einem freien, ergänzenden Angebot zur kunsttherapeutischen Gruppe), Kraniche aus verschiedenen Papieren zu falten. Als kunstgeschichtlich versierte Religionswissenschaftlerin bezieht sie sich dabei auf die vielfältige Kultur des Kranichfaltens als Friedenssymbol, die auf Sadako Sasaki zurück geht. Das in Hiroshima geborene und infolge des Atombombenangriffs an Leukämie erkrankte Mädchen soll bis zu ihrem Tod 1600 Origami-Kraniche gefaltet haben.

Bei der gemeinsamen Suche nach geeigneten faltbaren Papieren entwickelt sich zwischen der Kunsttherapeutin und Frau Z. die Idee, Kraniche verschiedener Designs den jeweiligen Selbstaspekten der Patientin zuzuordnen. In den folgenden Wochen entstehen immer mehr Kraniche, die deren Ressourcen, wie die Liebe zur Natur oder zur Musik, aber auch Eigenschaften wie Melancholie und Kreativität symbolisieren.

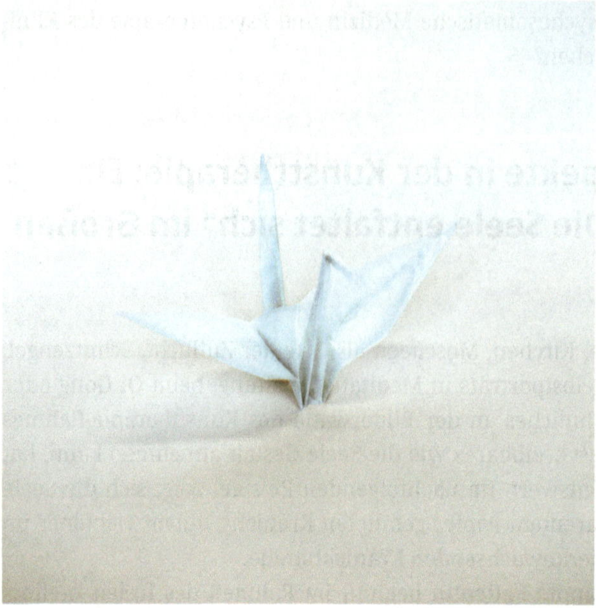

Abb. 1: Kranich „Seele“.

Neben dem kleinen, aus transparentem Papier gefalteten Kranich „Seele“ (Abb. 1) zeigt sich im folgenden Bild auch der schwarze Kranich der Depression (Abb. 2).

In weiteren Gruppen- und Einzelkunsttherapiesitzungen setzt sich Frau Z. in gemalten Bildern mit belastenden Emotionen wie Verunsicherung und Wut, aber auch mit ihren Kraftquellen auseinander. Es entstehen zwei aus dem Buddhismus stammende weibliche Gottheiten: Die auf dem Erdball zur Trommelmusik kraftvoll tanzende „Rote Tara“ wird von Frau Z. als erdverbundene, sehr emotionale fried-, aber auch zornvolle „Dakini“ beschrieben (Abb. 3). Im weiteren Verlauf malt sie „Quan Yin“, eine aus dem 12. Jahrhundert aus China stammende weibliche Gottheit des Mitgefühls und der Barmherzigkeit (ähnlich der christlichen Madonna). „Die Töne der Notleidenden“ hörend, verkörpert sie für die Malerin eine „kraftvolle, mitfühlende höhere Instanz“ (Abb. 4).

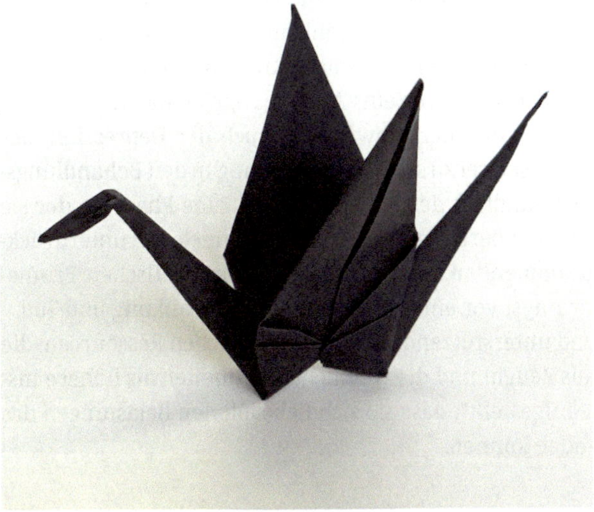

Abb. 2: Kranich „Depression".

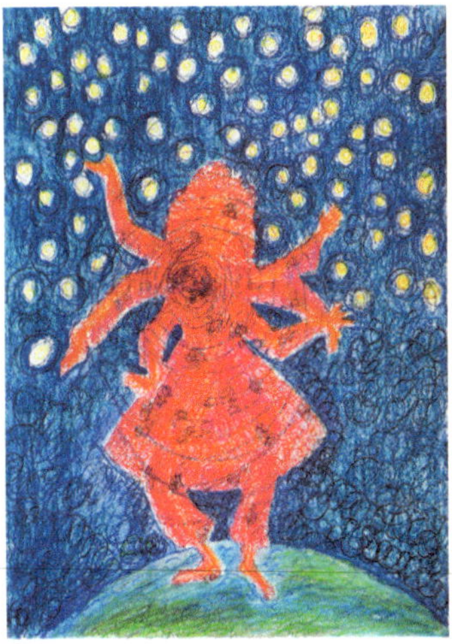

Abb. 3: „Rote Tara".

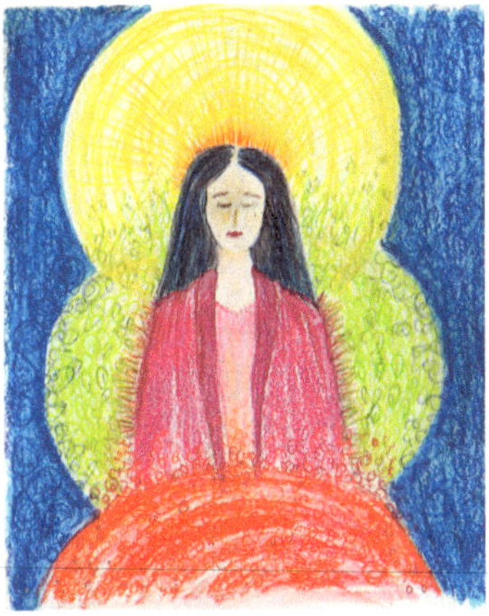

Abb. 4: „Quan Yin".

Angeregt durch die Kunsttherapeutin werden beide Bilder auf dünneres Papier kopiert, damit Frau Z. sie in das Kranichprojekt einarbeiten kann. Ergänzt durch diese beiden übergeordneten helfenden Wesen entfaltet sich im Laufe des zehnwöchigen therapeutischen Prozesses in diesem Kranichprojekt ein „Inneres Team“ (Sack & Gromes 2020: 110), bestehend aus insgesamt 13 Kranichen, die unterschiedliche Ressourcen, Selbst- aber auch höhere Seins-Aspekte repräsentieren.

In ein Nest gelegt (Abb. 5), kann der schwarze Kranich der Depression, der zunächst nicht in der Lage gewesen sei zu sprechen, vorsichtig in den Behandlungsfokus gerückt werden. In der Kindheit der Patientin gab es eine Phase, in der sie nicht gesprochen habe. Verhalten berichtet der schwarze Kranich von unterdrückter Trauer und Wut im Zusammenhang mit traumatischen biografischen Erinnerungen, aber auch aktueller Angst vor einer erneuten Krebserkrankung und Tod.

Einander ergänzend und unterstützend, sind die persönlichen Ressourcen, die kleine transparente Seele als Zeugin und die weiblichen Gottheiten als höhere Instanzen, zusammen so „gut aufgestellt“, dass sie sich liebevoll den Belastungen des schwarzen Kranichs zuwenden können.

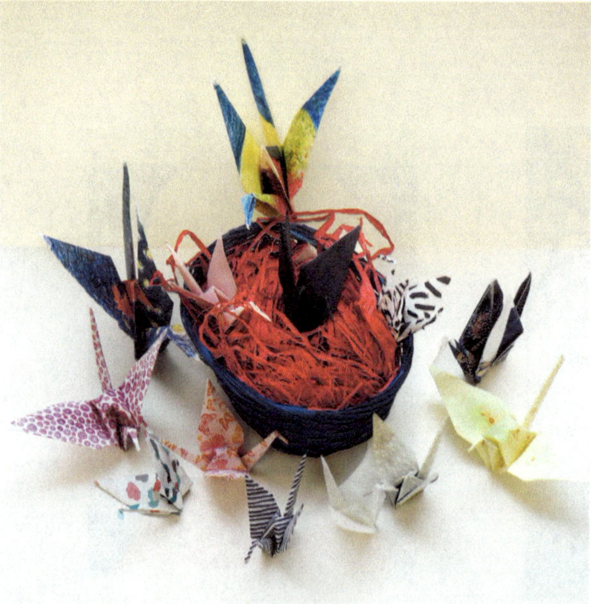

Abb. 5: „Inneres Team“.

Das während der stationären Behandlung begonnene Heilerwerden scheint hier sehr eng mit dem Ganzwerden, dem Zusammensetzen und der Integration unterschiedlicher Selbstaspekte verbunden zu sein. In seiner Heterogenität auch an das aus verschiedenen Professionen bestehende „bunte" multiprofessionelle Behandlungsteam erinnernd, wird das von ihr selbst kreierte „Innerpsychische Team" die Patientin über ihren Klinikaufenthalt hinaus begleiten und birgt die Möglichkeit, weiter entwickelt zu werden.

2 Reflexion

Wie in der Einleitung formuliert, untersucht der vorliegende Beitrag kunsttherapeutische Möglichkeiten, um mit der Unsagbarkeit der Spiritualität implizit oder explizit umzugehen. Mehrere Aspekte der Unsagbarkeit des spirituellen Feldes können unterschieden werden (Liebert 2017). *Perplexe* Unsagbarkeit aus Ratlosigkeit, Überraschung oder Ehrfurcht gegenüber dem transzendenten Geheimnis kann im Krankheitsverlauf entstehen, z. B. in Schuldgefühlen eines depressiven Menschen oder angesichts intrusiver belastender Bilder bei Traumafolgestörungen, die schwer in Worte zu fassen sind. Perplexe Unsagbarkeit kann auch innerhalb eines kunsttherapeutischen Prozesses dadurch entstehen, dass neue, noch ungeformte kreative Ideen auftauchen, Vorformen innerer Bilder und Handlungsimpulse, die erst Schritt für Schritt umgesetzt werden können. Die „Familie" der Kraniche im Fallbeispiel zeigt dies besonders gut durch das Aufgreifen eines traditionellen Bildmotivs, das im kunsttherapeutischen Verlauf eigenständig entfaltet wird.

Erkannte Unsagbarkeit kann entweder analytisch-argumentativ theoretisiert werden, z. B. in der negativen Theologie oder Philosophie (Gutschmidt 2021), oder auf dem künstlerischen Erfahrungsweg ausgedrückt werden.

> Nun wäre es eine vorschnelle Gleichsetzung und vielleicht auch eine Vereinfachung, künstlerische Expressivität mit einer „Sagbarkeit des Unsagbaren" gleichzusetzen. Im Folgenden soll aber gezeigt werden, dass im Bereich des Religiösen künstlerische Ausdrucksformen für das Unsagbare, insbesondere lyrische, narrative und metaphorische, aber auch bildnerische, musikalische und performative, eine bedeutende Rolle spielen und sich von der analytischen Unsagbarkeit durch die Art der Erkenntnisgewinnung unterscheiden, da sie nicht philosophisch-deduktiv erkannt wird, sondern in einer Art geistiger Schau, die etwa aus einer fundamentalen Unsagbarkeit (...) erwachsen kann. Man kann sie daher auch *geschaute Unsagbarkeit* nennen (Liebert 2017: 270).

Zwischen der „geschauten Unsagbarkeit" im künstlerischen Prozess und einer bewussten spirituellen Praxis, z. B. einer Schweige-Meditation, besteht eine große Nähe, was sich an Emotionen wie Ehrfurcht, Scham, Freude zeigt, die dem künstlerischen und spirituellen Bereich gemeinsam sind.

Während die perplexe Unsagbarkeit stark vom Erleben geprägt ist, geht es in der *normativen* Unsagbarkeit um die kulturabhängige Institutionalisierung, um Herrschafts- und sprachliche Regulierung. Gebote und Verbote stellen Möglichkeiten dar, das Erleben von Erhabenem und Heiligem in seiner Qualität zu schützen und z. B. auf die Religion zu beschränken und an die kirchliche Seelsorge zu „überweisen". Mit Liebert können unterschieden werden: Eine *transzendente Positionierung* (Transzendentes wird mit dem Gebot der Verehrung umgeben, Jenseits und Himmel werden strikt von der Alltagswelt getrennt); bei der *non-transzendenten Positionierung* (d. h. atheistischen, skeptischen oder gleichgültigen Haltungen) hingegen besteht die Gefahr, dass das Spirituelle ignoriert, banalisiert oder ironisiert wird. Andererseits trägt eine gewisse Nüchternheit spirituellen Themen und Bildmotiven gegenüber dazu bei, dass diese leichter in der Alltagswirklichkeit der Kunsttherapie akzeptiert werden können als mit zu großem „Heiden"-Respekt gegenüber der Spiritualität.

Schließlich führt Liebert die *erzwungene* Unsagbarkeit an, wie sie entweder in autoritären Kontexten vorkommen kann (seien diese atheistischer oder religiöser Provenienz) oder in der spirituellen Selbstdisziplin bzw. in einer vertrauensvollen spirituellen Begleitung (Liebert 2017: 270). Besonders im Hinblick auf die erzwungene Unsagbarkeit bedarf es der kritischen Reflexion, damit sich das kreative Potenzial künstlerischer Aktivität wirklich entfalten kann (Sinapius 2021: 231 f). Als freie, autonom begrenzte Unsagbarkeits-Räume sind zu nennen: Schweige-Retreats, persönlich in Raum, Zeit und Sitzhaltung begrenzte Meditationszeiten sowie vielfältige spirituelle Übungen (Exerzitien). Auch die Kunsttherapie kann als ein derartiges Exerzitium der Unsagbarkeit aufgefasst werden; lenkt sie doch den Fokus auf das non-verbale kreative Handeln, das zwar vor- und nachbesprochen wird, dessen Produkt (als Bild oder Skulptur) jedoch eine eigene, unsagbare „Sprache" spricht.

Die in diesem Beitrag beschriebene Kasuistik zeigt individuelle Ausdrucksmöglichkeiten spiritueller Denk- und Erfahrungsmodelle, die im kunsttherapeutischen Prozess entstehen können.

Die bald transparente, bald undurchsichtige und vogelähnliche Kranich-Seele erinnert an die griechische *psyché*, das schmetterlingsartige Etwas. Die Darstellung der Seele als Vogel oder Schmetterling stellt ein archetypisches Symbol sowohl für Wandlungs- und Identitätsgeschichte des Individuums (Individuation) als auch für die Transzendenz dar, den archetypischen, im kollektiven Unbewussten verankerten Kern der persönlichen Komplex-Organisation. Die persönliche Geschichte, das individuelle Leiden ist also aufgehoben in einem größeren menschlichen und explizit spirituellen Symbolvorrat.

Nicht nur die Besinnung auf die persönlichen Stärken und Kraftquellen, auch die Einbeziehung kollektiv-überpersönlicher oder transzendenter Aspekte sind Bestandteile des therapeutischen Prozesses. Im „Fliegen-Können" der Kraniche berührt die Patientin das „Darüber Hinausgehende" in ihren Gestaltungen. Dasselbe gilt für individuelle Gottesbilder, die in kollektiven Göttern bzw. Göttinnen aufgehoben sind.

Schwere Traumatisierungen in der Kindheit haben bei unseren Patientinnen und Patienten häufig massive Selbstablehnung und destruktive Gedankenstrukturen zur Folge, die sich auch in der Therapie konstellieren. Hier kann die Erweiterung zum Beispiel der Ego-State-Therapie (Reddemann 2007; Fritzsche 2021) um eine höhere spirituelle Dimension, die größer ist als das oft ohnmächtig erlebte kleine Ich, als hilfreich und entlastend erlebt werden. Wenn allerdings „Spiritualität" von Patientinnen und Patienten dafür „benutzt" wird, sich mit überhöhten Idealen zu identifizieren, alle aufkommenden Emotionen zu „glätten" oder zu rationalisieren (Spiritual Bypassing: Sheridan 2017), kann dies auch hinderlich für den therapeutischen Prozess sein und sollte kritisch reflektiert werden.

In religions- und kultursensibler Hinsicht sollten wir die Türen des Kunsttherapieraumes möglichst offen halten, um den Menschen, die immer häufiger auch aus anderen Kulturkreisen und damit verbundenen sehr unterschiedlichen Glaubensvorstellungen zu uns kommen, die Möglichkeit zu geben, sich mit ihren Bildern zu zeigen. Hierin liegt auch die Chance, in allen Unterschieden Gemeinsames zu entdecken.

Das Fördern oder Wiedererwecken der Kreativität und des schöpferischen Potenzials gilt als eines der wichtigen Ziele der kunsttherapeutischen Behandlung. Ziehen wir den erweiterten Kunstbegriff von Joseph Beuys zu Rate, liegt das „spirituelle Potenzial" des Gestalterischen bereits im Schöpferischen selbst (Petzold & Orth 1991; Lieb 2021).

Lebendige Symbole haben C. G. Jung zufolge eine dynamische, energetisierende Wirkung, was sich auch im Therapieprozess und in der wieder erlangten Sprachfähigkeit (Gruber 2021: 246) zeigt. Dies gilt sowohl für das „Flüggewerden" als auch für das Geborgenheit verleihende „Nest" des Beispiels.

Wenn sich im geschützten kunsttherapeutischen Raum behutsam „die Seele" in den Händen der Patientin „entfalten" kann, geschieht „Schöpfung" im kreativen und heilsamen Sinn.

Literatur

Comte-Sponville A (2006/2008) Woran glaubt ein Atheist? Spiritualität ohne Gott (L'esprit de l'athéisme <dt.>). Zürich: Diogenes.

Frick E (2024a) Gerufen oder nicht gerufen? Spiritualität in der Analytischen Psychologie. Stuttgart: Kohlhammer.

Frick E (2025) Spirituelle Anamnese. In: Frick E, Roser T, Stotz-Ingenlath G (Hg.) Spiritualität und Medizin. Gemeinsame Sorge für den kranken Menschen (3. Auflage). Stuttgart: Kohlhammer. i.V.

Frick E, Büssing A (2021) Spirituelle Bedürfnisse. In: Frick E, Hilpert K (Hg.) Spiritual Care von A bis Z. Berlin: de Gruyter. 27–29.

Fritzsche K (2021) Ego-State-Therapie bei Traumafolgestörungen, Handbuch für die Praxis. Heidelberg: Carl Auer.

Gruber H (2021) Durch Kunst – „... auf wundersame Weise meine Worte wieder gefunden ...". Spiritual Care 10:246–248.

Gutschmidt R (2021) Verstörung und Vertrauen. Negative Theologie in Existenzphilosophie und Psychologie. Deutsche Zeitschrift für Philosophie 69:930–949.

Liebert W-A (2017) Das Unsagbare. In: Lasch A, Liebert W-A (Hg.) Handbuch Sprache und Religion. Berlin: de Gruyter. 265–287.

Lieb S (2021) Leiden als „sakramentale Substanz" – die Heilkunst von Joseph Beuys und ihre Bezüge zur christlich-mittelalterlichen Materialikonologie. Spiritual Care 10:208–217.

Maidl L (2018) Implizite Spiritualität: Spiritual Care in Resonanz mit der menschlichen Sehnsucht. Spiritual Care 7:365–375.

Osterhold HM, Fernandes-Osterhold G (2023) Chasing the numinous: Hungry ghosts in the shadow of the psychedelic renaissance. Journal of Analytical Psychology 68:638–664.

Petzold H, Orth I (Hg.) (1991) Die neuen Kreativitätstherapien. Handbuch der Kunsttherapie Band 1. Paderborn: Junfermann.

Reddemann L (2007) Psychodynamisch Imaginative Traumatherapie, PITT – Das Manual. Stuttgart: Klett-Cotta.

Sack M, Gromes B (2020) Schonende Traumatherapie. Ressourcenorientierte Behandlung von Traumafolgestörungen. Stuttgart: Schattauer.

Schnell T (2008) Implizite Religiosität. Vielfalt von Lebensbedeutungen in religiösen Ausdrucksformen. In: Gräb W, Charbonnier L (Hg.) Individualisierung – Spiritualität – Religion: Transformationsprozesse auf dem religiösen Feld in interdisziplinärer Perspektive. Berlin: Lit. 111–136.

Schottenloher G, Schnell H (Hg.) (1994) Wenn Worte fehlen, sprechen Bilder. Bildnerisches Gestalten und Therapie, 3 Bde. München: Kösel.

Sheridan MJ (2017) Addressing spiritual bypassing. In: The Routledge handbook of religion, spirituality and social work. London: Routledge. 358–367.

Sinapius P (2021) „The Gospel Singing (Good People)". Ein kritischer Blick auf spirituelle Praktiken in Kunst und Therapie. Spiritual Care 10:228–235.

Vogel RT (2021) Das Undurchschaubare. Opazität als erkenntnistheoretische Schnittfläche von Kunst und Spiritualität. Spiritual Care 10:253–256.

Abbildungen

Vortrag Lydia Maidl

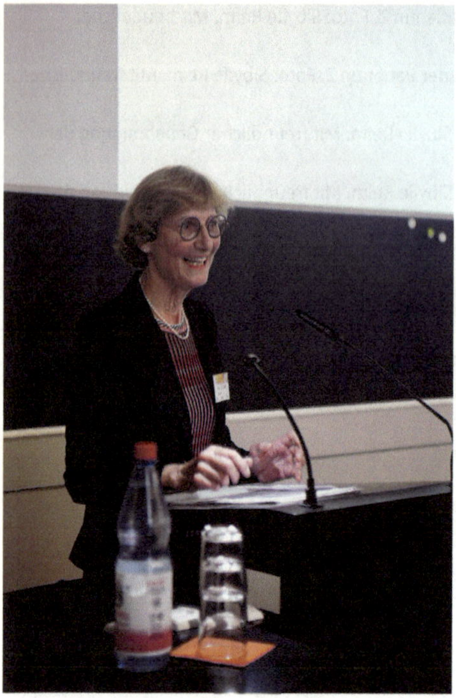

Abb. II.f: Impulse: Vortrag Lydia Maidl.

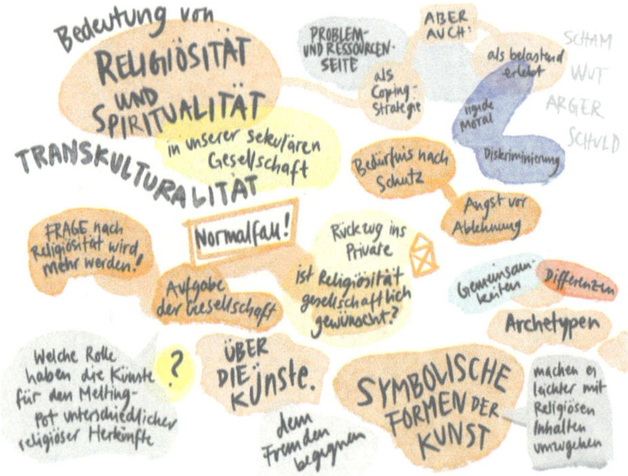

Abb. II.g: Begriffe und Themen aus dem Vortrag von Lydia Maidl. Grafik: Rahel Schüler.

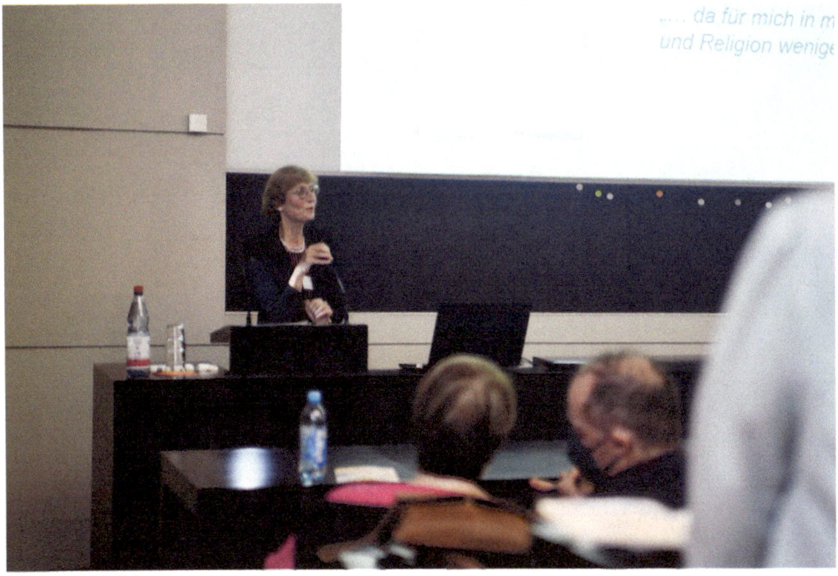

Abb. II.h: Lydia Maidl vom Publikum aus gesehen.

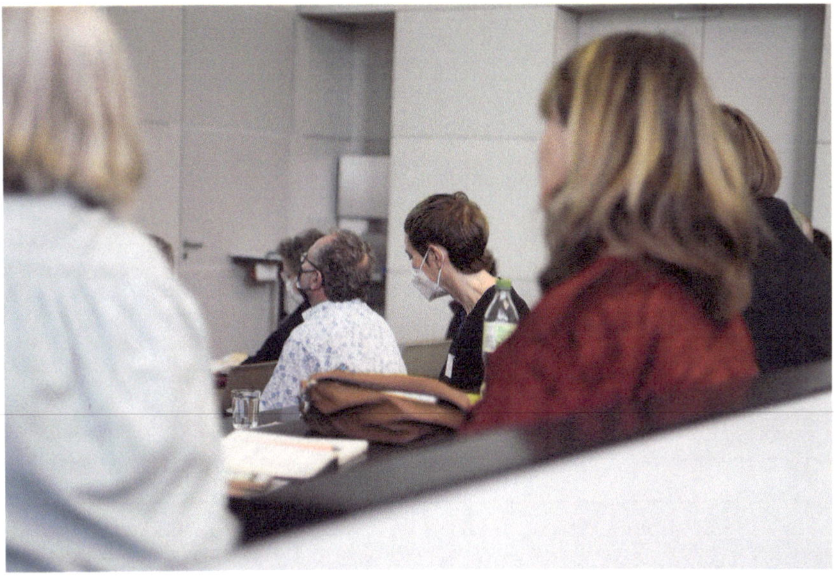

Abb. II.i: Publikum während des Vortrags von Lydia Maidl.

Lydia Maidl

Himmelsspiegel und Gartenräume. Spirituelle Prozesse in Bildern transkulturell wahrnehmen und begleiten

Abstract: Glaube und Religion sind für Menschen aus nicht-westlichen Kulturen meist eine zentrale Coping-Strategie, teils als Ressource, teils auch als Belastung. Besonders für Menschen nach traumatischen Erfahrungen ist der Zugang zu einer spirituellen Quelle oder zu religiösen Ressourcen häufig ein, wenn nicht sogar der zentrale Anker für das Bewältigen der Situation. Instrumentalisierung von Religion für diverse Machtmechanismen (u. a. patriarchale Rollen, Krieg, Gewalt) führt aber auch zu Distanzierung, Relativierung oder Ideologisierung. Aus diesen Gründen und in Folge der weltanschaulichen Neutralität in unserer Gesundheitsversorgung gibt es auf Seiten der helfenden Berufe oft eine Zurückhaltung und Unsicherheit, diese Dimension in Therapie, Beratung und Begleitung einzubeziehen, sowie eine mangelnde Sprachfähigkeit. Der vorliegende Beitrag fragt nach dem Potenzial der Künste, spezifisch von Malerei, um transkulturell sowohl spirituelle als auch religiöse Ressourcen zu erschließen und das gegenseitige Verstehen zu fördern, gerade wenn sprachliche Barrieren die Kommunikation erschweren. Der Fokus zur Interpretation der Malereien liegt auf archetypischen Symbolen, die es ermöglichen, persönliche und/oder geographische, kulturelle, zivilisatorische Einzigartigkeiten wahrzunehmen, Momente des Fremden und der Befremdung zuzulassen und anthropologische Gemeinsamkeiten als Brücken für eine Beheimatung und ein Zusammenwachsen zu entdecken.

Abstract engl.: Faith and religion are often central coping strategies for people of non-Western cultures when they are dealing with crisis and illness. However, they can be equally a resource and a burden (especially if interests of dominance are in the game). In case of traumatic experience, the spiritual or religious dimension may offer feelings of fundamental safety and comfort to many persons. As healthcare facilities are expected to act ideologically neutral healthcare professionals are uncertain, maybe even reluctant to include this dimension into therapy, counseling and support. This article explores the potential of the arts, in particular painting, to reveal spiritual and religious resources in a sensitive way and to promote transcultural understanding, especially where different languages create barriers. Its focus for interpretation of these paintings is on archetypical symbols because on the one hand these offer tools (by means of colours, forms, narratives) to discover anthropological similarities. On the other hand they help being attentive to personal and/

https://doi.org/10.1515/9783111386386-008

or geographical, cultural and civilizational uniqueness. Therefore, paintings may be used as a vehicle to bring moments of strangeness and alienation to light and to deal with them. Furthermore, understanding and healing can be initiated.

Schlüsselwörter: Kunst und Spiritual Care, Archetypen, transkulturelle Verständigung, Bilder, religiöse und spirituelle Ressourcen, Symbole

Keywords: Arts and Spiritual Care, archetypes, transcultural understanding, paintings, religious and spiritual resources, symbols

1 Religion, Glaube, Spiritualität in transkultureller Perspektive

1.1 Spiritualität und Religion in unserer postsäkularen Gesellschaft

In unserer postsäkularen Gesellschaft sind Glaube und Religion immer mehr zu einem Teil der Privatsphäre geworden. Über den eigenen Glauben spricht man nicht offen, höchstens innerhalb von religiösen Gruppen und Gemeinschaften. Insofern existenzielle und oft sehr persönliche Fragen berührt sind, gibt es ein hohes Bedürfnis nach Schutz sowie die Angst, nicht verstanden zu werden. Oft tauchen auch Verwundungsgeschichten auf (mit Kirche, religiösen Institutionen, ethischen Normen, Ritualen). Menschen reagieren daher teils mit starken Emotionen (Scham, Wut, Ärger, Enttäuschung, Aggression, Schuld u. a.).

Zugleich nimmt die weltanschauliche und religiöse Pluralität zu. Dies geht nicht automatisch mit einer höheren Wertschätzung dieser Pluralität einher (Religionsmonitor 2023: Müke et al. 2023). Nur für 29 Prozent der Menschen in Deutschland ist religiöse Vielfalt eine Bereicherung, 34 Prozent sehen sie als Bedrohung; 37 Prozent antworteten mit „weder noch“. Es zeigt sich ein eklatanter Zusammenhang zwischen der Häufigkeit der Begegnung mit anderen Religionen und ihrer Einschätzung als Bereicherung. Notwendige Voraussetzungen sind, dass die Kontaktsituationen einen kooperativen Charakter haben und auf Augenhöhe stattfinden (Müke et al. 2023: 51–57). Die Religionszugehörigkeit – in der Fremdetikettierung oft verbunden mit ethnischen oder nationalen Zugehörigkeiten – ist immer wieder auch eine zentrale Projektionsfläche bei Diskriminierungen; Konflikte werden religionisiert und kulturalisiert. Dies gilt umso mehr in Zeiten multipler Krisen.

1.2 Glaube, Religion, Spiritualität aus der Perspektive von zugewanderten Menschen

Hingegen sind für viele Menschen in anderen Teilen der Welt und in anderen Kulturen Glaube und Religion ein bedeutsamer Faktor der Lebensgestaltung, der Verarbeitung von Krankheit und Krisen und der Zugehörigkeit, innerhalb der Familie und in größeren Gemeinschaften bis hin zu einer religiös geprägten Öffentlichkeit. Dies bringen Migrant/-innen (der ersten Generation mit Fortwirkung auf die nachfolgenden Generationen) als natürliche Prägung, Lebensgefühl und Werteorientierung mit. Dazu gehört auch die leidvolle Erfahrung, dass sich immer wieder teils sehr gewaltsame Konflikte – besonders bei Instrumentalisierungen zu Machtinteressen – im Herkunftsland und auch bei uns im Aufnahmeland an diesen Zugehörigkeiten entzünden. Religion ist daher ein reichlich unsicheres Gewässer: Bedrohung und Hilfe gleichzeitig und beides teils in einer ambivalenten Mischung (Cori 2008/2015): Krieg im Namen Gottes; Gewalt gegen Menschen wegen ihrer Religion; Diskriminierungen im Herkunftsland der dortigen Minderheitenreligionen oder auch im Aufnahmeland durch Islamfeindlichkeit und Antisemitismus; die Frage nach der sozialen Erwünschtheit von Religion überhaupt; Zweifel angesichts von so viel Leid, Gewalt und Ungerechtigkeit – wo ist da Gott?

1.2.1 Intensivierung, Relativierung, Privatisierung

Menschen ziehen in dieser komplexen Gemengelage sehr verschiedene Konsequenzen, um ihren Glauben zu verstehen und zu praktizieren. Es zeigen sich Prozesse der Intensivierung, insofern die Beheimatung in der eigenen Religion Schutz und Geborgenheit in der Situation von Heimatverlust, Desorientierung, Isolation und anderen sozialen Widrigkeiten gibt (Nagel 2022, Maidl 2020). Betroffene erzählen, dass der Glaube lange Zeit der „Boden war, auf dem sie standen“ (Maidl 2023: 131), und der Kontakt zu einem unzerstörbaren Kern eine überlebenswichtige Ressource im eigenen Innern war (Sack 2020).

Es kommt aber auch zu Relativierung (u. a. in Form von Depriorisierung oder als Emanzipation, besonders bei Frauen und der jüngeren Generation) und zur Privatisierung (z. B. durch Beschränkung auf die häusliche religiöse Praxis und Dethematisierung in Gesprächen) (Nagel 2022). Wenn Gefühle der Verlassenheit oder Bestrafung das Gehäuse des Glaubens ins Wanken bringen, so stellt dies einen besonderen Stressor dar. Situationen des religiösen oder spirituellen Kampfes (spiritual/religious struggle) brauchen soziale Akzeptanz und Begleitung, um nicht in Verzweiflung oder Verbitterung zu führen; gleichzeitig bergen sie das Potenzial einer spirituellen Reifung (Maidl 2025, Schauer & Maidl 2025).

1.3 Transkulturalität und Transreligiosität: vielfältige Transfers und Patchworks

Wichtig ist zu beachten, dass Religion wie auch Kultur nichts Statisches und keine abgeschlossenen Größen sind, sondern sich im Fluss befinden, und dass jeweils die individuelle Gestalt jenseits von Stereotypen und Vorurteilen zu beachten ist. Im Hintergrund steht ein Verständnis von Kultur und Religion als „Bedeutungsgewebe" (Geertz 1983), das Menschen Orientierung und Beheimatung schenkt. Der Begriff „Transkulturalität" verweist auf die vielfältigen Transfers aus einem kulturellen Raum in einen anderen, mit Übernahmen, Ablehnungen, Vermischungen, Neuschöpfungen (Welsch 2020). Diese Verflechtungen sind im Alltag allgegenwärtig. In ihrer Auswirkung auf das, was unsere kulturelle Identität meint, werden sie oft weniger reflektiert. Hier zeigt sich besonders in Situationen, in denen sich Menschen aus unterschiedlichen Gründen abgrenzen wollen oder Fremdes einordnen möchten, ein klassisches Verständnis von Kultur als eine einheitliche Lebensweise einer bestimmten Gruppe (seit dem 19. Jh. vor allem nach Nationalität; Kugelmodell von Herder 1774, in Welsch 2020). Dies gilt ähnlich für Religion. Durch vielfältige Kontakte geschehen Transfers von einem religiösen Traditionsraum in andere Räume (Baier 2004: 1–3). Was entsteht, wird weniger mit „Transreligiosität" beschrieben als vielmehr mit dem Begriff Spiritualität oder häufig auch mit dem Begriff der „Patchwork-Spiritualität". Die Transfers geschehen allerdings auch im Bereich von Religion, insofern Elemente anderer Religionen in Praktiken oder Vorstellungen von Mitgliedern einer Religion angenommen werden (z. B. im. Christentum: Praktiken der Meditation oder Vorstellung von Reinkarnation). Vermischung und Beheimatung widersprechen sich nicht: Trotz der kulturellen Vermischung fühlen sich viele Menschen in einer oder mehreren bestimmten lokalen, regionalen oder nationalen Herkünften kulturell verankert. Für manche ist auch die religiöse oder ethnische Herkunft eine zentrale kulturelle Verankerung. Oft zeigt sich das in einer gemeinsamen Sprache, in Bräuchen, Praktiken (z. B. Feiertage, Musik), Einstellungen und Werten. Hier kann es auch mehrere Verankerungen gleichzeitig geben oder auch Veränderungen über den Lebenslauf hinweg.

1.4 Religion und Spiritualität in den helfenden Berufen: Spiritual Care

Auch in Bezug auf einheimische Personen fangen Religion und Spiritualität gerade erst an, ein Thema in unserer Gesundheits- und Sozialversorgung zu werden (Frick & Roser 2011; Frick 2017; Peng-Keller 2020). Vorreiter war hier die Palliativbewegung, wenn angesichts des Todes die existenziellen Fragen nach Sinn mit besonderer Vehemenz in den persönlichen Fokus rücken. Cicely Saunders, die Pionierin der modernen Hospizbewegung, thematisierte diese Fragen. An verschiedenen Patient/-innen nahm sie wahr, dass ihnen beispielsweise nicht nur der Bauch schmerzte (physischer Schmerz), sie depressiv wurden (psychischer Schmerz) oder sich isoliert fühlten (sozialer Schmerz), sondern dass alles in Frage stand (spiritueller Schmerz) (Saunders 2001). Entsprechend zeigen Untersuchungen, dass eine Linderung des seelischen Schmerzes auch zur Reduktion von Schmerzmitteln führen kann (Renz 2012). Religion und Glaube als Bedürfnis und Ressource fand Aufnahme in die aktuell gültige WHO-Definition von Palliative Care (WHO 2002) und in die S3-Leitlinie Palliativmedizin (aktuell: Palliativmedizin 2020).

Spiritual Care als Wissenschaft und Praxisanleitung widmet sich der gemeinsamen Sorge aller helfenden Berufe für existenzielle, spirituelle und religiöse Bedürfnisse, Nöte und Ressourcen von Menschen, die sich in Krankheit und Krise befinden, und ihren Angehörigen, gleich welcher Religion und Weltanschauung. Spiritual Care geht davon aus, dass es für die spirituelle Unterstützung Basiskompetenzen braucht, zusätzlich und in Zusammenarbeit mit den Seelsorgenden und ihren Spezialkompetenzen. Untersuchungen zeigen auch die Bedeutung von Spiritual Care als Ressourcenstärkung und Selbstreflexion für die berufstätigen Unterstützer/-innen selbst (Davis et al. 2023, Frick 2018).

Spiritual Care als eine transkulturelle Begleitung von Menschen in spirituellen Fragen ist nicht nur möglich, sondern auch notwendig. Basis ist die Erweiterung des biopsychosozialen Modells um die spirituelle Dimension. Wichtige Voraussetzung ist die Selbstreflexion der Begleitenden zur persönlichen religiösen oder weltanschaulichen Sozialisation, zu den eigenen Erfahrungen, Bildern, Ängsten und Befürchtungen in der eigenen Religion und insbesondere im Verhältnis zu anderen oder weltanschaulichen Orientierungen.

1.5 Glaube, Religion, Spiritualität – Begriffe im Fluss

Die Begriffe und Werte von Glaube, Religion, Spiritualität verändern sich mit Wohlstand, Krisen und Entwicklungen unterschiedlicher Lebensformen in einer Gesellschaft. Aber es gibt auch einen festen Kern, der konstant bleibt: Spiritualität wird verstanden als Offenheit für das, was Verbundenheit, Vertrauen und Daseinsfreude inmitten der existenziellen Sorgen und Krisen schenkt oder erahnen lässt. „Religion" fokussiert vor allem die institutionelle Seite. Im Gesundheitswesen ist Spiritualität der Breitbandbegriff, unter den auch Religion fällt. Um zu markieren, dass Spiritualität und/oder Religion gemeint sind, wird im Allgemeinen von „R/S" (Religion/Spiritualität) gesprochen.

2 Kunst und transkulturelle Ressourcenstärkung: Potenziale zur Wahrnehmung von Religion und Spiritualität

Der Wechsel in einen anderen kulturellen Kontext, sei es freiwillig und in erhöhtem Maß bei erzwungener Migration, birgt für beide Seiten vielfältige Herausforderungen. Diese sind je nach Fremdheit des anderen Kontextes und persönlicher Situation verschieden intensiv und zeigen sich in unterschiedlichen Phasen des Ankommens (Kizilhan 2013: 20). Den immateriellen und materiellen Gütern, die mitgebracht wurden, kommt für Identität und Geborgenheit ein hoher Wert zu. Fotos, Erzählungen, Bilder, Symbole, Rituale, Glaube und Religion sind Ankerpunkte im Alltag, geben Weisung und Sicherheit.

Kunst kommt ebenfalls in vielfacher Weise in der Tradierung von menschlichen Ur-Fragen und Erfahrungen und in ihrer zeitbezogenen und persönlichen Aneignung eine zentrale Bedeutung zu. Bilder, Musik, Architektur, Tanz, Theater sind formhafte Konzentrate kultureller Ressourcen. Jakob Levy Moreno spricht von „kulturellen Konserven", die je neu kreativ angeeignet und verändert werden (Krüger 2020). Seinen psychodramatischen Ansatz hat er in der Arbeit mit Migrant/-innen und auf dem Hintergrund eigener Migrationserfahrungen entwikkelt. Zugleich ist Kunst oft ein Seismograph soziokultureller Veränderungen sowie der Kraft von Individuen. Immer zeigt sie auch den persönlichen Aneignungsweg des Künstlers oder der Künstlerin.

Kunst hat einen breiten hermeneutischen Spielraum: Sie lässt offen und will inspirieren. Sie lässt in der Materialität, Farbe, Form und Komposition das Suchen und Ringen um Sinnspuren erfahren und lässt dabei oft auch Transzendenz erahnen.

Von Bedeutung ist der Doppelaspekt, der Bildern zukommt: Sie vereinfachen Komplexität und können mittels dieser Einfachheit wieder eine Komplexität erschließen.

Die Künste bieten daher eine besondere Chance, die Themen von Spiritualität und Religion, welche zum einen in unserer Gesellschaft weitgehend tabuisiert sind, zum anderen von vielen Menschen als intim empfunden werden, mit Zurückhaltung ins Gespräch zu bringen. Dies gilt sowohl für den rezeptiven Zu- und Umgang mit Kunstwerken als auch für das Wahrnehmen und das Gespräch über selbst gestaltete künstlerische Ausdrucksformen. Die Potenziale des kreativen Gestaltungsprozesses wie beispielsweise in der Kunsttherapie, der es Menschen ermöglicht, auch religiösen und spirituellen Ressourcen, Bedürfnissen und Nöten Ausdruck zu geben, sie zu wandeln und mit dem Therapeuten oder der Therapeutin ins Gespräch zu kommen (Riedel 2018), lassen sich hier nicht vertiefen.

Als Zugang für transkulturelle Brückenschläge zu religiösen und spirituellen Themen wähle ich das psychoanalytische Konzept der Archetypen auf Basis des heutigen Forschungsstandes. Es folgen exemplarische Aspekte, die für religiös-spirituelle Gespräche eine besondere Bedeutung haben können.

3 Urbilder menschlicher Existenz und ihre spezifischen Färbungen

Sedimente unter der Oberfläche der Rationalität werden besonders bewahrt vom Mythos (Hamburger 2020), von Märchen, Fabeln, Symbolen u. ä. C.G. Jung hat diesen Urbildern mit seinem Konzept der Archetypen einen zentralen Stellenwert gerade für die Entwicklungs- und Reifungsprozesse von Menschen in Schwellen- und Krisensituationen gegeben. Er betont damit die generationenübergreifende soziale Eingebundenheit („kollektives Unbewusstes") und misst ihnen eine zentrale Rolle für Begleitung und Verständnis von Menschen zu (Roesler 2016: 16). Wenngleich manche seiner Annahmen heute nicht mehr geteilt werden, insbesondere zur genetischen Weitergabe von Archetypen und zur kulturellen Universalität, so findet das Archetypen-Konzept zeitgenössisch nicht nur im klinischen Bereich breite und effektive Anwendung, sondern es hat sogar in den Kulturwissenschaften und bis hinein in die Entwicklung von Games (Breiner 2019) an Aktualität gewonnen (Roesler 2016: 203). Thematisch bedeutsame Aspekte möchte ich aufgreifen. Ich beziehe mich dabei auf Parameter aus der klassischen Archetypen-Lehre C.G. Jungs und Re-Formulierungen dieser Lehre durch seine Schülerinnen und Schüler, welche den gegenwärtigen Wissensstand im Bereich der Genetik, Neurobiologie und Entwicklungspsychologie zu berücksichtigen suchen (Roesler 2016:116–129), sowie auf eine aktuelle Studie von T. C. Breiner zur „Psychologie des Geschichtenerzählens". Diese erforscht archetypische Handlungsmodelle und Charaktere interkulturell und zeigt ihre Bedeutung für die Erfindung von Geschichten, insbesondere auch in der Game-Entwicklung auf (Breiner 2019).

Diese Urbilder menschlicher Existenz sind laut Jung nicht per se fassbar, sondern zeigen sich über ihre Ausdrucksgestalten in Form von Bildern und Symbolen, aber auch in menschlichen Handlungen und Verhaltensweisen, in Ritualen, sozialen Mustern und Regeln, religiösen und philosophischen Ideen (Roesler 2016: 18, 24–28).

Die Bedeutung der kulturellen Sozialisation

Im Unterschied zu C.G. Jung, der davon ausging, dass Archetypen angeboren und universell sind, erkennt heutige Forschung Jungs eurozentrische Brille und unterstreicht die Bedeutung der kulturellen Sozialisation: Sie sucht die komplexen Wechselprozesse von biologischer Ausstattung, persönlichen Lebenserfahrungen und der Vermittlung eines kulturellen Geschichten- und Symbolbilder-Kanons zu beleuchten (Roesler 2016: 123). Erworben wird ein kollektives Unbewusstes in einem langen Prozess des unbewussten Austausches von persönlichen Erfahrungen und Handlungsprogrammen, durch intuitive Nachahmung und Resonanz (Roesler 2016: 124). Der Enkulturation, d. h. dem Aufwachsen in einer ausdifferenzierten Kultur, kommt daher ein formender Einfluss zu, nicht nur auf die Entwicklung unseres Geistes, sondern auch der Regularien des Unbewussten.

> Der Mensch wird nicht mit einem kollektiven Unbewussten geboren, sondern er wächst erst im Laufe der Sozialisation da hinein, und insofern ist das Kollektive Unbewusste ein kulturelles Unbewusstes (Roesler 2016: 124).

So gibt es einerseits universale Archetypen entsprechend den universalen Erfahrungen aller Menschen, wie z. B. der Erfahrung, Kind von Eltern zu sein, oder der Erfahrung von Wachstums- und Sterbeprozessen in der Natur. So gibt es auch Ur-Symbole, die uns transkulturell verbinden, z. B. Heiligen-, Helden- und Götter- sowie Göttinnenbeschreibungen über Länder-, Kultur- und Kontinentgrenzen hinweg. Diese universale Verbundenheit weist andererseits konkrete Differenzierungen auf, die kulturell, klimatisch, zivilisatorisch, gruppenspezifisch oder individuell sein können, z. B. die archetypische Erfahrung des Fremdseins als Kind von Migranteneltern, oder Differenzen in der Wahrnehmung der Sonne, einerseits als überwiegend lebensförderlich wie in unseren Klimazonen oder auch als bedrohlich und zerstörerisch wie in Wüste und Steppe. Entsprechend variiert die jeweilige inhaltliche und emotionale Valenz. Auch archetypisch angelegte Figuren in modernen Filmen und Romanen können zu zivilisatorischen Ausdrucksgestalten archetypischer Inhalte werden (z. B. Herr der Ringe). Möglich sind auch individuelle Überschreibungen von Archetypen durch einschneidende persönliche Erfahrungen, die individuelle Symbole kreieren, wie z. B. bei Beuys die heilsame Bedeutung von Filz (Oberzaucher-Tölke 2018; Breiner 2019a).

Die transzendente Funktion

Die Selbstwerdung geschieht in einer Aneignung und Abgrenzung von diesen existenziellen Urbildern (besonders von Mutter- und Vaterbildern, von Animus und Anima). Bewusstes und Unbewusstes kommen darin in eine dynamische Verbindung. C.G. Jung nannte dies „transzendente Funktion", insofern sich eine transzendente, unhintergehbare Sinnebene des jeweiligen Selbst in diesen Prozessen zeige und entfalte.

Die polare Struktur und die hohe Wirkkraft

Es kommt dabei zu einer je persönlichen Vereinigung der vielen Polaritäten des Lebens. Diese polaren Gegensätze sind freilich immer nur vorübergehend zu einem Ausgleich zu bringen (Vogel 2017: 26–30, 41–46, 89). Jung war überzeugt, dass es keine harmonisierende oder gar neutralisierende Integration der Gegensätze gibt. Und es gelte, sich auch immer des Gegenpols bewusst zu sein, entgegen der großen Verführung, nur den „hellen" Teil anzustreben; z. B. den Retter und Heiler, nicht auch den Verwundeten. Dies entspricht unserem menschlichen „Auf-dem-Weg-Sein" in Kontingenz und Endlichkeit. Solchen archaischen oder archetypischen Bildern und Symbolen zu begegnen, berührt Menschen oft tief. Starke Emotionen stellen sich ein, auch das Gefühl einer tieferen Wirklichkeit und damit verbunden Ehrfurcht. Jung sprach in diesem Zusammenhang von „numinos" (Roesler 2016: 20).

Archetypische Symbole und Prozesse

Die archetypischen Symbole und Prozesse (z. B. Heldenreisen, Wege in die Unterwelt, Durchschreiten von Toren, Geburtsprozesse, Wandlungswege, Himmelsreisen) sind höchst wirksam. Diese kommen besonders in Schwellensituationen des Lebens zum Tragen und haben eine eigene Kraft. Bei krisenhaften Ereignissen oder Lebensverläufen aktivieren sich bei Menschen verstärkt archetypische Grundmuster, um zu einer Neuorientierung oder einer Zentrierung angesichts der Herausforderungen durch die Krise zu finden (Roesler 2016: 135). Bisherige Forschung zeigt eine begrenzte Liste von Motiven und Prozessbildern, auf die Menschen in diesen Situationen zurückgreifen (Studie von Roesler 2005). Erfolgreiche Romane, Filme oder Games beziehen oft gekonnt archetypische Motive, Personen und Prozesse ein (Breiner 2019). Durch die Deutung individueller Erfahrungen im Rahmen der kulturellen Narrative werden die persönlichen und gesellschaftspolitischen Krisen in einen größeren Kontext gestellt: sie sind seit Jahrtausenden Teil und Ausdruck von Menschheitserfahrungen. Diese Einsicht entlastet Menschen in ihrer persönlichen Notsituation und schenkt Trost und Hoffnung.

Besondere Krisenerfahrungen im 20. Jahrhundert und in rasant wachsender Zahl im 21. Jahrhundert sind Krieg, Flucht, Vertreibung und darum auch die Suche nach neuer Beheimatung. Weltweite Migrationsprozesse sind ein Signum des 21. Jahrhundert. Den Ressourcen von Bildern und Narrativen aus menschheitlichen Quellen kommt deshalb eine hohe Bedeutung zu (vgl. Maidl 2024), auch weil sie die uns leitenden Werte offenlegen.

Für die transkulturelle Arbeit bedeutet dies, wahrzunehmen, wie die jeweilige Person in der neuen Umgebung individuell auf die überkommenen Symbole und Archetypen Bezug nimmt und wie neue Symbole, die in der neuen Umgebung und unter den neuen Lebensbedingungen eine physiologische und emotionale Bedeutung gewinnen, sich damit vermischen. Was wird festgehalten, bietet Stabilität, Identität, Beheimatung? Was kommt an Neuem hinzu? Was wandelt sich wie? „Man braucht viel Kraft, um aus alten Stoffen neue Kleider zu nähen". Stets sind wir in der Gefahr, den ewigen Bildern zu erliegen, doch sie sind „definitiv ewig gestrig" (Oberzaucher-Tölke 2018: 201).

In der Begleitung von Menschen in den schweren Prozessen des Heimatfindens und Neu-Einwurzelns in veränderten Kontexten helfen kulturelle Narrative und Bilder, um die kollektiven Ressourcen in der neuen Situation persönlich wirksam werden zu lassen und sie sich anzueignen. Dies stärkt Identität und Selbstwert. Es können neue Bilder und Symbolisierungen als Sinn-Bilder entstehen, welche Bewusstes und Unbewusstes neu zusammenbinden – Wege zur Identitätsbildung und zur Integration unbewusster Seiten in veränderter Situation (Riedel 2018).

Außerdem sind sie Brücken für die Begegnung. Es braucht die Erfahrung von Gemeinsamkeit, um sich beheimaten zu können. Es braucht die Wertschätzung des Fremden, so dass der/die vermeintlich „Andere" mit Selbstwert eigene Traditionen mit- und einbringen darf und kann.

Und drittens gilt es, Transfers und Transformationen zu entdecken. Dies ist in den Feldern eher kleiner Differenzen wichtig und umso mehr in den Feldern, wo sich Menschen mit großen Verschiedenheiten begegnen.

Die Graphik (Abb. 1) zeigt verschiedene Dimensionen der Einbindung. Sie zu unterscheiden und miteinander im Blick zu haben ist für Prozesse der Identitätsarbeit hilfreich:

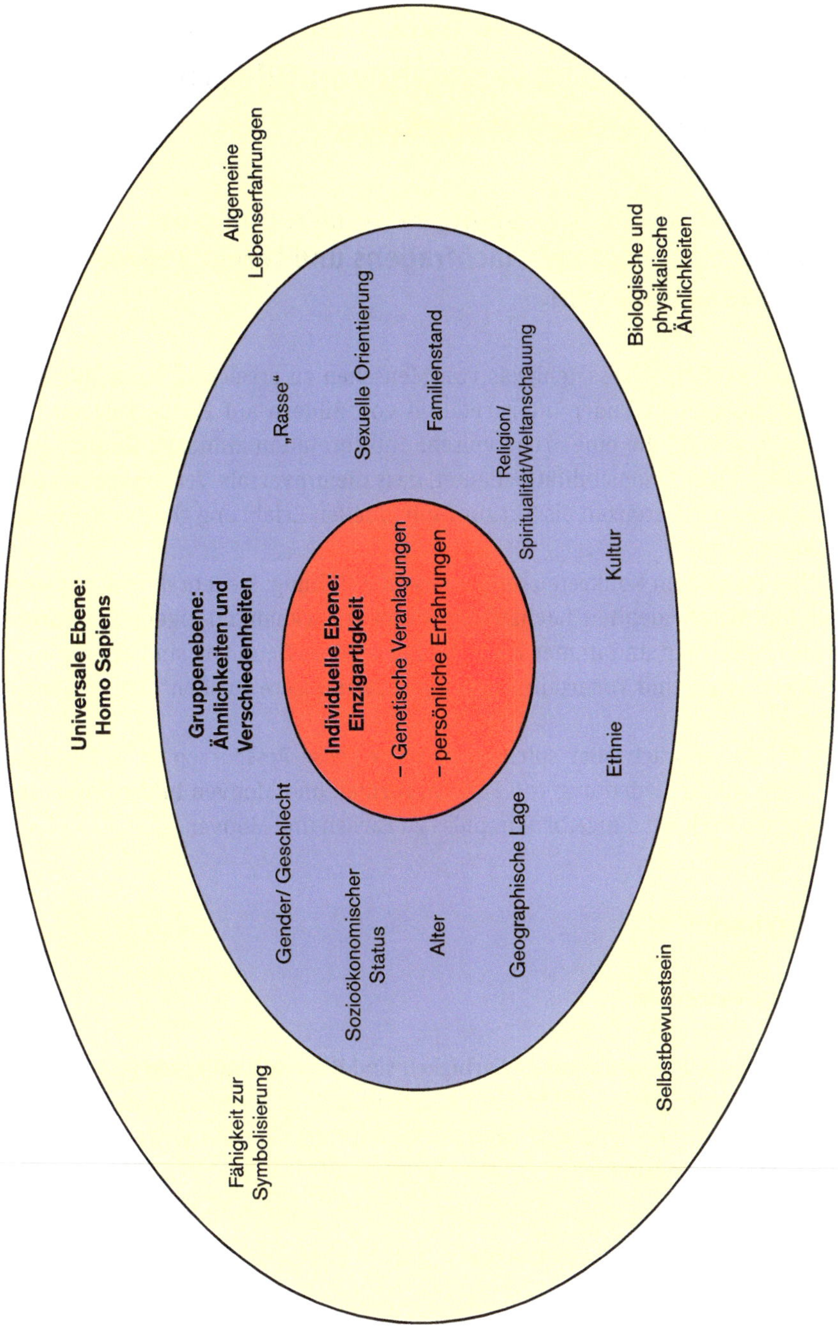

Abb. 1: Ebenen der Identität (Grafik orientiert an Sue & Sue 2013. Copyright Lydia Maidl).

4 Himmelsspiegel und Gartenräume – Impulse zur Deutung und Auswahl von Bildern in transkultureller Perspektive

4.1 Transkulturelle Begegnungen – eine Haltung der Bescheidenheit, des Nachfragens und Lernens sowie der Selbstreflexion

Um einen breiten Adressatenkreis von Menschen zu erreichen, ist es hilfreich, bei der Auswahl und/oder Interpretation von Bildern auf Farbe, Formen und Motive zu achten, die eine archetypische Interpretation anbieten. Kultur-, Religions- und Vielfaltssensibilität bedeutet, dass die universale Verbundenheit und die konkreten Differenzen bis hin zur individuellen Erfahrung gleichzeitig wahrzunehmen sind.

Dies ist eine im Konkreten anspruchsvolle Haltung: Sie lebt davon, mit Interesse und Bescheidenheit nachzufragen und zurückhaltend eigene Deutungen einzubringen. Wir sind immer auch die Lernenden. Denn wir sind immer auch von Stereotypen und Vorurteilen geprägt, haben unsere „Brillen" der Wahrnehmung.

Für das Gespräch über spirituelle und religiöse Ressourcen ist in besonderer Weise auf die Bedeutung von Farben, Formen und Motiven hinzuweisen. Ich beschränke mich auf einige Denkimpulse zu Farben und Motiven.

4.2 Farben

4.2.1 Blau-Gelbgold

Eine in vielen Religionen zentrale Farbigkeit sind **Blau und Gelbgold** (s. Abb. 2–5). Die beiden Farben stellen den höchsten Kontrast in den Grundfarben dar. Ihre Verbindung hat entsprechend eine sehr starke Wirkung. Sie sind wie Abbilder von Sonne und blauem Himmel.

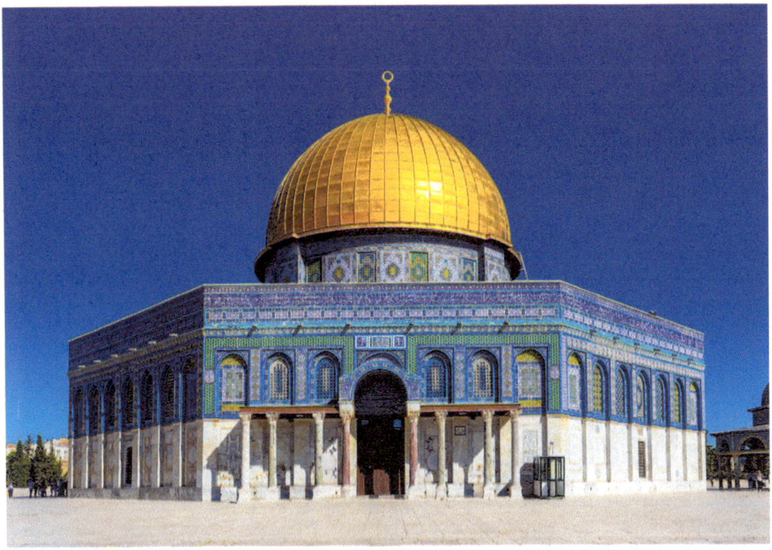

Abb. 2: Felsendom, Jerusalem.

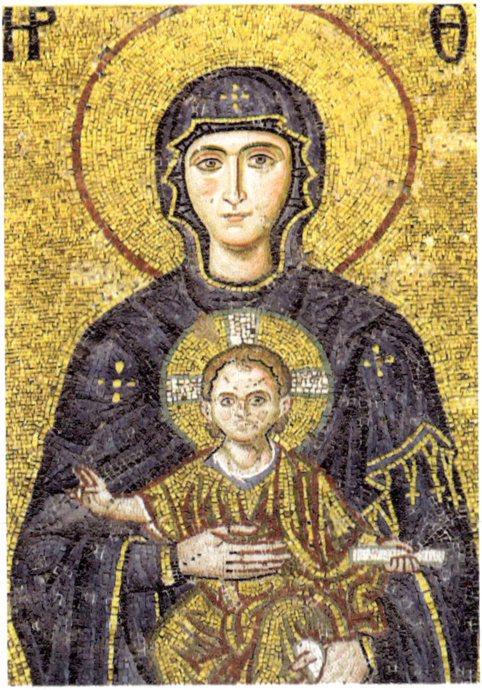

Abb. 3: Maria mit Jesuskind, Mosaik in der Hagia Sophia, Istanbul.

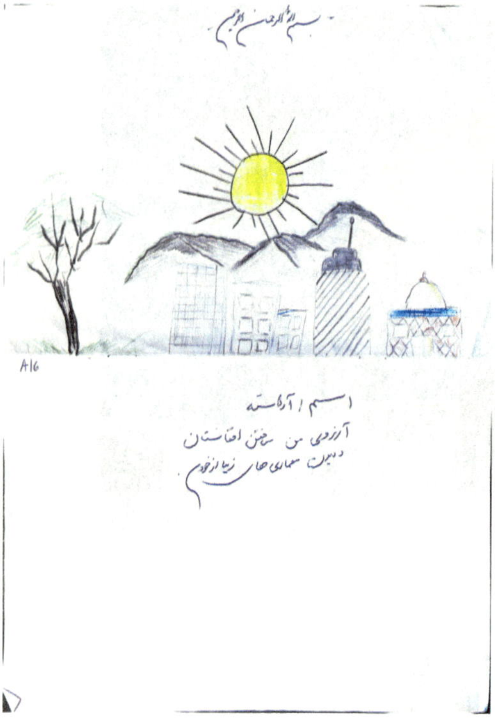

Abb. 4: Bild von Aisha, 15 Jahre, Afghanistan, lebt in einem städtischen Gebiet in der Provinz Balkh, gemalt 2016.

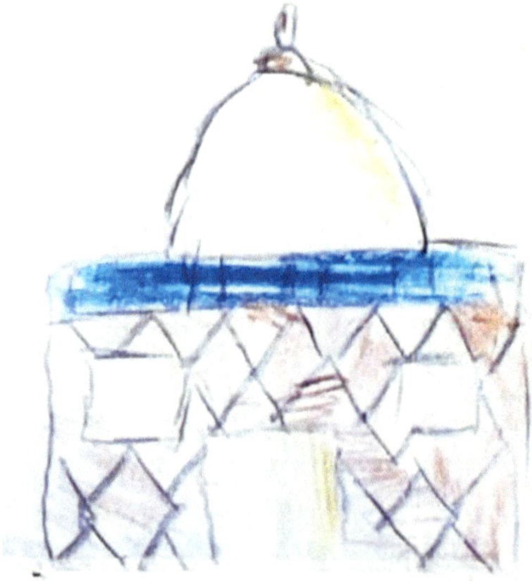

Abb. 5: Detail aus Bild: Aisha, 15 Jahre, Afghanistan, lebt in einem städtischen Gebiet in der Provinz Balkh, gemalt 2016.

Menschen assoziieren aufgrund von humanbiologischer und psychologischer Verfasstheit, physikalischen Gesetzen und planetarischen Einflüssen zu diesen Farben die Dimension des Transzendenten. Aus der Erfahrung des Blaus des Himmels in seiner lichtvollen Transparenz und des Wassers in seiner Tiefe und Weite ist Blau ein Symbol für die Transzendenz und auch für die Sehnsucht nach Transzendenz. Blau ist das Feld des Göttlichen in vielen religiösen und kulturellen Traditionen (z. B. im alten Ägypten) (Riedel 1983: 47–68, bes. 65). Auch andere Assoziationen sind freilich möglich, abhängig vom Blauton und von den jeweiligen Kontexten und Erfahrungen. Auch Farben haben universale Anteile und klimatische, persönliche u. ä. Bedeutungsnuancen. Die psychoanalytische Farblehre arbeitet stetig Gemeinsamkeiten und kulturelle Differenzierungen heraus (Riedel 1983; Breiner 2019b).

Goldgelb bringt die Assoziation der Sonne und des Lichts. „Den zentralen Archetypen des Gelb liegt die elementare Erfahrung der Schöpfung als der Erschaffung des Lichtes und seiner täglichen Wiederkehr aus der Finsternis zugrunde“ (Riedel 1983: 86). Es symbolisiert Leben, den Ursprung des Lebens. Entsprechend sind in den Religionen die Schöpfergottheiten als Sonnengottheiten in Gelb-Gold-Symbolik dargestellt. Auch „erleuchtete“ Menschen, die Anteil an dieser Lichtkraft haben, werden in Gold oder von Gold umgeben dargestellt (Riedel 1983: 87). Das Gold lässt Kostbarkeit und den hohen Wert, der einer Person / Sache beigemessen wird, spüren.

Die Humanbiologie des Sehens geht heute von vier Farben aus, die neurologisch verarbeitet werden und von oppositioneller Struktur sind: blau – gelbgold; rot – grün (Breiner 2019b).

Die Farben Blau und Gold und insbesondere auch die Farbopposition Blau-Gold spricht viele Menschen auf einer Ebene an, die eine Tiefendimension, etwas Spirituelles zum Klingen bringen kann. Diese Farbigkeit verbindet sich oft auch mit archetypischen Grundformen wie Quadrat und Kreis (s. Vierung und Kuppel in christlichen Kirchen; Zentralkuppelmoscheen) oder auch Achteck (z.B. Felsendom: Abb. 2). Sie stehen auch in Verbindung mit dem blauen Pfau, einem alten Sinnbild für das Paradies. Im Glauben der Jesiden ist er das zentrale Symbol und steht für den Engel Melek Taus, den Gott nach jesidischer Mythologie aus seinem Licht in der Form eines siebenfarbigen Regenbogens geschaffen hat.

4.2.2 Rot-Grün

Eine zweite elementare und starke Farbopposition ist Rot-Grün.

Rot als die Farbe des Blutes symbolisiert das Leben: durchaus als unverfügbares, verletzliches Geschenk, verbunden mit Schmerzen. Das feurige Rot ist Farbe der Lebenskraft, Farbe der Liebe und Leidenschaft, Farbe auch des Feuers, zeugend von dessen Transformationsfähigkeit.

Ist Blau die Farbe der Transzendenz, so ist Rot die Farbe der Immanenz, der Inkarnation. Das hebräische Wort für Rot, *adom*, lässt sich von derselben Wurzel ableiten wie das Wort *adam* „Mensch“ und *dam* „Blut“. In der jüdisch-kabbalistischen Tradition verbindet sie sich mit der Kraft Gottes (*gibor*) in der Welt. Der Engel Gabriel (übersetzt: Kraft Gottes) kündet davon. In den Bildern Marc Chagalls wird das Weibliche als kosmische Komponente oft in Rot gestaltet (Riedel 1983: 45).

Grün – kulturell durchaus in unterschiedlichen Schattierungen – ist die Farbe der Fruchtbarkeit. Hildegard von Bingen spricht von der Grünkraft, der *viriditas* als der Lebenskraft der Erde. Sie verdankt sich dem Zusammenspiel von Sonne (gelb) und Wasser/Himmel/Luft (blau). Grün symbolisiert daher die Fülle des Lebens: das Paradies. Sichtbar wird dies in vielen kulturellen Formen der Gartenkunst, z. B. im Islam, wo der Garten als sichtbare Spur und Abbild der göttlichen Verheißung kultiviert wird. Durch das Zusammenspiel der beiden Farben gelb und blau symbolisiert Grün für Marc Chagall auch die Liebe.

Bei aller kultureller Farbsymbolik ist die individuelle kritische Rückkoppelung zu beachten: Welche persönlichen Überschreibungen gibt es durch einschneidende individuelle Erfahrungen, z. B. im Blick auf die Farbe Blau durch Erfahrungen bei der Überfahrt über das Mittelmeer auf dem Weg der Flucht?

4.3 Motive und Zyklen

4.3.1 Naturbilder

Naturerfahrungen sind für viele Menschen von besonderer Faszination: ein Sonnenaufgang, ein Sonnenuntergang, besondere Konstellationen der Sterne, das Meer. Kulturell spiegeln und spielen die Gartenanlagen mit Wasser (Brunnen, Schalen, Quellen, Fontänen) – mit den je kulturellen Spezifika – eine symbolische Rolle (Abb. 6).

Entsprechend können innere und äußere Bilder aus der Natur auch eine spirituelle Ressource sein. Achtsamer Umgang und Wahrnehmen der Natur macht aufmerksam auf die Prozesse des Lebens, auf Wachstum und Vergehen (Huppertz 2021: 342–349). Viele Studien unterstreichen, dass der Kontakt mit der Natur sich positiv auf die Psyche und generell auf die menschliche Gesundheit auswirkt. Dazu reicht oft schon ein Blick auf ein Naturbild. „Wer eher ängstlich ist, profitiert besonders von der Natur“ verdeutlicht der Psychiater Andreas

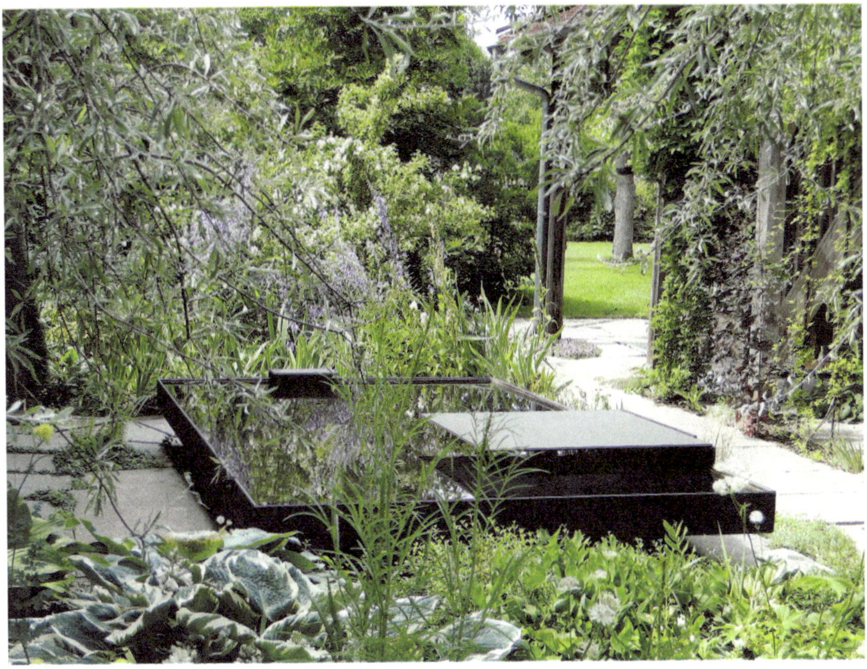

Abb. 6: Wasserspiel in einem Landschaftsgarten mit einem „Himmelsspiegel". Künstler: Reinhard Blank. 2007. Foto und Copyright: Reinhard Blank.

Meyer-Lindenberg (Interview, SZ: 14.9.2022). Er untersucht im Rahmen des „Natural Capital Project", wie man die Heilkraft der Natur finanziell quantifizieren kann, als Basis dafür, dass diese Dimension in das Gesundheitswesen mit konkreten Angeboten integriert wird. Ein finanziell niedrigschwelliges Angebot sind Naturbilder.

Therapeutisch werden Bilder aus der Natur zur Weckung und Stärkung von Ressourcen integriert, insbesondere auch in der Traumatherapie, z. B. die Imagination eines inneren Gartens (Sack 2020), oder das Bild neuen Lebens, das aus einem kleinen Kern erwachsen kann. Bilder vom Wachstum aus kleinem Samen sind archetypische Symbole, die universal Mut machen können in Situationen von Belastungen.

Auch in Kunstprojekten mit Menschen nach Krieg oder nach Flucht stellen Motive aus der Natur Symbole für Hoffnung und Zukunft dar (Abb. 7 und 8).

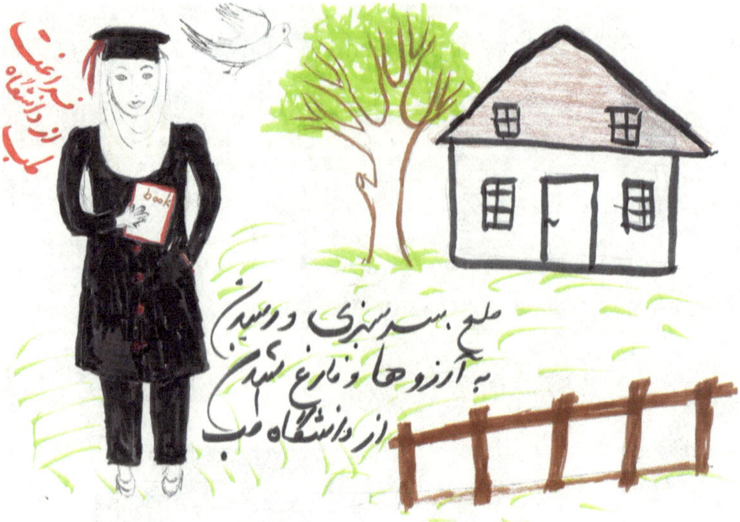

Abb. 7: Bild von Malika (17 Jahre alt, lebt in einem städtischen Gebiet in der Provinz Balkh), gemalt 2016.

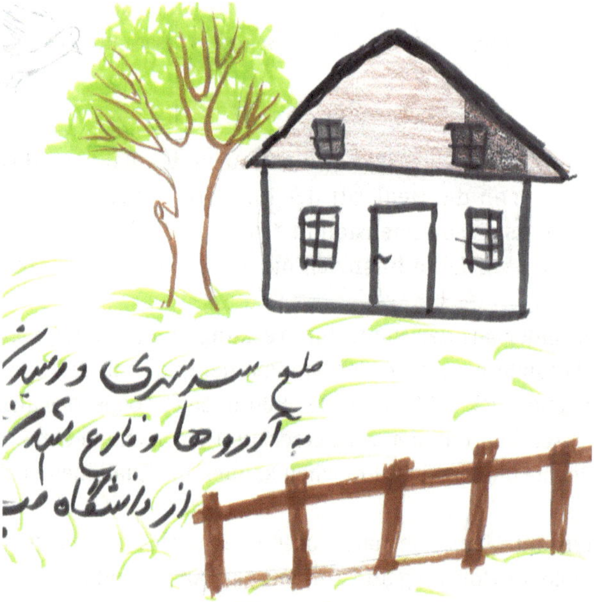

Abb. 8: Detail aus Bild von Malika (17 Jahre alt, lebt in einem städtischen Gebiet in der Provinz Balkh), gemalt 2016.

Gegen die Tendenz einer einseitigen Zeichnung der Natur als Idylle in unserer westlich gesicherten Welt ist gleichzeitig das Bedrohliche im Blick zu behalten. Die Natur wird auch als Ort der Gefährdung und des Todes erlebt. Naturgewalten in Form von Erdbeben, Stürmen und Überflutungen bis hin zu bedrohlichen Tieren in undurchsichtiger Bewaldung. So ist individuell in der transkulturellen Begleitung und Therapie sorgsam mit der Ressource Natur umzugehen. Es gibt keine irdischen Dinge, die eindeutig nur positiv belegt sind. Die Sonne ermöglicht Leben, kann auch verbrennen. Das Wasser ermöglicht Leben, kann auch überfluten. Wald als Idyll und Ort der Gefahr. Es gibt auch zueinander komplementäre Symbole. So erzählt die Bibel, dass beim Durchzug durch die Wüste das Volk Israel von Gott tagsüber in Gestalt einer „Wolkensäule" (Schutz vor zerstörerischer Sonne) und nachts in Gestalt einer „Feuersäule" (Schutz gegen Kälte und Dunkelheit in der Wüste) begleitet wurde (Exodus 13, 21f).

4.3.2 Archetypische heilsame Bilder und Narrative aus den Mythen

Die Mythen spiegeln kulturübergreifende existenzielle Themen, insbesondere das grundlegende Thema des Ausziehens, des Fremdseins und des Findens einer neuen Heimat. Es begegnen uns darin auch unsere Endlichkeit und spirituelle und religiöse Urthemen. In verschiedenen Traditionen sind diese Erzählungen mit Wertungen von Verfehlung und Bestrafung verbunden, wie z. B. im Mythos vom Sündenfall und der Vertreibung aus dem Paradies in Folge der Übertretung von göttlichen Geboten. Für Menschen in/nach Flucht und Vertreibung kann eine derartige kulturelle Konnotation belastende Wirkung haben. Bilder und Narrative unterstreichen meist einzelne Momente dieser Prozesse. Es können aber auch große Prozesse deutlich werden.

4.3.3 Prozess-Zyklen

Breiner hat in der Untersuchung verschiedener Mythenzyklen den Typos einer dodekazyklischen Heldenreise herauskristallisiert. Dafür hat er Analysekategorien von Campbell (1953/1978) und Vogler (2018) geltend gemacht und mit der aristotelischen Dramatheorie verbunden (Abb. 9).

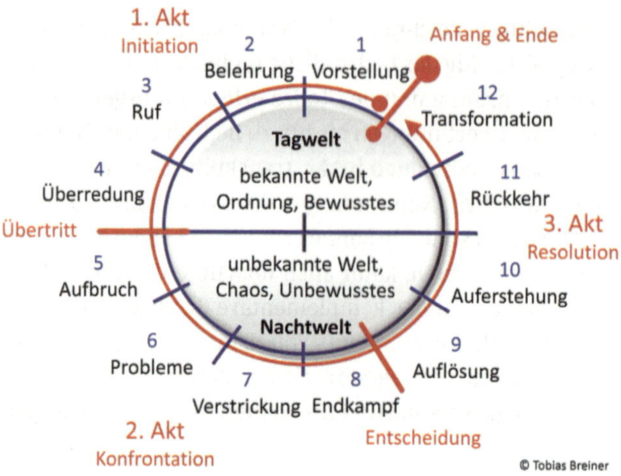

Abb. 9: T.C. Breiner: „Die drei aristotelischen Akte und die zwölf Stationen im Handlungskreis" (2019). Copyright T.C. Breiner. Aus Breiner 2019a: 120.

Mythologische Heldenreisen sind auf diese Weise interpretierbar als Prozesse, die Bewusstes und Unbewusstes, Bekanntes und Unbekanntes, Irdisches und Unter- oder Überirdisches umfassen. Sich diesen archetypischen Prozessen anzuvertrauen, indem man sich die Mythen und Geschichten erzählt oder in Szene setzt, kann eine kathartische Wirkung haben (Heise 2017). Das unterstreicht schon die antike Dramentheorie des Aristoteles.

Neben diesem eher männlichen Prozesszyklus der Heldenreise zeigen Wandlungsmythen und Geburtssymboliken stärker weibliche Dynamiken.

5 Methodische Empfehlungen

Sieben Anregungen für die praktische Arbeit in transkulturellen Kontexten:

- Fragen Sie nach (kulturellen, zivilisatorisch-subkulturellen, individuellen) Erzählungen und Bildern und lassen Sie sich diese zeigen bzw. erzählen. Wertschätzen Sie diese. Dies schenkt Selbstachtung und Selbstvertrauen, führt zu einem Empowerment. Menschen erleben sich aus einer selbstbewussten Perspektive, nicht primär aus der Rolle der Hilfesuchenden und Angewiesenen, sie erleben sich als selbstwirksam.
- Lassen Sie Verschiedenartiges ganz real nebeneinanderstehen. Es ermöglicht, einen Schritt zurückzutreten. Das Ziel kann sein, dass alle Seiten die eigene Irritation, Befremdung, Abwehr oder auch Faszination, Staunen, Freude etc. wahrnehmen und Emotionen und Haltungen formulieren können.

- Stärken Sie Gemeinsamkeiten, um ein Zusammen- und Zugehörigkeitsgefühl zu fördern. Wertschätzen Sie Unterschiede, die den Selbstwert und die Kohärenz mit der je persönlichen Geschichte und Gemeinschaft fördern.
- Nutzen Sie das Schema der „Dodekazyklischen Heldenreise“, um intensiver über Erzählungen und Bilder zu sprechen. Impulsfragen könnten sein: Wo im Prozess finde ich mich jetzt? Welche Schwellen gab oder gibt es? Welche Hilfen/Hilfsmittel, welche Begleiter habe ich? Wie sehen meine Lebensprozesse aus? Nutzen Sie in ähnlicher Weise Geburts- und Wandlungserzählungen.
- Besonders intensive Aneignungen geschehen durch kreative Prozesse: im szenischen Spiel von Kurzsequenzen aus Bildern oder Narrativen, im meditativen Malen und oder anhand von Collagen mit anschließendem Austausch.
- Haben Sie Mut, auftauchende religiöse Symbole oder Erzählungen ins interessierte, nachfragende Gespräch zu bringen. Psychologisieren Sie diese Symbole nicht vorschnell, sondern geben Sie der individuellen und kulturellen Dimension von Glaube und Religion wertschätzend Raum. Dies ermöglicht Ihrem Gegenüber, sich in einem vielleicht wesentlichen Bereich der Identität zu zeigen und die eigene kulturell-religiöse Kompetenz zu erleben. Ihnen beiden ermöglicht es einen wechselseitigen Lernprozess.
- Regen Sie an, die Bilder als stärkende Ankerpunkte im Alltag zu verwenden. Sie helfen mit, belastende Bilder und Vorstellungen zu überschreiben.

6 Ermutigung zum Experimentieren – die vielfältige Relevanz künstlerischer und ästhetischer Bezüge für „Spiritual Care transkulturell“

Für die transkulturelle Arbeit mit künstlerischen und ästhetischen Bezügen in der Begleitung von Menschen in Krisen, Krankheit und Belastung besteht ein sinnvoller Bedarf zum Erproben und Erforschen – als Graswurzelarbeit für gesellschaftlichen Frieden: regional und mit globaler Wirkung. Die Künste sind wichtige Ressourcen für die Selbstsorge; sie helfen Stress, Angst, Depressionen und weitere psychische und psychosomatische Belastungen bis hin zu chronischen Schmerzen zu lindern, wie empirische Forschungen bestätigen (Braus & Morton 2020, Stuckey & Nobel 2010). Angesichts der ökonomischen und personellen Grenzen therapeutischer Angebote ist dieser Wert – ähnlich wie der Wert der Natur – ein relevanter Gesundheitsfaktor und ein präventiver Teil der Gesundheitsversorgung.

Ein Aspekt, der gerade erst beginnt, Aufmerksamkeit zu erhalten, ist die explizite Einbeziehung der spirituellen Dimension in die künstlerisch-therapeutische Begleitung (Hopf et al. 2021). Die Künste bergen und bieten ein hohes Potenzial, um die spirituelle und religiöse Dimension wahrzunehmen und sowohl Ressourcen als auch Nöte aus Religion/Spiritualität in die therapeutische, psychosoziale und pädagogische Arbeit aufzunehmen. Dies ist hochbedeutsam in transkulturellen Kontexten. Die folgenden Impulse möchten ermutigen, diese Dimension mutig und vielfaltssensibel einzubeziehen und zu experimentieren.

a. **Kunst bietet Symbolisierungen existenzieller, spiritueller und religiöser Ressourcen.** Bilder, Musik, Architektur, Erzählungen sind oft sehr starke und einflussreiche Konzentrate von individuellen und kollektiven Erfahrungen und ihren Deutungen. Die Künste sind daher wichtige Träger der „Enkulturation“. Als Symbolisierungen helfen sie, sich der spirituellen oder religiösen Dimension bewusst zu werden und sie zu thematisieren.
b. **Kunst, die zu archetypischen Deutungen einlädt, ermöglicht die soziale bis hin zur menschheitlichen Einbindung** der persönlichen Erfahrungen (sog. „Amplifikation“). Dies wird von Menschen als Entlastung erlebt. Es nimmt den Druck, dass mir allein etwas widerfährt, und schenkt mir die Erfahrung und Deutung, dass es zum menschlichen Leben gehört.
c. **Künste eröffnen Transzendenz und laden ein zur persönlichen Antwort**. Im Idealfall tun sie dies in einer großen Offenheit: Die künstlerische Materialisierung ist konkret im Hier und Jetzt – und ermöglicht einen breiten Deutungsspielraum, kann zu neuen Gedanken inspirieren. Sie lässt in der Materialität durch die ästhetische Gestaltung das Ringen und Suchen und die oft verborgen anwesenden Sinnspuren erfahren und eine Transzendenz erahnen.
d. **Kunst eröffnet sozialen Kommunikationsraum**. Der Einbezug von künstlerischen und ästhetischen Bezügen in die Begleitung ermöglicht es, anhand eines Objektes (sei es ein Kunstwerk oder eine selbst geschaffene Ausdrucksgestalt) aus einer Betrachtendenperspektive, d.h. mit etwas Distanzierung über Religion und Glaube zu sprechen.
f. **Kunst lädt ein zu transkulturellen Prozessen.** Vergleichendes Arbeiten mit künstlerischen Ausdrucksgestalten aus unterschiedlichen Kulturen ermöglicht es, Verschiedenartiges ganz real nebeneinander stehen zu lassen, sich der je eigenen Empfindungen (auch Irritation, Befremdung, Angst) und Haltungen (Abwehr, Vereinnahmung etc.) bewusst zu werden und in wertschätzende Lernprozesse einzutreten. Ziel kann sein, Gemeinsames zu würdigen und sich an den Verschiedenheiten zu freuen.

Literatur

Ahmad AN, Auge U, Majidi K, Langer PC (Hg.) (2019) Glimpses of Hope in the Shadow of War. Afghan Youth's Outlook on the Future: Selected Essays and Drawings. IPU Berlin.

Baier K (2004) Transreligiöse Theorie und existentiale Interpretation (Zitierdatum 21.03.2024). Abrufbar unter: https://scholar.google.de/scholar?hl=de&as_sdt=0%2C5&q=Baier%2C+Transreligi%C3%B6se+Theorie&btnG=.

Braus M, Morton B (2020) Art therapy in the time of COVID-19. Psychological trauma: theory, research, practice, and policy, 12 (1) (Zitierdatum: 27.07.2024). Abrufbar unter: https://digitalcommons.georgefox.edu/soe_faculty. American Psychological Association Journal. doi.org/10.1037/tra0000746.

Breiner TC (2019a) Psychologie des Geschichtenerzählens. Berlin: Springer-Verlag.

Breiner TC (2019b) Farb- und Formpsychologie. Berlin: Springer-Verlag.

Campbell J (1953/1978) Der Heros in tausend Gestalten. Frankfurt am Main: Suhrkamp.

Davis A, Repar P, Wilson M, De Luca E, Doutrich D, Thanasilp S (2023). Transforming nurse Self-care through integration of spirituality: Lessons from an international collaboration in palliative care. Journal of Transcultural Nursing 34:91–99 (Zitierdatum: 27.07.2024). https://doi.org/10.1177/10436596221134814.

Dorner B (2023) Bildende Kunst (Kapitel 13.1). In: Rießen A van, Bleck C (Hg.) Handlungsfelder und Adressierungen der Sozialen Arbeit. Stuttgart: Kohlhammer (ohne Seitenzahlen).

Frick E (2018) Gemeinsam in den Spiegel schauen. Spirituelle Ressourcen und Nöte bei Hospizgästen und beim Pflegeteam. Spiritual Care 7(2):207–213. Abrufbar unter: https://doi.org/10.1515/spircare-2017-0084.

Frick E (2017). Was ist spirituell an der Medizin? Spiritual Care 6(2), 233–235. DOI 10.1515/spircare-2016-0163.

Frick E, Roser T (2011): Spiritualität und Medizin: Gemeinsame Sorge für den kranken Menschen, Stuttgart: Kohlhammer.

Geertz C (1983) Dichte Beschreibung: Beiträge zum Verstehen kultureller Systeme. Frankfurt am Main: Suhrkamp.

Graf M (2018) Ein Mann Frau. Kunsttherapie mit geflüchteten Jugendlichen. In: von Spreti F, Martius P, Steger F (Hg.) KunstTherapie. Wirkung – Handwerk – Praxis. Stuttgart: Schattauer. 467–471.

Heise P (2017) Die Heldenreise als tiefenpsychologisch-mythisches Modell. In: Hofmann L, Heise P (Hg.) Spiritualität und spirituelle Krisen. Handbuch zu Theorie, Forschung und Praxis. Stuttgart: Schattauer. 112–123.

Herzog P (2014) Erfahrungen mit Imagery Rescripting & Reprocessing Therapy (IRRT). Ärztliche Psychotherapie 2/2014.

Hopf AM, Büssing A, Junker J (2021) Die Bedeutung der Spiritualität in ihrer Vielschichtigkeit im Kontext Künstlerischer Therapien (Studie und Tagung). Spiritual Care 10(3):303-304. Abrufbar unter: https://doi.org/10.1515/spircare-2021-0051.

Huppertz M (2021) Die spirituelle Suche in der Natur, in: ders., Schatanek, Verena (2021) Achtsamkeit in der Natur. Paderborn: Junfermann: 340–358.

Kizilhan JI (2013) Kultursensible Psychotherapie. Hintergründe, Haltungen und Methodenansätze. Berlin: Verlag für Wissenschaft und Bildung.

Krüger RT (2020) Störungsspezifische Psychodramatheorie. Theorie und Praxis. Göttingen: Vandenhoeck & Ruprecht.

Maidl L (2025) Spiritual Care transkulturell/transreligiös - ausgewählte Aspekte. In: Frick E, Roser T, Stotz-Ingenlath G (Hg.) Spiritualität und Medizin. Gemeinsame Sorge für den kranken Menschen. 3., aktual. Auflage. Stuttgart (in press).
Maidl L (2024) Kulturelle Ressourcen in spirituellen Krisen. Die Bedeutung archetypischer Bilder und Narrative am Beispiel von Bildern des Künstlers Erich Schickling (1924–2012). Spiritual Care 13/2:149–162.
Maidl L (2023) Religion und Spiritualität in transkultureller Perspektive. In: Kizilhan JI, Klett C (Hg.) Lehrbuch Transkulturelle Traumapädagogik. Weinheim: Beltz Juventa, 121–150.
Maidl L (2020) Veränderungen religiöser Identität bei Menschen nach Flucht und Migration – Fallbeispiele. Spiritual Care 9(4):361–365. Abrufbar unter: https://doi.org/10.1515./spircare-2019-0092.
Meyer-Lindenberg A (2022) Die Lösung für alles. Interview durch Michaela Haas. Süddeutsche Zeitung 14.9.2022 (Zitierdatum: 27.07.2024). Abrufbar unter: https://sz-magazin.sueddeutsche.de/die-loesung-fuer-alles/andreas-meyer-lindenberg-natur-heilung-heilkraft-psyche-91898.
Müke M, Tranow U, Schnabel A, El-Menouar Y (2023) Zusammenleben in religiöser Vielfalt. Warum Pluralität gestaltet werden muss. Religionsmonitor 2023 der Bertelsmann Stiftung. Gütersloh: Bertelsmann Stiftung.
Nagel KA (2022) Intensivierung, Privatisierung, Relativierung. Muster religiösen Wandels bei Geflüchteten (open access) (Zitierdatum: 27.07.2024). Zeitschrift für Religion, Gesellschaft und Politik 6/5. Abrufbar unter: https://doi.org/10.1007/s41682-022-00118-z.
Niederreiter L (2021) Kunst, Bildung und Bewältigung. Kunsttherapie in pädagogischer und psychosozialer Praxis. Stuttgart: Kohlhammer.
Oberzaucher-Tölke I (2018): Back to the roots. »Interkulturelle Psychotherapie« und das Jung'sche Archetypenkonzept in der (Post-)Migrationsgesellschaft. In: Journal für Psychologie, 26/2:184-203.
Palliativmedizin (2020) Erweiterte S3-Leitlinie Palliativmedizin für Patienten mit einer nicht-heilbaren Krebserkrankung, Langversion 2.2 – September 2020.AWMF-Registernummer: 128/001OL (Zitierdatum: 15.03.2024). Abrufbar unter: https://www.leitlinienprogramm-onkologie.de/fileadmin/user_upload/Downloads/Leitlinien/Palliativmedizin/Version_2/LL_Palliativmedizin_Langversion_2.2.pdf.
Peng-Keller S (2020) Spiritual Care. Grundgestalten, Leitmotive und Entwicklungsperspektiven. Spiritual Care 9(2): 127–134.
Renz M (2012). Spiritualität – heilsame Erfahrungen an äusserster Grenze. Spirituelle Begleitung von Schwerkranken und Sterbenden. In: Hefti R, Bee J (Hg.) Spiritualität und Gesundheit. Bern: Peter Lang.
Riedel I (1983) Farben in Religion, Gesellschaft, Kunst und Psychotherapie. Stuttgart: Kreuz-Verlag.
Riedel I (2018) Malen aus dem Unbewussten. Analytische Maltherapie bei schweren Störungen. In: von Spreti F, Martius P, Steger F (Hg.) KunstTherapie. Wirkung – Handwerk – Praxis. Stuttgart: Schattauer-Verlag: 301–309.
Roesler C (2016) Das Archetypenkonzept C.G. Jungs. Theorie, Forschung und Anwendung. Stuttgart: Kohlhammer.
Sack M (2020) Der unzerstörbare Kern – eine spirituelle Ressource. Spiritual Care 9(1):366–367.
Saunders C (2001) The evolution of palliative care. Journal of the Royal Society of Medicine 94(9), 430–432.
Schauer M, Maidl L (2025) Narration and Storytelling: Resolving Bonding Issues with God and Spirituality After Trauma. In: Grund-Wittenberg A, Schult M (Hg.) Readings of Trauma.

Hermeneutical Perspectives on Biblical and Modern Trauma Narratives. Paderborn: Brill/ Schöningh. 233–250.
Stuckey HL & Nobel J (2010) The Connection Between Art, Healing, and Public Health: A Review of Current Literature. American Journal of Public Health | February 2010, Vol 100 (2): 254–263.
Sue DW, Sue D (2013) Councelling the culturally diverse. Hoboken, NJ: John Wiley and Sons Inc.
Vogel R (2017) Individuation und Wandlung. Der „Werdensprozess der Seele“ in der analytischen Psychologie C.G. Jungs. Stuttgart: Kohlhammer.
Vogler C (2018) Die Odyssee der Drehbuchschreiber, Romanautoren und Dramatiker. Mythologische Grundmuster für Schriftsteller. Berlin: Autorenhaus.
Weinreb F (1978/2011): Zahl, Zeichen, Wort. Das symbolische Universum der Bibelsprache. Zürich: Verlag der Friedrich Weinreb Stiftung.
Welsch W (2020): Transkulturalität: Realität und Aufgabe. In: Giessen HW, Ring C (Hg.): Migration, Diversität und kulturelle Identitäten: sozial- und kulturwissenschaftliche Perspektive. Berlin: Metzler. 3–18.
WHO (2002) Palliative Care. Deutsche Übersetzung (Zitierdatum: 18.03.2022), abrufbar unter: https://www.dgpalliativmedizin.de/images/stories/WHO_Definition_2002_Palliative_Care_englisch-deutsch.pdf. Vgl. Auch 67. WHO-Versammlung Resolution 19 (WHA67.19): Strengthening of palliative care, 2 (Zitierdatum: 18.03.2022), abrufbar unter: https://apps.who.int/gb/ebwha/pdf_files/WHA67/A67_R19-en.pdf?ua=1&ua=1.

Abbildungen

III Reflexionen

Reflexionen mit Kerstin Hof

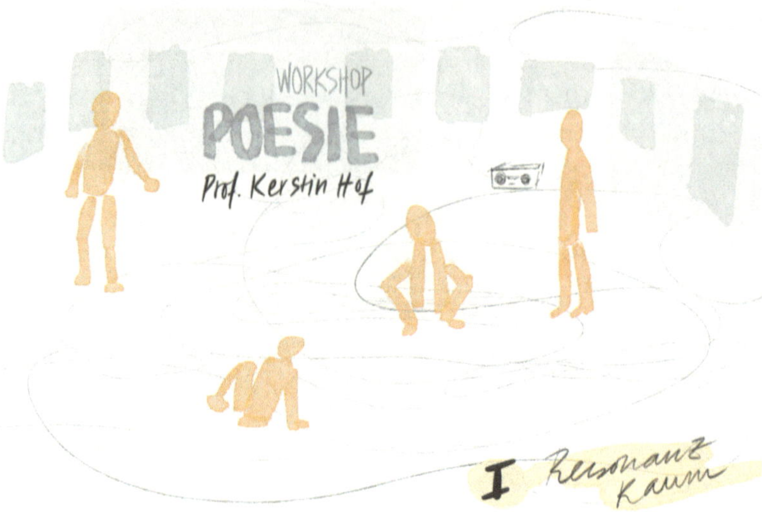

Abb. III.a: Szenen mit Kerstin Hof.

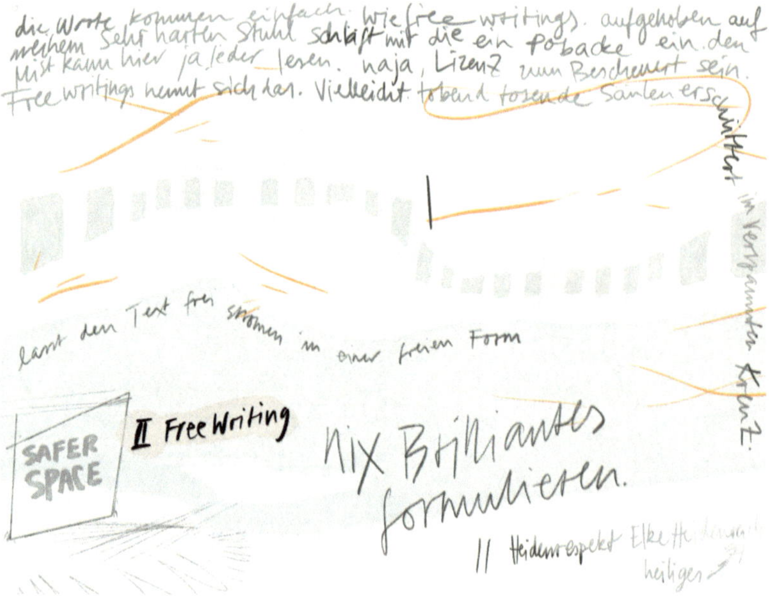

Abb. III.b: Grafik zum Workshop von Kerstin Hof.

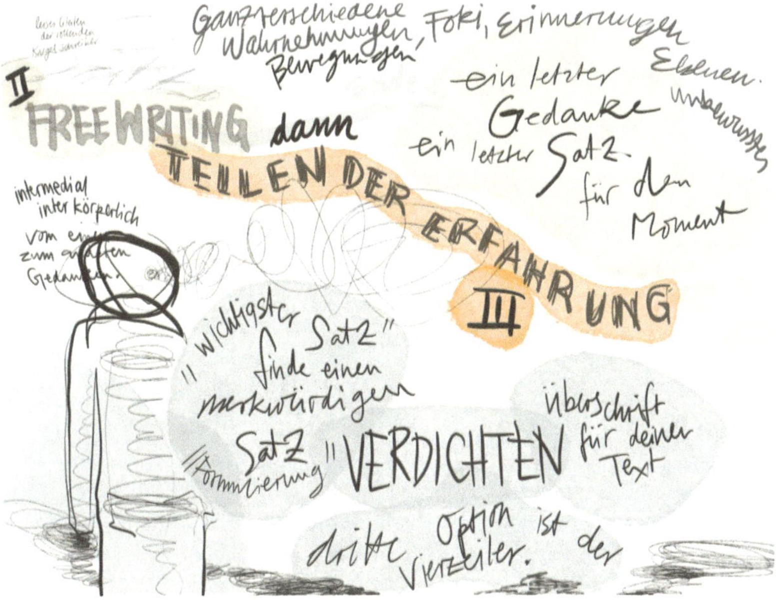

Abb. III.c: Schritte der Reflexionen.

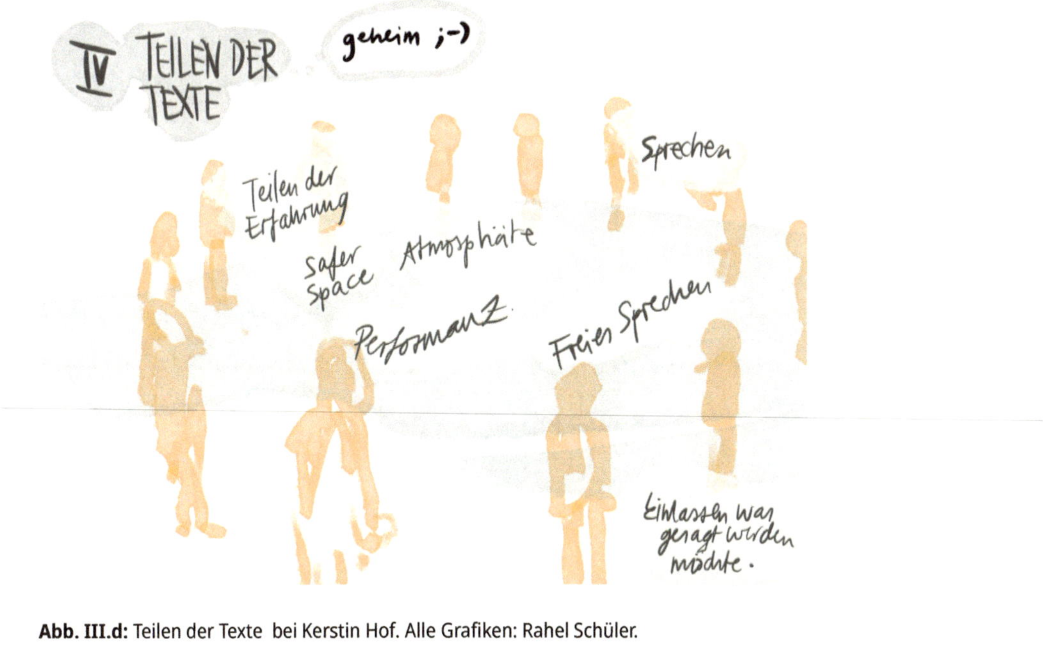

Abb. III.d: Teilen der Texte bei Kerstin Hof. Alle Grafiken: Rahel Schüler.

Kerstin Hof

Das hörende Herz erfahren und einüben. Ein Werkstattbericht über poetische Inventionen, individuelle und gemeinsame Spiritualitätserfahrungen

Abstract: Dieser Beitrag beschreibt zwei Werkstatt-Formate, die im Rahmen der Tagung „Künstlerische Therapien und Spiritualität" angeboten und durchgeführt wurden, und er stellt sie in den Kontext konzeptioneller und reflektierender Überlegungen.

Er beginnt mit einer Einordnung der Interventionsangebote in den Rahmen der Tagungsdramaturgie, stellt die Konzeption sowie gestalterische und didaktische Überlegungen vor, und er bezieht die Erfahrungen und Resonanzen der Umsetzung ein. Abschließend gibt die Autorin Empfehlungen zur Lektüre von zugrunde liegenden und weiterführenden theoretischen Texten, nämlich der evangelisch-theologischen „Theopoesie" von Dorothee Sölle, die Schriften des katholischen Religionsphilosophen Jaques Maritain „Creative Intuition in Poetry and Art", sowie die Ausführungen des Soziologen und Politikwissenschaftlers Hartmut Rosa zum Thema „Demokratie braucht Religion".

Abstract engl.: This article describes two workshop formats that were offered and implemented as part of the conference „Arts Therapies and Spirituality" and places them in the context of conceptual and reflective considerations.

It begins with a classification of the intervention offered in the framework of the conference dramaturgy, presents the concept as well as creative and didactic considerations, and includes the experiences and resonances of this implementation. Finally, the author makes recommendations for reading referential and further theoretical texts, namely the Protestant theological „Theopoesie" by Dorothee Sölle, the writings of the Catholic philosopher of religion Jaques Maritain „Creative Intuition in Poetry and Art", as well as the remarks of the sociologist and political scientist Hartmut Rosa on the subject of „Democracy needs religion".

Stichwörter: Poesie, Spiritualität, poetische Intervention, künstlerische Therapien, Poesietherapie, Theopoesie, Dorothee Sölle, Jaques Maritain, Creative Intuition in Poetry and Art, Hartmut Rosa, Demokratie und Resonanz, Resonanz, Andacht

Keywords: Poetry, spirituality, poetic intervention, artistic therapies, poetry therapy, theopoetry, Dorothee Sölle, Jaques Maritain, Creative Intuition in Poetry and Art, Hartmut Rosa, democracy and resonance, resonance, devotion

https://doi.org/10.1515/9783111386386-009

INTRO

Andachts-, Geist- und Sinnsuche und Sprache sind in unserer Kulturgeschichte eng miteinander verwoben. Die Entstehung der Poesie ist reich an Beispielen spiritueller Sprache und Motivation, wie z. B. Anrufungen, Gebete und Lobpreisungen.

Zwei Interventionsphasen waren im Rahmen der Tagung „Künstlerische Therapien und Spiritualität" vorgesehen, um ein möglichst ganzheitliches Lernerleben für die Teilnehmenden zu ermöglichen, das nach theoretischem Input durch Fachbeiträge mit kollegialem Austausch und Polylogen, Raum für individuelle gestalterisch-praktische „Verstoffwechslung" und für individuelle wie gemeinsame Begegnungen über medialen Austausch mit dem Thema öffnete.

So boten die frei wählbaren künstlerisch-therapeutischen Interventionsräume einen vielfachen und nachhaltigen Reflexionsraum in einer Art und Weise, die der beruflichen Praxis der Tagungsteilnehmenden entsprochen hat. Sie konnten sich auf vier künstlerisch-therapeutische Schwerpunktangebote – Kunst, Musik, Poesie, Psychodrama – aufteilen.

Und da die Tagung gut besucht war, wurde es im Seminarraum der Hochschule für Bildende Kunst Dresden voll, den ich für die gemeinsame Arbeit vorbereitet hatte. Eine Stunde war dafür angesetzt, maximal 40 Teilnehmende pro Interventionsraum waren zugelassen.

TAKE I

Der Ausschreibungstext: Poetic Digest – Eine Einladung zum kreativen „Safer Space" für Geist, Leib und Seele: Freewriting, freie Bewegung zu Musik und visuelles Skizzieren kommen in dieser intermedial-poetischen Werkstatt zum Einsatz, um einen individuellen gestalterischen Resonanzraum zur ermöglichen. Verschiedenen Arbeitssettings, Dyaden, Triaden, Polyaden, wechseln sich ab, ebenso Phasen der Introspektion-Expression und des Austausches. Am Ende stehen temporäre poetische Verdichtungen – individual and common poetic spirit.

Der vorbereitete Seminarraum war gut gefüllt, und nach der Begrüßung war es ein erster wichtiger Schritt, den gemeinsamen Rahmen für das kommende Tun transparent zu machen. Ich habe dabei auf langjährige gute Erfahrungen in der Rahmengestaltung künstlerisch-poetischer Werkstätten zurückgegriffen, die ich unter der Überschrift „Der gute Rahmen" benenne. Für dieses Format hängte ich ein für alle sichtbares Plakat mit Basis-Absprachen in den Raum, worüber ich mich gleich zu Beginn mit den Teilnehmenden verständigte:

Der gute Rahmen. Rahmungen – Schreiben als ästhetische Resonanzbeziehung (Hof 2020)

- freiwillig
- selbstverantwortlich
- wertschätzend
- von sich selbst sprechen
- open minded, not judgmental
- safe space

Trotz der Kürze der Zeit und der relativen Enge im Raum, konnten sich die Teilnehmenden sehr gut auf das intermediale Design einlassen. In der Reihenfolge – Bewegung zu Musik (Keith Jarrett: The Köln Concert), freies Skizzieren, Austausch in Dyaden, assoziatives Schreiben zu „Spiritualität"-Verdichten-Vorlesen – entstand ein qualitativer und produktiver Prozess, der sowohl individuellen Wahrnehmungen als auch subjektiven Ausdrucksweisen Raum bot. Es war außerdem möglich, diese Erfahrungen in Gestaltung und Gespräch zu teilen und zu reflektieren.

Durch die straff gefasste zeitliche Rahmung entstanden pointierte Resultate, wie die Teilnehmenden in ihren Kurz-Feedbacks zufrieden und zum Teil erstaunt zum Ausdruck brachten. Sie haben die Atmosphäre des konzentrierten Miteinanders im Werkstattraum als sehr anregend und inspiriert erlebt, was einen positiven Einfluss auf die künstlerisch-poetische Erfahrung hatte.

TAKE II

Der zweite Intervention fand zum Thema „Poesietherapie und Spiritualität" statt, und ermöglichte allen Tagungsteilnehmenden im 20-Minuten-Turnus ein Rotieren in drei weiteren Angeboten zu den Themen Musik-, Kunst- und Theatertherapie. Das Format hatte in dieser Geschwindigkeit etwas Sportliches, was ich als eine Art „künstlerisches Zirkeltraining" benannte.

Ausschreibungstext: „Poetic Spirtuals – Geist – Spirit", Sinnsuche und Sprache sind anthropologisch und wissensgeschichtlich untrennbar mit einander verbunden. Die Entstehung der Poesie, insbesondere die Lyrik, ist voller Beispiele geistiger, seelischer und auch körperlicher Auseinandersetzung über die Sprache als Kunstform. Anrufungen, Beschwörungen, Gebete, Lobpreisungen und Klagepoesie sind allen Kulturen bekannt. In der Gegenwart zeigt sich die spirituelle Dimension gestalteter Sprache unter anderem in der Theopoesie von Dorothee Sölle (1999) und den „spirituals" afroamerikanischer Gottestdienstkultur. Dieser Workshop lädt ein, in diese Tradition mit eigenen Schreib- und Leseerfahrungen einzutauchen und daraus zu schöpfen.

Das Plakat mit dem „Guten Rahmen“ hing noch im Raum, den ich in der Mittagspause für die zweite Intervention einer poetischen Auseinandersetzung und Gestaltung neu präpariert hatte. Drei Wände konnten eingesetzt werden, um mit weiteren vorbereiteten poetischen und religiösen Texten sowie Schreibimpulsen sowohl eine kulturelle als auch eine literatur- bzw. kunsthistorische Vielfalt anzubieten. Ich wollte mit einer Auswahl von Texten aus unterschiedlichen Kulturen und Epochen, die ich großkopiert hatte, über einen eurozentristischen und kanon-theologischen Blick auf das Thema „Spiritualität“ hinausgehen.

So bot die eine Wand Lieder und Gebete aus dem Islam, dem Buddhismus, dem Judentum und aus den nordamerikanischen „Spirituals“ sowie – als eine Art „Übergangstext“, die Merseburger Zaubersprüche, ein vor-christliches Zeugnis von Sprachmagie und Herbeirufungsformel. Alle Texte waren im Original, auch in ursprünglicher Schrift, und in einer deutschen Übersetzung vorhanden.

An den anschließenden Wänden ordnete ich auf gleicher Höhe theopoetische Texte, ausgewählte Gedichte von Rainer Maria Rilke, Lyrik von Hilde Domin und Alltagspsalmen und Tischgebete aus der deutschsprachigen Gegenwart und jüngeren Geschichte an.

Eine weitere Wand bot Schreibstartimpulse aus der Kulturgeschichte des Schreibens, altertümliche und mittelalterliche Schreibspiele, serielle Gedichtmetrik, philosophische Fragen und Entwicklungsschritte für das Verfassen von Psalmen.

Die Teilnehmenden waren eingeladen, sich nach der Begrüßung und unseren Rahmenabsprachen, frei im Raum bewegen, und sich von einem Text und/oder Schreibimpuls finden zu lassen, das heißt, damit in Resonanz zu treten und aus dieser Resonanz heraus zu gestalten (Abb. 1).

Da der zeitliche Rahmen hier noch enger gefasst war und es sich zunehmend immer mehr Menschen in den vier Durchgängen zusammenfanden, entstanden besondere Bedingungen für diesen Interventionsraum. Das Lesen der Entwürfe und ein kurzer Austausch in Dyaden schlossen sich an und wer es mochte, konnte den eigenen Text auch noch in der großen Gruppe laut vorlesend teilen. Davon wurde gerne Gebrauch gemacht und es entstanden sehr berührende Momente, da es den Teilnehmenden möglich war, Einblick in sehr persönliche Gedanken, Empfindungen und Erfahrungen mit ihrer subjektiven Spiritualität zu geben. Sie hatten Worte dafür gefunden.

Die Resonanzen auf die entstandenen Texte schufen auch hier jedes Mal eine besondere Dichte in den Begegnungen, die von mehreren als eine Art „Aufladung“ erlebt wurde. Es entstanden zahlreiche, sehr angeregte Gespräche und ein vertrauensvoller, tiefer Austausch über den Interventionsraum hinaus.

Für mich bleiben diese Räume in besonderer Erinnerung, denn ich habe darin Momente der Andacht erlebt, die mir kostbar sind, und sie mit anderen geteilt.

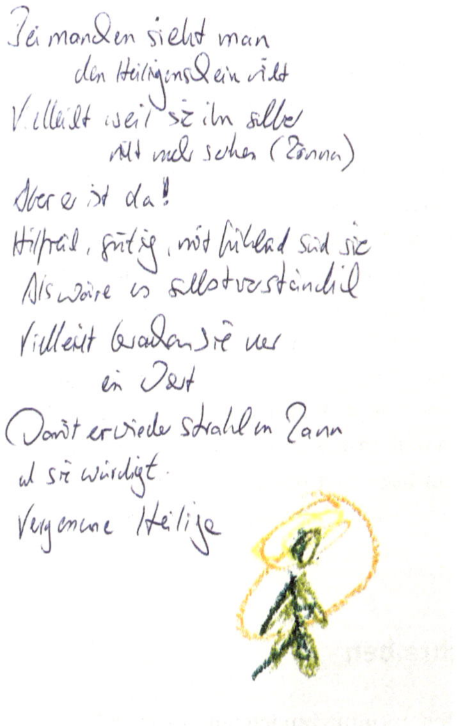

Abb. 1: Gedicht von Arndt Büssing, entstanden in diesem Workshop. Foto: Arndt Büssing 2022.

OUTRO

Meine eigene Spiritualitätserfahrung und -suche zieht sich durch meine persönliches und berufliches Leben, und findet sich auch in meiner Motivation zu schreiben, schreibend zu forschen und darin wieder, Menschen beim Schreiben, dem Hervorbringen ihrer eigenen Stimme und der für sie richtigen Worte im Schreiben und Sprechen zu begleiten.

Ich habe mich in meinen Veröffentlichungen und in meiner Lehre vielfach auf die Poetik von Hilde Domin bezogen, die unter anderem schreibt, dass „ein Dichter (…) den Mut braucht an die Anrufbarkeit der Anderen zu glauben" (Domin 2005).

Diese Bereitschaft zur „Anrufbarkeit" und der Mut, anzurufen, wurde insbesondere in der zweiten Interventionsrunde deutlich.

Von Anrufbarkeit spricht auch der Soziologe Hartmut Rosa, dessen Resonanz-Begriff (2019) ich schon mehrfach in den Kontext von Schreiben gestellt habe. Laut Rosa ist das Bedürfnis nach „Anrufen“ und „Anrufbarkeit“ ein urmenschliches, was sich in Religionen manifestiert und verortet und auch in diesem Rahmen rituell praktiziert wird. In diesem „Anrufen“ zeigt sich meines Erachtens eine Verwandtschaft von einer bestimmten Art von „be-ichender“, resonanter Schreibpraxis mit einer spirituellen Praxis, auch Mystik.

Es ist ein besonderes Phänomen, dass in diesem räumlich und zeitlich engen Rahmen und in methodisch-strenger Vielfalt ein so weiter und starker Resonanzraum entstanden ist, der die Beteiligten zu einer temporären „Community“ zusammenbrachte, die einander und ihren Worten zuhörten, lauschten, diese willkommen hießen und aufnahmen. Die Altphilologin Barbara Cassin beantwortet in ihrem Buch gestellte Frage „Nostalgie. Wann sind wir wirklich zuhause?“ so: „Wenn wir selbst, unsere Nächsten und unsere Sprache bzw. Sprachen willkommen sind.“ (Cassin 2021: 220). Vielleicht lässt sich das Erleben von „Community“ und „Andacht“ in diesem Sinne als eine Erfahrung von „Zuhause sein“, bei sich und auch mit anderen beschreiben.

Weiterlesen und weiterschreiben

Sozialisiert in evangelisch-christlicher Kultur, bin ich vor längerer Zeit in der Theopoesie von Dorothee Sölle (1999) ihrer Versprachlichung begegnet, die religiöse und gesellschaftspolitische Fragestellungen so fasst, dass sie eine subjektiv-religiöse Erfahrung zulassen und eine individuelle Auseinandersetzung ebenso wie eine über-individuelle Dimension ermöglichen.

Das Bedürfnis danach erkannte Dorothee Sölle als evangelische Theologin früh und konstatierte in ihrer Habilitationsschrift „Realisationen. Studien zum Verhältnis von Theologie und Dichtung nach der Aufklärung“ (Zillmann 1991):

- Die überkommene Kirchensprache sei nicht mehr geeignet, Menschen zu erreichen, Visionen weiterzutragen, ebenso wenig der akademische Ton der Theologie.
- Fragen und Suchen seien wichtiger als Wissen und Festschreiben: Diese existenzielle Haltung sei dem Gebet und der Poesie eigen, in dem sie das Erhabene ahnen, es umkreisen, auf seine Berührung hoffen.
- Religion und Poesie handeln von dem, was uns unbedingt angeht. Darin existiere eine Art Gleichberechtigung der beiden – im Wesentlichen.
- Das Visionäre im Menschen brauche eine besondere Sprache, befreit von Floskeln, alltagsnah und doch aus einer anderen Dimension.
- Die Poesie gebe dem Glauben ebenso Raum wie dem Politischen und dem Privaten.

- Gedichteschreiben verstand sie als Lebenselixier, als Weg, der Sehnsucht Ausdruck verleihen nach Geliebten, Familie, Freundinnen und Freunden.
- Und als Möglichkeit, Verbindung zu halten oder herzustellen zu Himmel und Erde, zu den Liebsten, zu sich selbst.

Interessante Bezüge in der Verbindung von Poesie und Spiritualität habe ich in der Beschäftigung mit den Schriften des katholischen Philosophen Jaques Maritain (1953: 111) gefunden:

> (...) Poetry's freedom resembles, thus, as Plato pointed out, the freedom of a child, and the freedom of play, and the freedom of dreams. It is none of these. It is the freedom of the creative spirit.
>
> And because poetry is born of this root life where the powers of the soul are active in common, poetry implies an essential requirement of totality or integrity. Poetry is the fruit neither of the intellect alone, nor of the imagination alone. Nay more, it proceeds from the totality of man, sense, imagination, intellect, love, desire, instinct, blood, and spirit together. And the first obligation imposed by the poet is to consent to be brought back to the hidden place, near the center of the soul, where this totality exists in the state of a creative source. (...).

Nachdem er Poesie als Kunst und elementare Äußerung des Menschseins definiert hat, stellt er die besondere Verbindung zwischen Poesie, einem vorbewussten Wissen und dem Metphysischen heraus (ebenda: 388f):

> Reduced to its pure and essential metaphysical exigency, such is, I believe, the deepest root of the poetic activity in the sense of artistic activity. This metaphysical root can be enmeshed by a tremendous amount of empirical conditioning, psychological and sociological, and by more obvious purposes of utility which we may see, for instance, in the purposes of magic in the most primitive painters, or in the natural human need for implements: but the metaphysical root is pre-supposed by these purposes and by this conditioning.

Bedeutsam ist mir noch das über das Individuelle hinaus Gehende, die soziale und gesellschaftlich-politische Dimension dieses Themas. Hartmut Rosa (2019, 2022) hat mit seiner Resonanztheorie bereits ein sehr geeignetes Vokabular und Repertoire für ein Beschreiben und Verstehen menschlichen Verhaltens in sozialen Bezügen erarbeitet und zur Verfügung gestellt. In der Resonanztheorie und auch in seiner Publikation „Demokratie braucht Religion" (Rosa 2022) verwendet auch er einen „Anrufbarkeits"-Begriff, wenn er das grundlegende Bedürfnis von Menschen beschreibt, in Austausch, Resonanz mit der sie oder ihn umgebenden Welt zu kommen.

> Früher habe ich immer gesagt, Demokratie funktioniert nur, wenn jede und jeder eine Stimme hat, die hörbar wird. In letzter Zeit komme ich aber mehr und mehr zu der Überzeugung: Es gehören auch Ohren dazu. Es reicht nicht, dass ich eine Stimme habe, die gehört wird, ich brauche auch Ohren, die die anderen Stimmen hören. Und ich würde noch darüber hinaus gehen und sagen, mit den Ohren braucht es auch ein hörendes Herz, das die anderen hören und ihnen antworten will. (Rosa 2022: 53)

Dieses Bedürfnis sollten eine Religion und eine Demokratie erfüllen, was sie aber oft genug schuldig bleiben, so Rosas Analyse der gegenwärtigen Situation.

> Meine heute zu vertretende These lautet, dass es insbesondere die Kirchen sind, die über Narrationen, über ein kognitives Reservoir verfügen, über Riten und Praktiken, über Räume, in denen ein hörendes Herz eingeübt und vielleicht auch erfahren werden kann. (Rosa 2022: 55f)

Viele Menschen suchen das in Religionen oder Spiritualität und finden es in den traditionellen Kirchen nicht, oder nicht mehr. Sie suchen es auch in einer Demokratie und finden es zu selten. Rosa spricht von einer „Krise der Anrufbarkeit" (Rosa 2022: 56).

Die Erfahrungen zeigen, nicht zuletzt auf dieser Tagung „Künstlerischer Therapien und Spiritualiät", das poetische, beziehungsweise künstlerisch-therapeutische Interventionen solche Räume sein können, in denen ein „hörendes Herz eingeübt und erfahren" werden kann.

Dass damit dem Künstlerischen eine religiöse Dimension zugeschrieben werden könnte, ist ein nächstes, zu untersuchendes und vielleicht auch zu problematisierendes Phänomen.

Literatur

Cassin B (2021) Nostalgie. Wann sind wir wirklich zuhause? Berlin: Suhrkamp Wissenschaft.

Domin H (2005) Das Gedicht als Augenblick von Freiheit. Frankfurt am Main: Frankfurter Poetik-Vorlesungen.

Hof K (Hg.) (2020) Dreierlei Mut. Collagen zur Relevanz von Poesie, Literatur und Schreiben in Gesellschaft und Gesundheit. Berlin/Hamburg: HPB University Press.

Hof K (2020) Rahmungen – Schreiben als ästhetische Resonanzbeziehung in Hof K (Hg) (2020). Dreierlei Mut. Collagen zur Relevanz von Poesie, Literatur und Schreiben in Gesellschaft und Gesundheit. Berlin/Hamburg: HPB University Press.

Maritain J (1953) Creative Intuition in Art and Poetry. The A.W. Mellon Lectures in the Fine Arts National Gallery of Art Washington. Bollingen Series XXXV-1, Pantheon Books New York, USA. (Zitierdatum: 3.3.2024). abrufbar unter: https://plato.stanford.edu/entries/maritain/.

Rosa H (2022) Demokratie braucht Religion: Über ein eigentümliches Resonanzverhältnis, München: Kösel.

Rosa H (2019) Resonanz. Eine Soziologie der Weltbeziehung. Frankfurt a. Main: Suhrkamp.

Sölle D (1999) Was ist Theopoesie? In Szogun AK (Hg) Erfahrungräume. Theologische Beiträge zur kulturellen Erneuerung. In Hoch K & Kern U(Hg) Rostocker Theologische Studien, Band 3. Münster: LIT Verlag. 31ff.

Zillmann B (Hg) Dorothee Sölle. Poesie als Gebet. Eine Biografie in Gedichten. Berlin: Wichern.104ff.

Quelle

Keith, Jarrett (1975). The Köln Concert. ECM Records 1064/65 in 1986

Abbildung

Abb. 1 Gedicht von Arndt Büssing, entstanden in diesem Workshop. Foto: Arndt Büssing. Mit freundlicher Genehmigung

Reflexionen mit Senta Connert

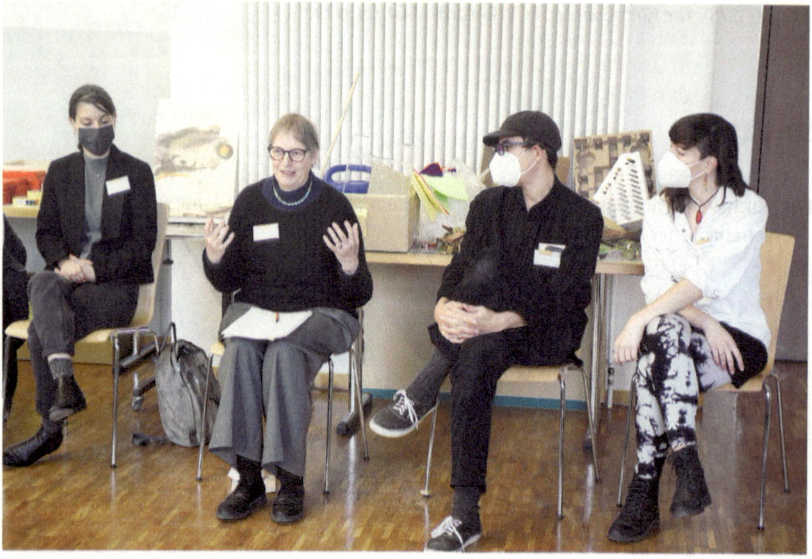

Abb. III.e: Reflexionen mit Senta Connert 1.

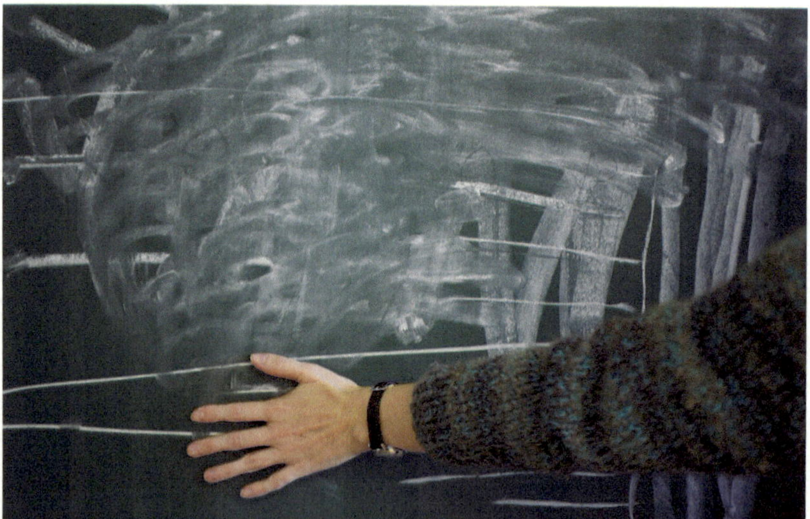

Abb. III.f: Reflexionen mit Senta Connert 2.

https://doi.org/10.1515/9783111386386-010

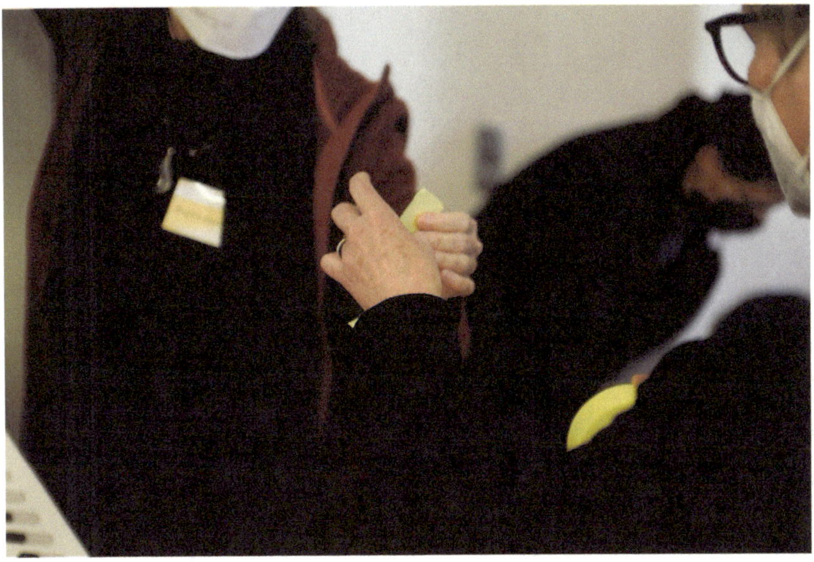

Abb. III.g: Reflexionen mit Senta Connert 3.

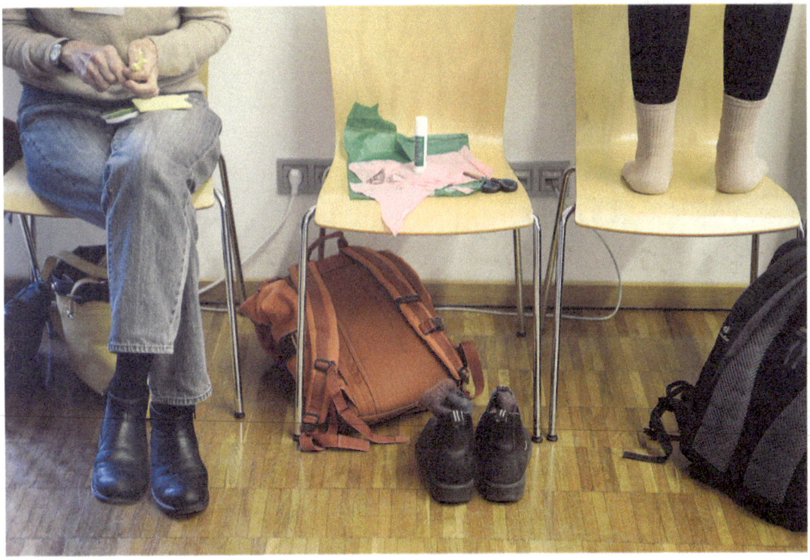

Abb. III.h: Reflexionen mit Senta Connert 4. Alle Fotos: Pietro Sabatelli.

Reflexionen mit Eckhard Frick

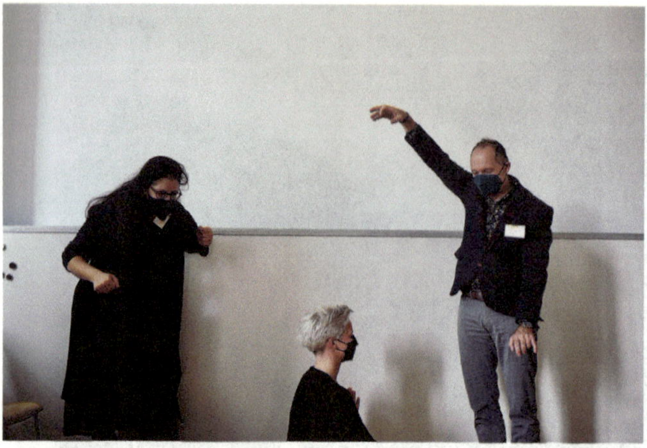

Abb. III.i: Reflexionen: Eckhard Frick Szene 1.

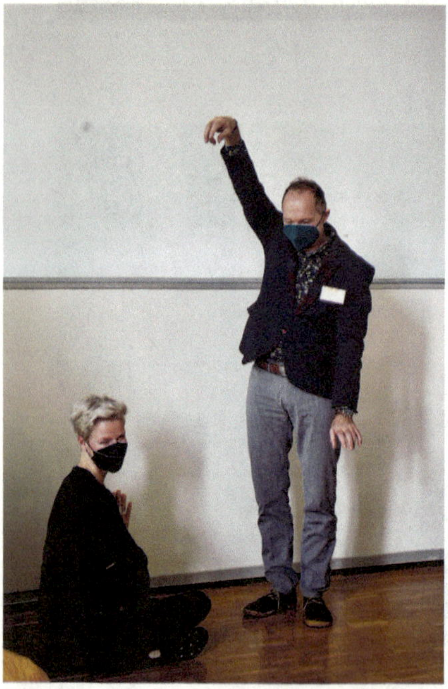

Abb. III.j: Reflexionen: Eckhard Frick Szene 2.

https://doi.org/10.1515/9783111386386-011

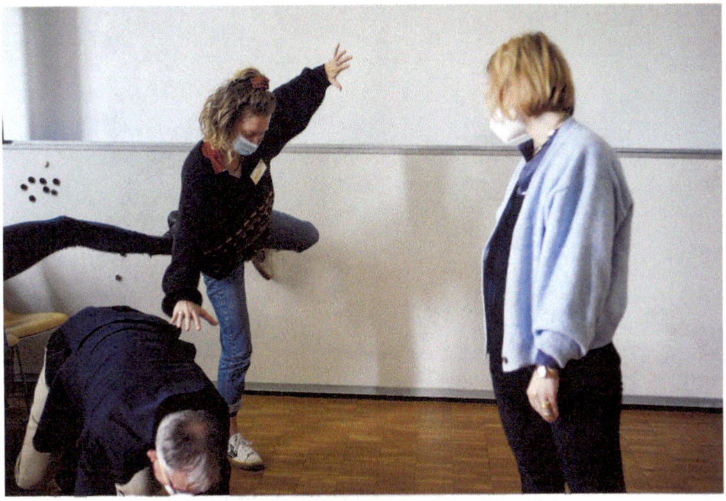

Abb. III.k: Reflexionen: Eckhard Frick Szene 3.

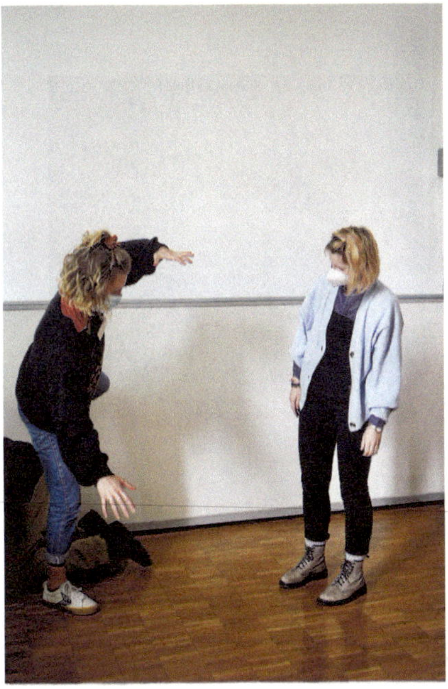

Abb. III.l: Reflexionen: Eckhard Frick Szene 4. Alle Fotos: Pietro Sabatelli.

Scrapbooktische mit Lisa-Maria Kraus

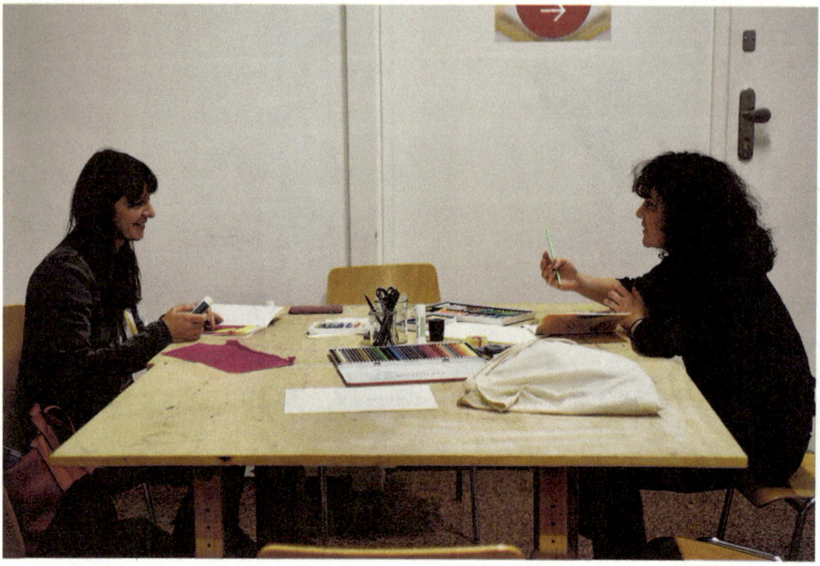

Abb. 17: Begegnung am Scrapbooktisch.

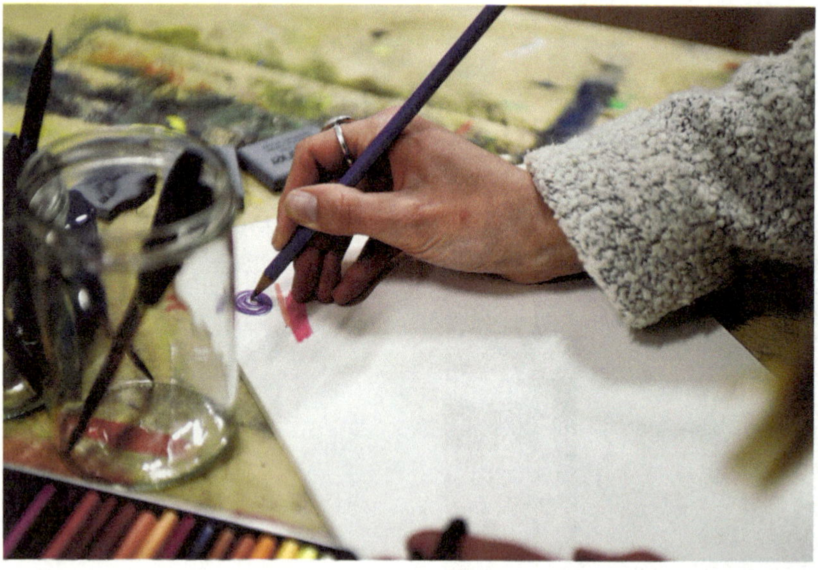

Abb. 18: Gestalten der Scrapbooks.

https://doi.org/10.1515/9783111386386-012

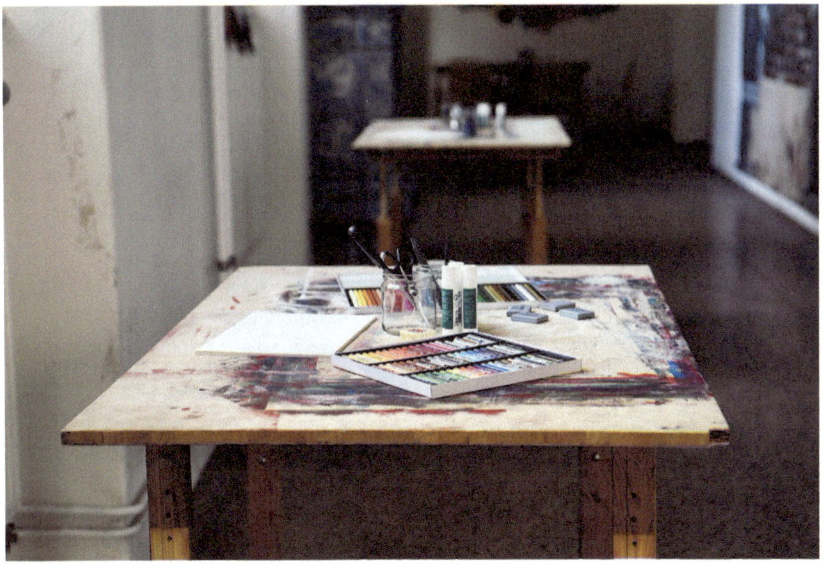

Abb. 19: Ein Scrapbooktisch.

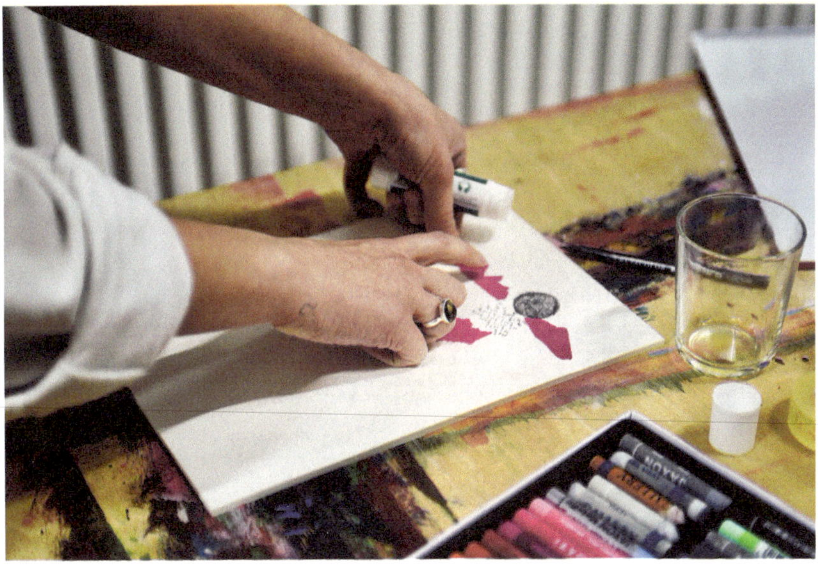

Abb. 20: Gestalten am Scrapbooktisch. Fotos von Lisa-Maria Kraus und Pietro Sabatelli.

Überblick des Nachmittags

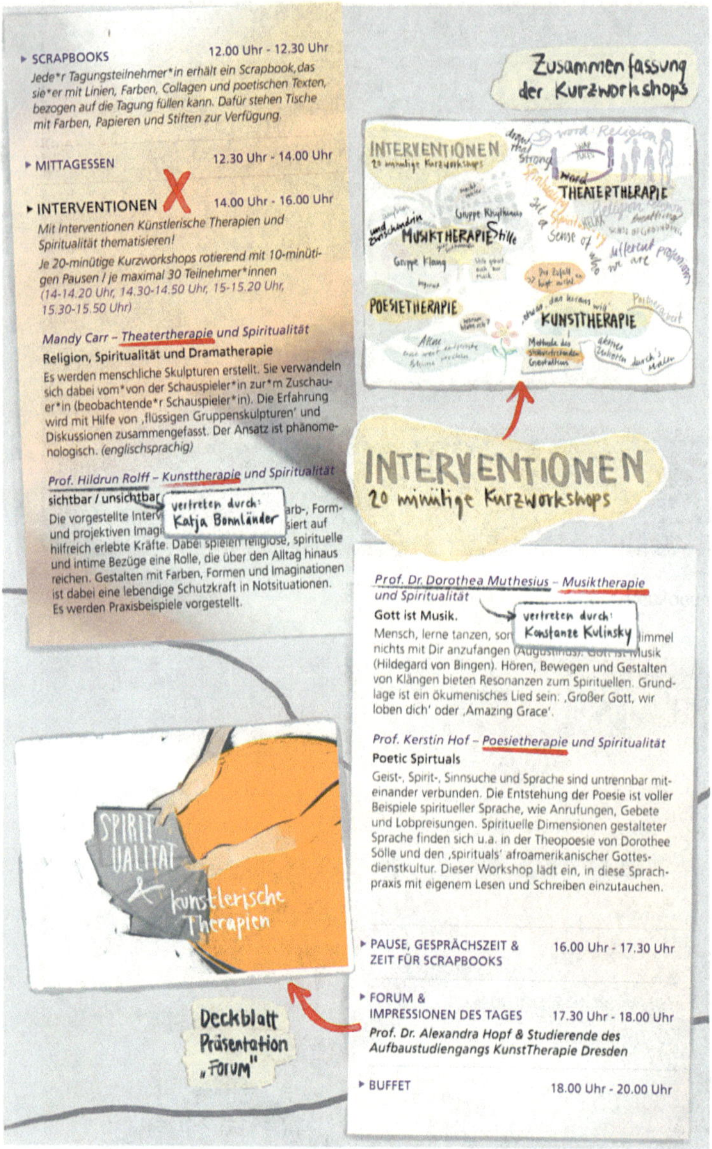

Abb. 21: Überblick des Nachmittags mit Interventionen und Forum.

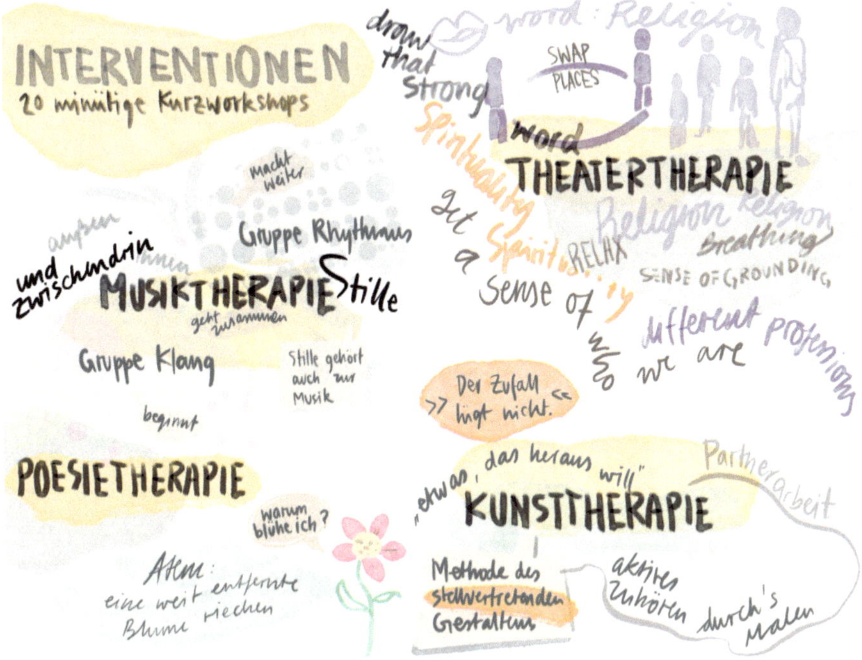

Abb. 22: Interventionen im Überblick. Beide Grafiken: Rahel Schüler.

IV Interventionen

Interventionen: Kunsttherapie mit Katja Bonnländer

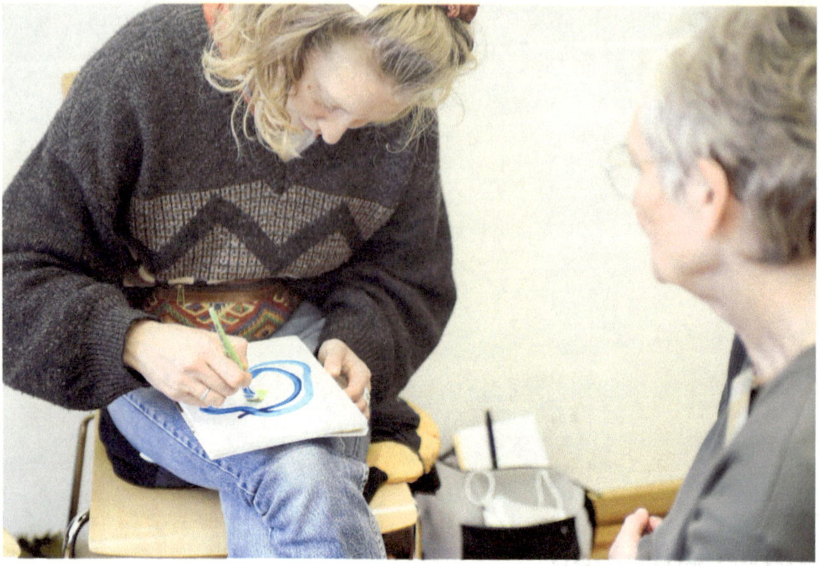

Abb. IV.a: Interventionen: Kunsttherapie unter der Anleitung von Katja Bonnländer.

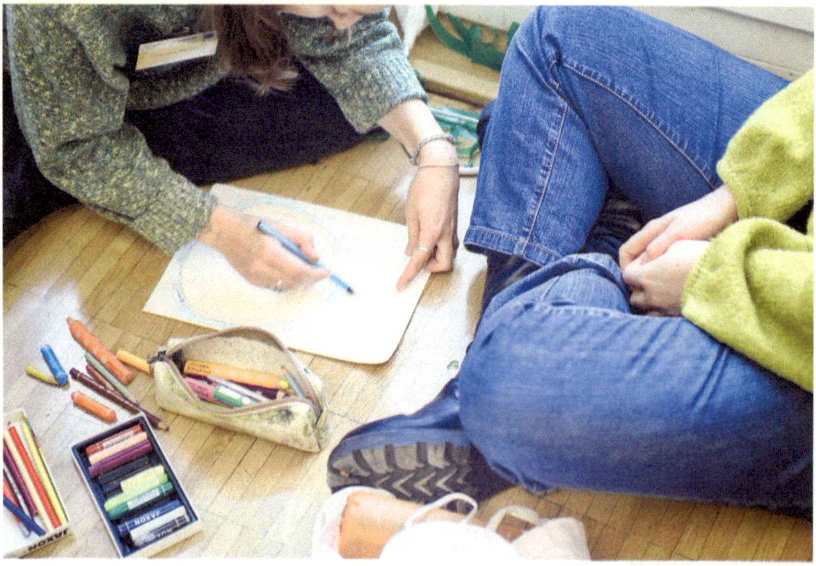

Abb. IV.b: Interventionen: Katja Bonnländer.

https://doi.org/10.1515/9783111386386-013

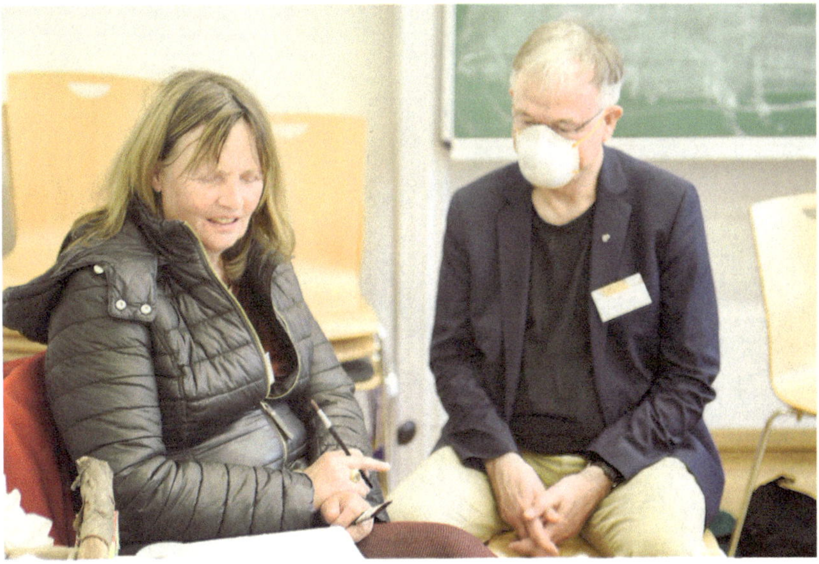

Abb. IV.c: Kunsttherapie mit Katja Bonnländer.

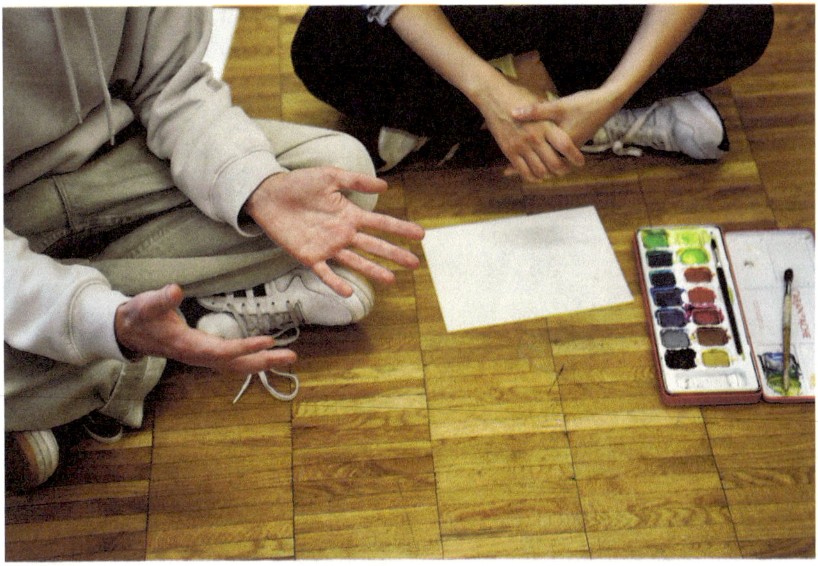

Abb. IV.d: Kunsttherapie Alle Fotos: Pietro Sabatelli.

Interventionen: Musiktherapie mit Konstanze Kulinsky

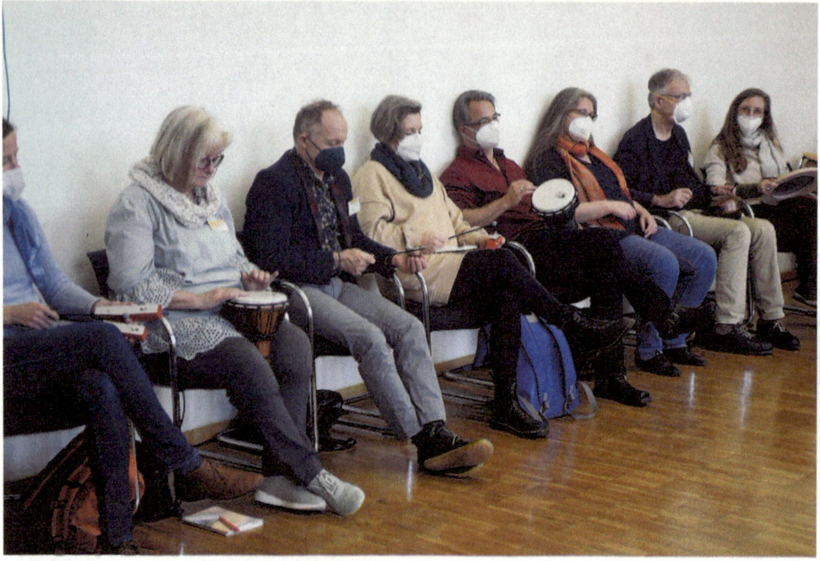

Abb. IV.e: Workshop: Interventionen mit Konstanze Kulinsky.

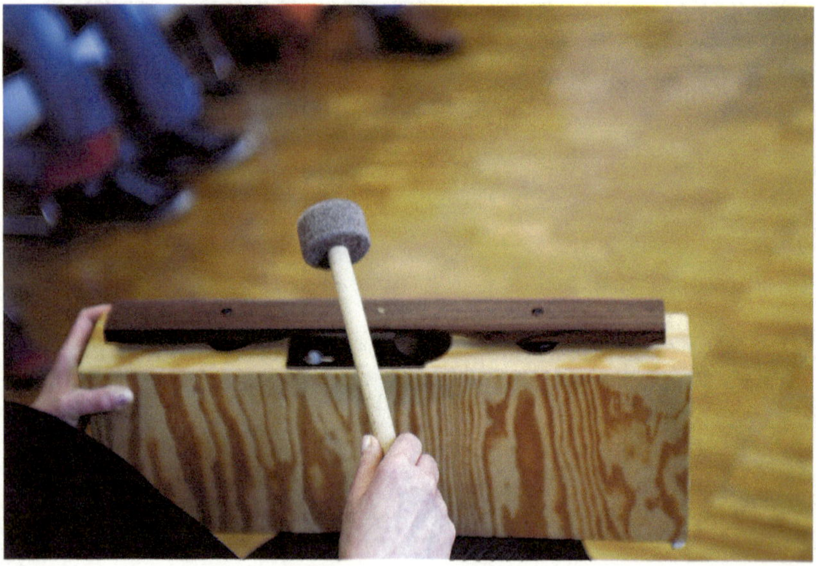

Abb. IV.f: Musiktherapeutische Interventionen.

https://doi.org/10.1515/9783111386386-014

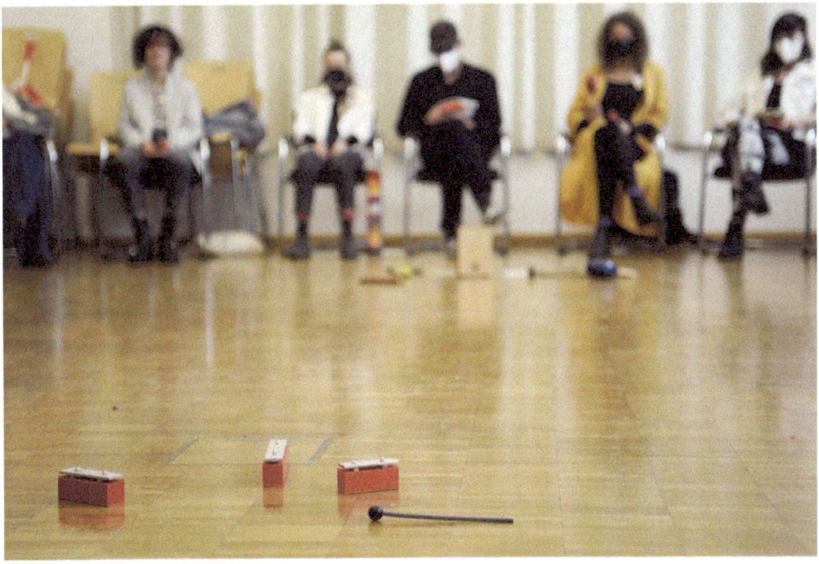

Abb. IV.g: Workshop Konstanze Kulinsky.

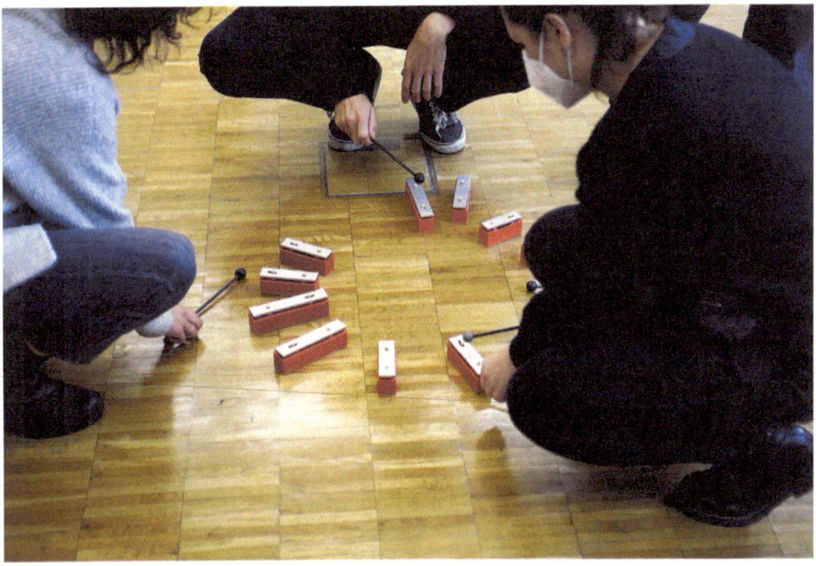

Abb. IV.h: Interventionen mit Musik. Fotos: Pietro Sabatelli.

Poetische und Intermediale Interventionen mit Kerstin Hof

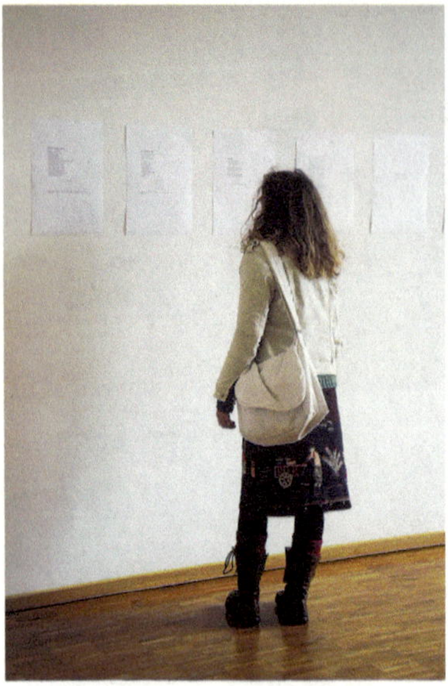

Abb. IV.i: Poetische und Intermediale Interventionen mit Kerstin Hof 1.

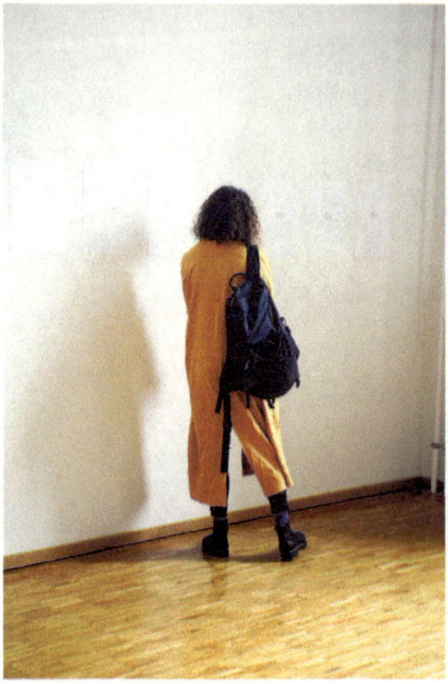

Abb. IV.j: Poetische und Intermediale Interventionen mit Kerstin Hof 2.

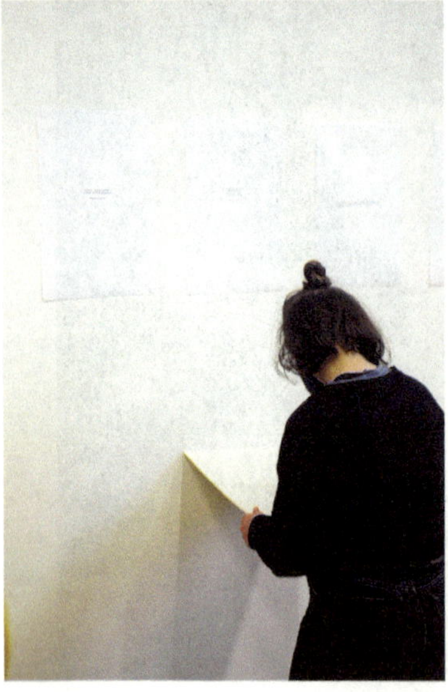

Abb. IV.k: Interventionen und interaktive Rauminstallation 3.

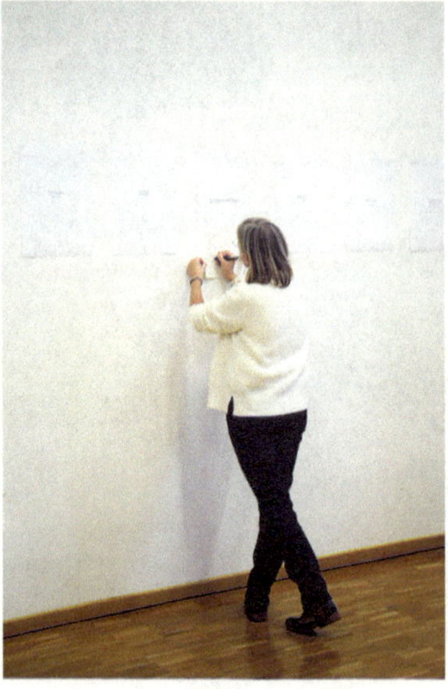

Abb. IV.l: Interventionen und interaktive Rauminstallation 4. Alle Fotos: Pietro Sabatelli.

https://doi.org/10.1515/9783111386386-015

Forum & Impressionen des Tages

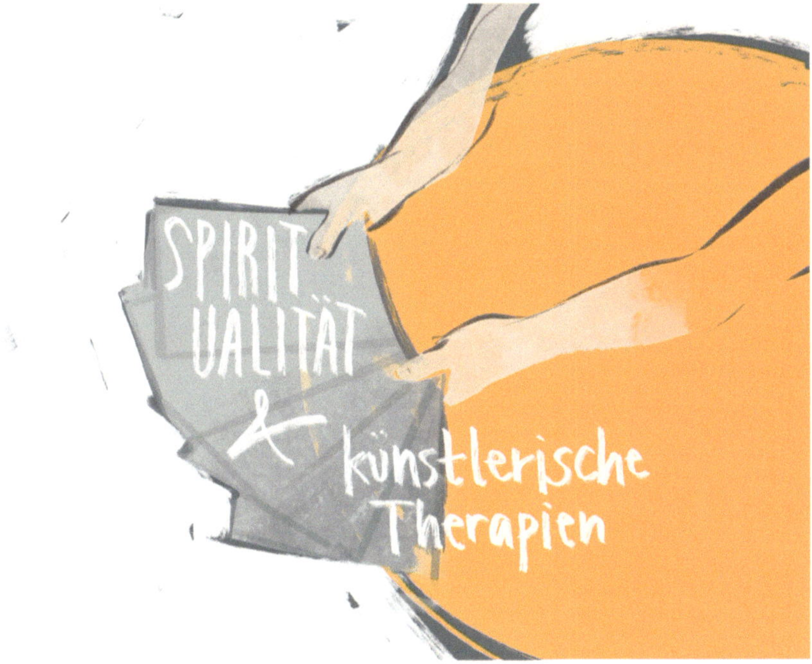

Abb. 26: Forum & Impressionen des Tages (Deckblatt der Präsentationen im Forum). Grafik: Rahel Schüler.

Pietro Sabatelli

Sensibles Objektiv

Während der Tagung „Künstlerische Therapien und Spiritualität“, die vom 20. bis zum 22. Oktober 2022 an der Hochschule für Bildende Künste in Dresden stattfand, hatte ich die Ehre, die Veranstaltung als Künstler fotografisch zu begleiten. Meine Aufgabe bestand darin, „Begegnungen“ des Publikums während der Gesamtversammlungen, aber auch in einigen Workshops, an denen ich teilnahm, einzufangen und zugleich die Atmosphäre während der Pausen und des Abendessens festzuhalten.

Einige Stunden vor der offiziellen Eröffnung hatte meine Arbeit bereits begonnen. Ein besonderer Moment fiel mir auf und blieb in meinem Gedächtnis haften: ein klarer Kontrast zwischen dem Licht, das ein großes, schmales Fenster filterte, und dem in samtige Dunkelheit getauchten Raum, der leer war und auf die Teilnehmer/-innen wartete. Dieser Raum war das Labortheater der Hochschule, dessen Wände vollkommen schwarz gestrichen waren. Mein Blick wurde von einer vertikalen Linie absorbiert, die das Fenster in zwei Hälften teilte und einen neuen Raum schuf. Dieser Moment während der Tagung markierte einen neuen Abschnitt in meinem Werdegang, nachdem ich zwei Jahre lang (2020–2022) an der Hochschule für Bildende Künste in Dresden unter der Leitung von Professorin Alexandra Hopf Kunsttherapie studiert hatte.

Diese Ausbildung war ein Wendepunkt in meinem Leben, an dem ich Ressourcen und Fähigkeiten entdecken konnte, von denen ich nicht wusste, dass ich sie besaß. Vor dieser Zeit studierte ich von 2011 bis 2014 zunächst in Rom und dann an der Hochschule für Bildende Künste in Dresden im Fachbereich Bildende Kunst. Dort erhielt ich 2018 mein Diplom und 2020 den Titel Meisterschüler.

Diese Jahre voll prägender Lernerfahrungen haben zur Entwicklung meines künstlerischen Ansatzes beigetragen, der poetische Eigenschaften von Baumaterialien untersucht und würdigt, sich aber nicht auf diese beschränkt. Ich verbinde verschiedene Materialien mit minimalen Eingriffen, die Betrachter/-innen direkt mit den physischen und sinnlichen Eigenschaften der Materialien in Verbindung bringen.

Darüber hinaus ist die Linie in meiner Arbeit allgegenwärtig. Sie erzeugt Räume, die durch Leere, aber auch durch subtile Farbtöne oder insbesondere durch Licht- und Schattenkontraste suggeriert werden. Dieser Kontrast ist auch eines der wichtigsten Elemente im Medium der Fotografie. Ein Medium, das ich in meiner Arbeit ständig verwende, um vorwiegend architektonische Details in Stadtlandschaften an unterschiedlichen Orten und Ländern, die ich besuche, festzuhalten.

Ein fotografischer Rahmen rückt architektonische Fragmente ins Licht und verwandelt sie in geometrische Formen. So wird es mir möglich, eine Verbindung mit dem beobachteten Objekt oder Material einzugehen. Mit der daraus resultierenden

https://doi.org/10.1515/9783111386386-016

Fotografie reanimiere ich ein Wirklichkeitsfragment: mein Beobachtungsprozess hinterfragt dieses Fragment, auf der Lauer nach einem pontyschen (Maurice Merleau Ponty) „inneren" Phänomen, das durch die Aktion des Beobachtens ausgelöst wird.

Unter dem Thema „Begegnung" sah ich während der Tagung meine Aufgabe darin, gerade während der allgemeinen Präsentationen mit allen Anwesenden im Theatersaal, aber auch im Verlauf während unterschiedlicher Workshops, die Teilnehmer/-innen in besonderen Momenten zu fotografieren. Die Schwierigkeit bestand darin, das Fotografieren von Personen zu vermeiden, die dies nicht wünschten und dies mit einem Klebepunkt kenntlich machten. Die Anzahl der Personen war sehr groß und mit anderen gemischt, die kein Problem damit hatten, sich fotografieren zu lassen. Diese Einschränkung hatte meinen Blick stark beeinflusst. Ein Umgang mit dieser Einschränkung, war, dass ich mich auf die Suche nach Körperteilen machte, nach Beinen, Händen, Rücken, versteckten Blicken oder Schatten. So entstand eine gewisse Poetik, bei der die Extremitäten von Teilnehmer/-innen aufeinandertrafen und sich vermischten, um teilweise abstrakte Formen und Assoziationen zu erschaffen.

Anders war es in den Pausen, während denen ich mich für einen radikalen Perspektivwechsel entschied. Beispielsweise ermöglichte es mir Lage der Getränkebar die Bewegungen und Begegnungen der Menschen aus der Vogelperspektive einzufangen. Dies führte zu Ansichten und Kompositionen, in denen die gedrungenen Körper wie die beweglichen Teile eines Flipperautomaten aussahen.

Schließlich bestand meine Arbeit auch darin, einige der künstlerisch-therapeutischen Interventionen in den unterschiedlichen Workshops mit kleinen Personengruppen zu dokumentieren. Es waren intimere Konstellationen und andere Perspektiven als die im Theatersaal. Bei diesen kurzweiligen Workshops konnte ich mich beinahe unbemerkt, wie ein Schatten, zwischen den Teilnehmer/-innen bewegen. Ich nahm den Rhythmus ihrer Bewegungen in mich auf und wagte mich manchmal weiter vor, als sie nur zu beobachten. Es gab Momente, in denen ich das Objektiv meiner Kamera nicht mehr wahrnahm – mein Auge ging durch die Linse hindurch – und ich fühlte mich direkt mit dem Workshopgeschehen verbunden. Ich empfand meine Kamera wie eine Erweiterung meiner selbst. Die Fotografien, die aus dieser Erfahrung entstanden sind, sind etwas anderes als eine Suche nach Formen. Sie sind vielmehr Ausschnitte geteilter Emotionen, als ob das beobachtende Auge des Fotografen an der Szene teilnimmt und einbezogen wird. Die Kamera wurde zu einem Raum, der sowohl das fotografierte Subjekt als auch das fotografierende Subjekt einschließt.

Lisa-Maria Kraus

Eindrücke von den Scrapbookinseln der Tagung „Künstlerische Therapien und Spiritualität“

Die Tagung „Künstlerische Therapien und Spiritualität“, die vom 20. bis zum 22. Oktober 2022 an der Hochschule für Bildende Künste in Dresden stattfand, bot den Teilnehmenden neben interessanten Impulsvorträgen und vielseitigen Workshops auch die Möglichkeit, sich künstlerisch mit den Inhalten der Tagung auseinanderzusetzen. Eine zentrale Rolle spielte hierbei das *Scrapbook*, welches jeder*m Teilnehmenden zu Beginn der Tagung ausgehändigt wurde und an dafür eingerichteten Tischen bearbeitet werden konnte. Ein *Scrapbook* ist ein kreatives Album, in dem „Schnipsel“ (englisch „scraps“) wie Bilder, Texte, Zeichnungen oder andere Erinnerungsstücke gesammelt und gestaltet werden. Ziel ist es, wertvolle Inhalte und Erinnerungen festzuhalten und so auf nachhaltige Weise eine Gesamtatmosphäre oder bestimmte Inhalte zu bewahren.

Das *Scrapbook*, das ich zu diesem Anlass in Form eines Heftes entworfen habe, schuf durch sein handliches DIN-A5-Format einen intimen, persönlichen Raum. Das *Scrapbook* umfasste insgesamt 12 Seiten und diente dazu, Eindrücke und Erkenntnisse der Tagung in künstlerischer Form festzuhalten. Pro Seite gab es ein gestalterisches Interventionsangebot, wie etwa spontane Farbresonanzen zum Thema Spiritualität oder der Anregung Linien als Resonanz zu den Workshops zu ziehen und diese in Verbindung zu bringen.

Die Impulse waren dabei auf den Ablauf der Tagung bezogen, aber auch soweit offengehalten, dass die Teilnehmenden genügend Freiheit für eigene Ausdrucksweisen hatten.

Die Tagungsgäste gingen sehr unterschiedlich mit den *Scrapbooks* um. Einige nutzten die bereitgestellten Materialien (Stifte, Kleber, Scheren, Kreiden, Gouachefarben und Krepppapiere) für bunte, vielseitige Gestaltungen, in denen Farben, Formen und Materialien frei verwendet wurden, um ihre innere Reflexion zum jeweiligen Thema sichtbar zu machen. Andere konzentrierten sich darauf, wichtige Zitate oder Gedanken aus den Vorträgen und Workshops schriftlich festzuhalten. Die Vielfalt der Herangehensweisen und die Umsetzungen zeigten die unterschiedlichen Perspektiven und Interessen der Teilnehmenden.

Besonders eindrucksvoll war der lebhafte Austausch, der an den *Scrapboo*kinseln im Rahmen der Tagung entstand. Die Teilnehmenden kamen aus verschiedenen Workshops der Poesie-, Musik-, Drama- oder Kunsttherapie und brachten dementsprechend neugewonnene Perspektiven mit. Der gemeinsame Austausch unterein-

https://doi.org/10.1515/9783111386386-017

ander ermöglichte es den Teilnehmenden nicht nur ihre eigenen Erfahrungen zu vertiefen, sondern auch die Eindrücke der anderen kennenzulernen und zu reflektieren. Oft führten die Gespräche untereinander zu neuen Wahrnehmungen und somit zu einem vertieften Verständnis der Tagungsinhalte.

Manchmal dienten die *Scrapbooktische* auch als Ort des gegenseitigen Kennenlernens. Die lockere und kreative Atmosphäre trug dazu bei. Neben dem fachlichen Austausch über die Tagungsinhalte boten die Tische* Raum für Gespräche über die eigenen beruflichen Berührungspunkte mit dem Thema „Künstlerische Therapien und Spiritualität".

In meiner Rolle als Ansprechperson der *Scrapbookinseln* verstand ich mich vor allem als Raumgebende. Meine Aufgabe bestand darin, die Tische einladend zu gestalten und eine Atmosphäre des Miteinanders zu schaffen. Das Angebot sollte zum kreativen Ausdruck anregen und den zwanglosen Austausch unter den Teilnehmenden fördern. Die eigentliche Arbeit leisteten die Teilnehmenden selbst, indem sie die Inhalte der Tagung kreativ verarbeiteten.

Insgesamt waren die *Scrapbookinseln* besondere Räume innerhalb der Tagung: Orte der persönlichen Reflexion, des künstlerischen Ausdrucks, der Begegnung und des gemeinsamen Austauschs. Dieser Atmosphäre war es zu verdanken, dass sich Teilnehmende nochmals anders auf Tagungsinhalte einließen und diese durch das Zusammenspiel von Gestaltung und Gespräch intensiv und vielschichtig erlebten. Die künstlerische Auseinandersetzung ermöglichte den Teilnehmenden sich auf einer anderen Ebene mit dem Thema der „Künstlerische Therapien und Spiritualität" auseinanderzusetzen und ihre Einsichten, Eindrücke und Erfahrungen nachhaltig zu vertiefen.

Buffet und Abendessen

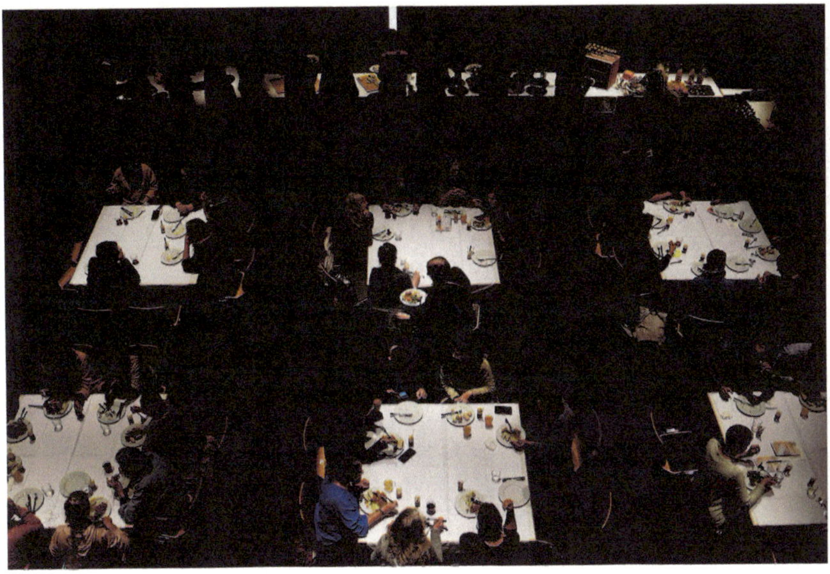

Abb. 27: Buffet und gemeinsames Abendessen im Labortheater.

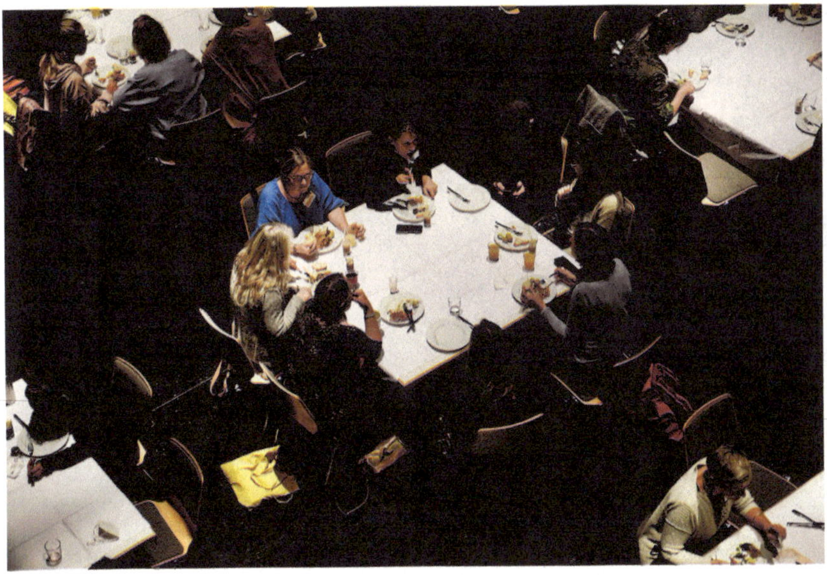

Abb. 28: Abendessen von der Bühnengalerie des Labortheaters aus gesehen.

https://doi.org/10.1515/9783111386386-018

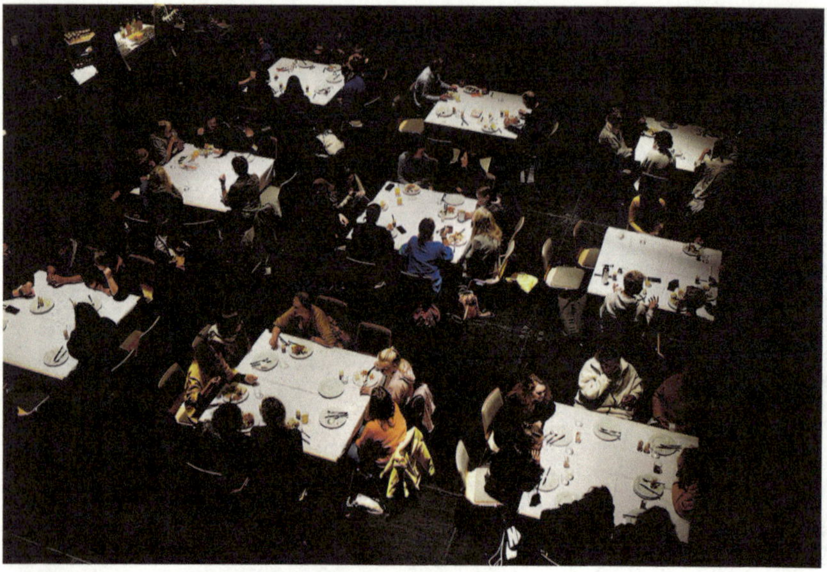

Abb. 29: Abendgesellschaft von der Bühnengalerie aus.

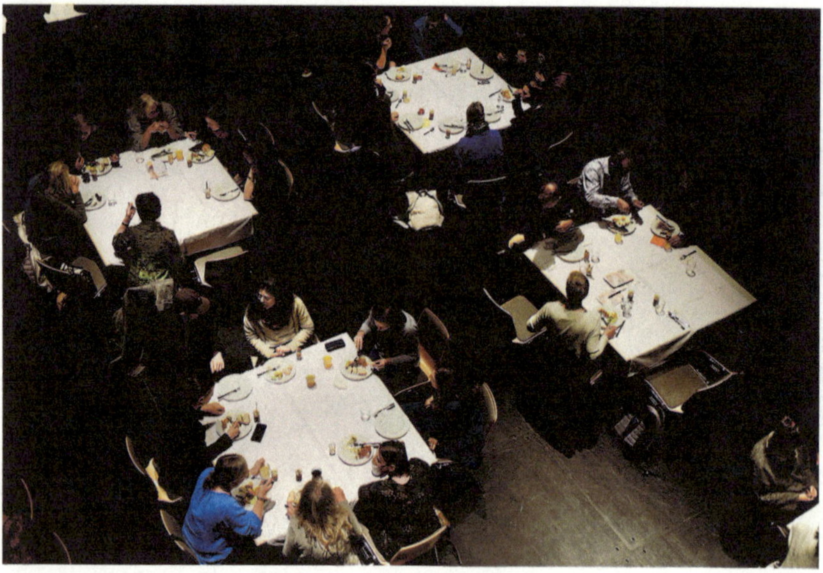

Abb. 30: Buffet und Abendgesellschaft. Alle Fotos: Pietro Sabatelli.

22.10.2022

V Reflexionsräume

Reflexionsräume

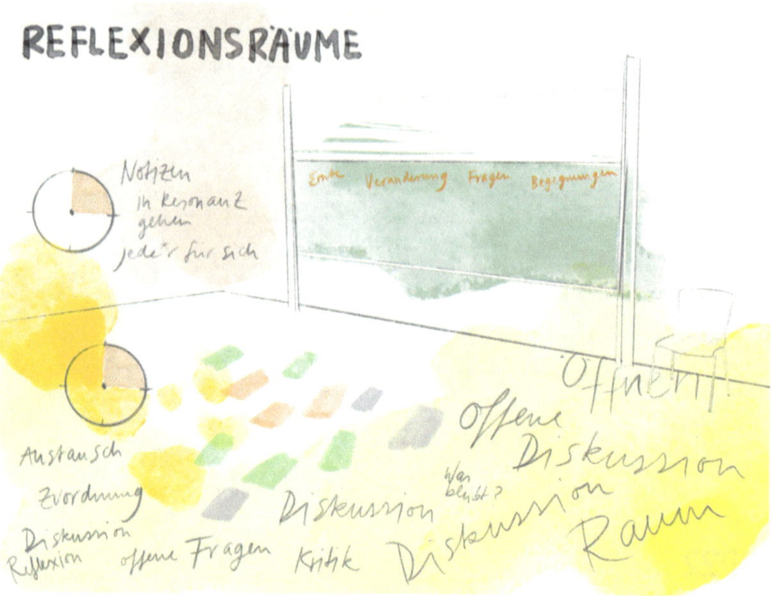

Abb. V.a: Start im Reflexionsraum von Alexandra Hopf. Grafik: Rahel Schüler.

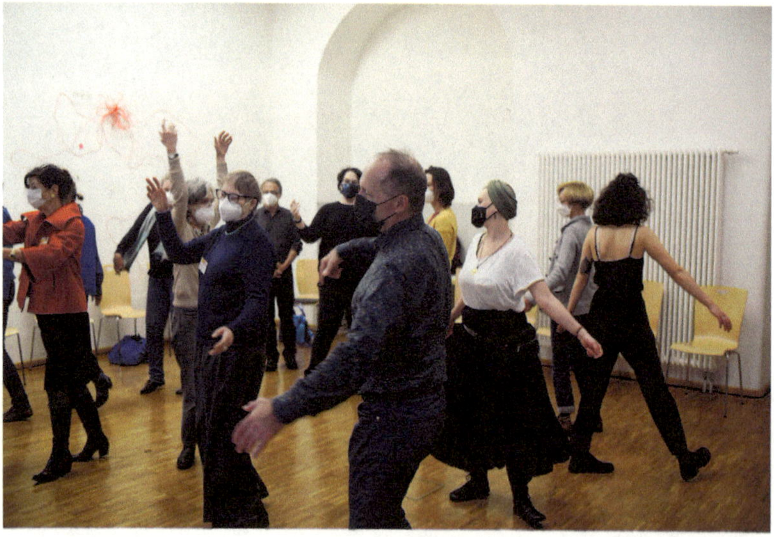

Abb. V.b: Reflexionsraum Johannes Junker. Foto: Pietro Sabatelli.

https://doi.org/10.1515/9783111386386-019

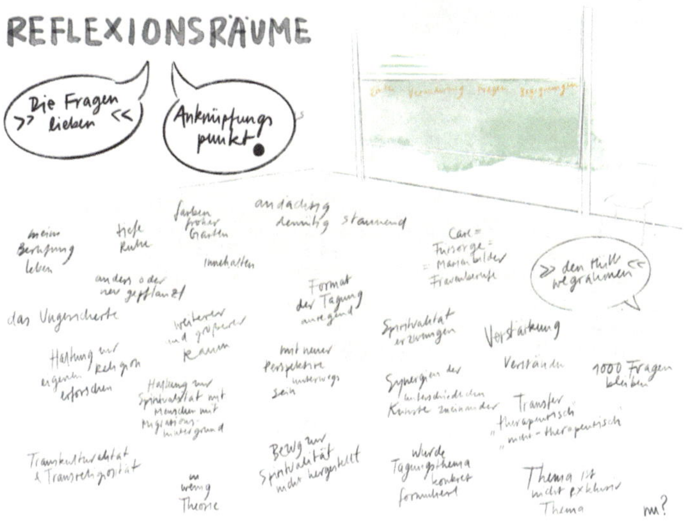

Abb. V.c: „Die Fragen lieben" im Reflexionsraum von Alexandra Hopf. Grafik: Rahel Schüler.

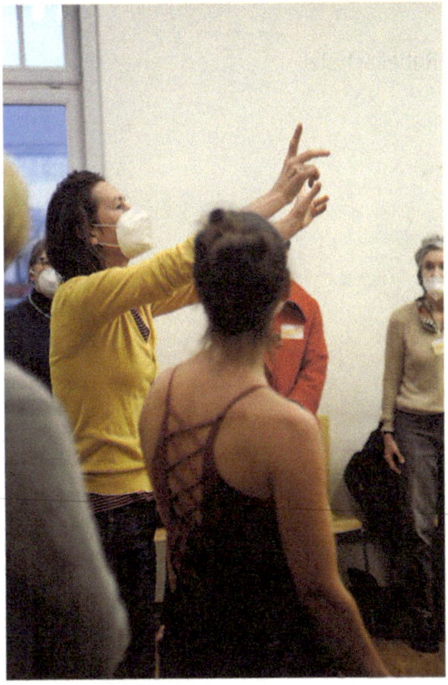

Abb. V.d: Interaktionen im Reflexionsraum Johannes Junker. Fotos: Pietro Sabatelli.

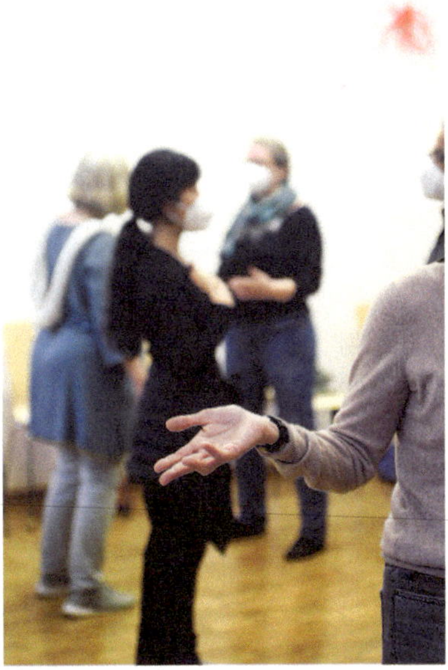

Abb. V.e: Reflexionsraum Johannes Junker.

Abschlussforum mit Torsten Hoke

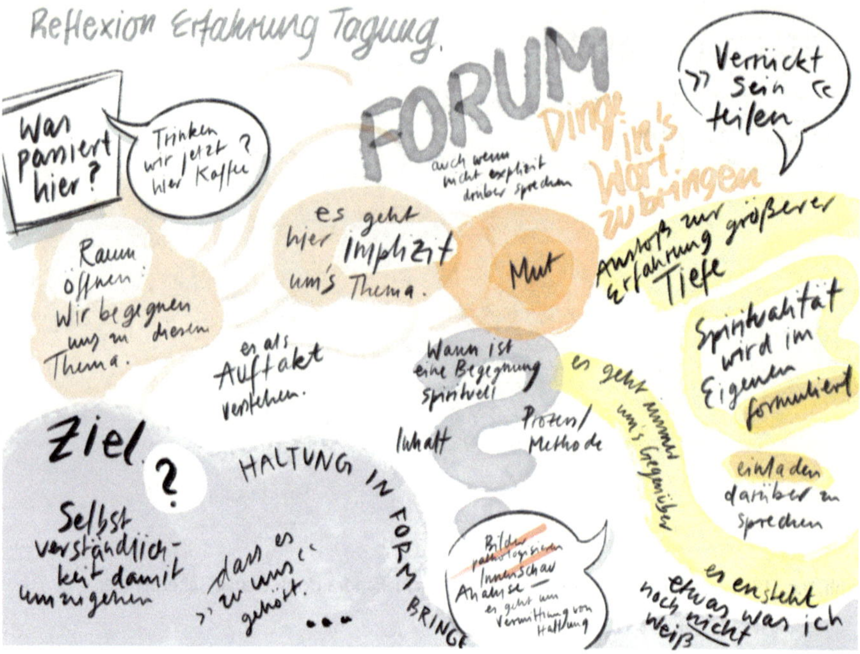

Abb. V.f: Themen und Begriffe im Abschlussforum. Grafik: Rahel Schüler.

Torsten Hoke und Publikum im Abschlussforum

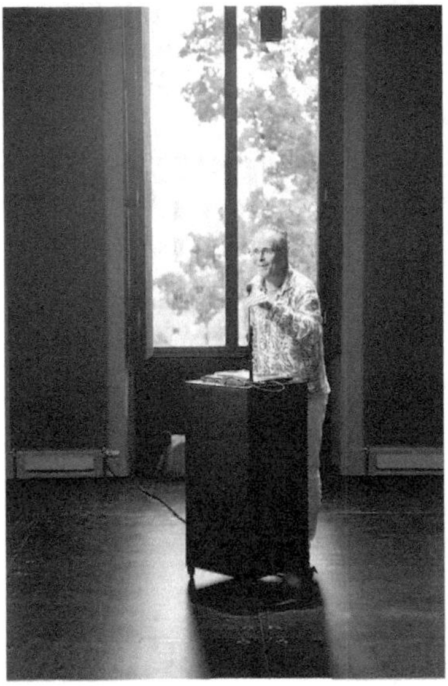

Abb. V.g: Torsten Hoke eröffnet das Abschlussforum im Labortheater der Hochschule für Bildende Künste, Dresden..

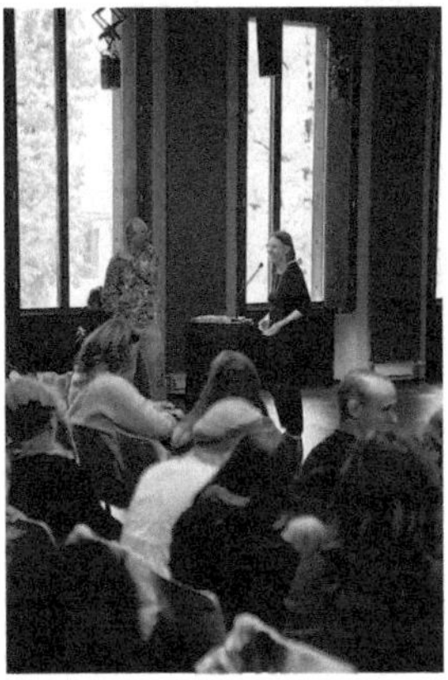

Abb. V.h: Mit einer Besucherin.

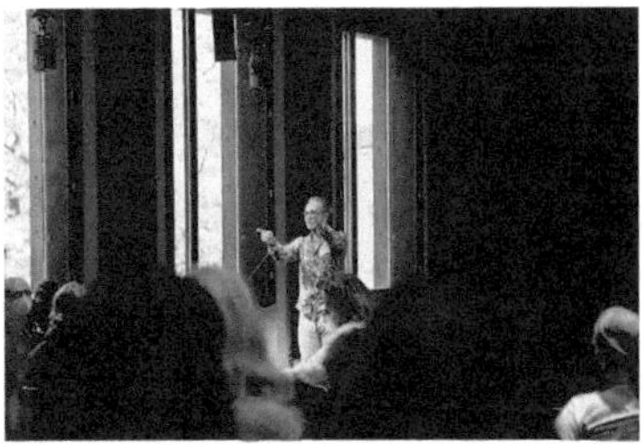

Abb. V.j: Torsten Hoke zum Publikum sprechend.

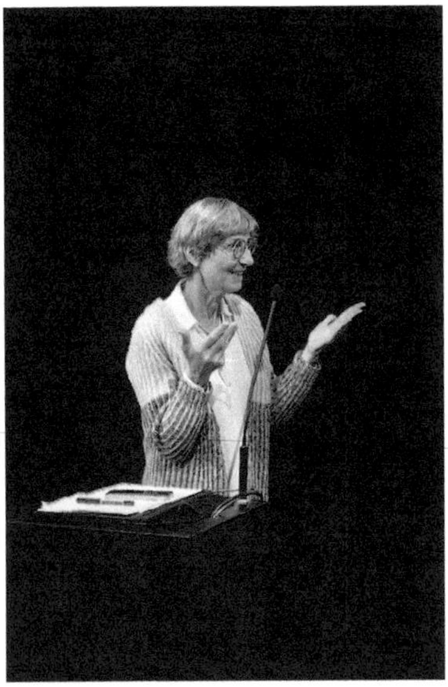

Abb. V.i: Lydia Maidl im Abschlussforum.

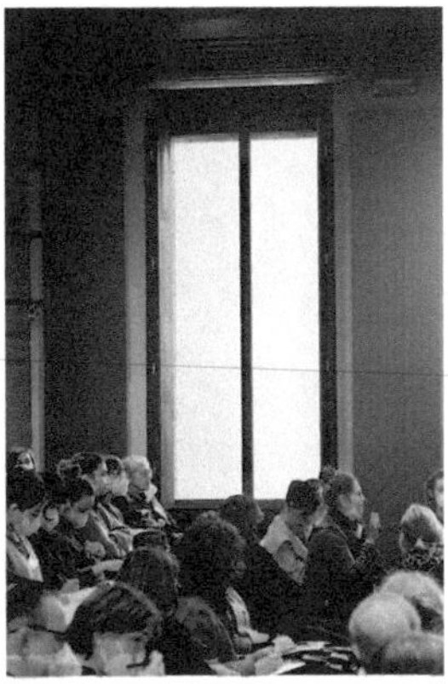

Abb. V.k: Publikum. Alle Fotos: Pietro Sabatelli.

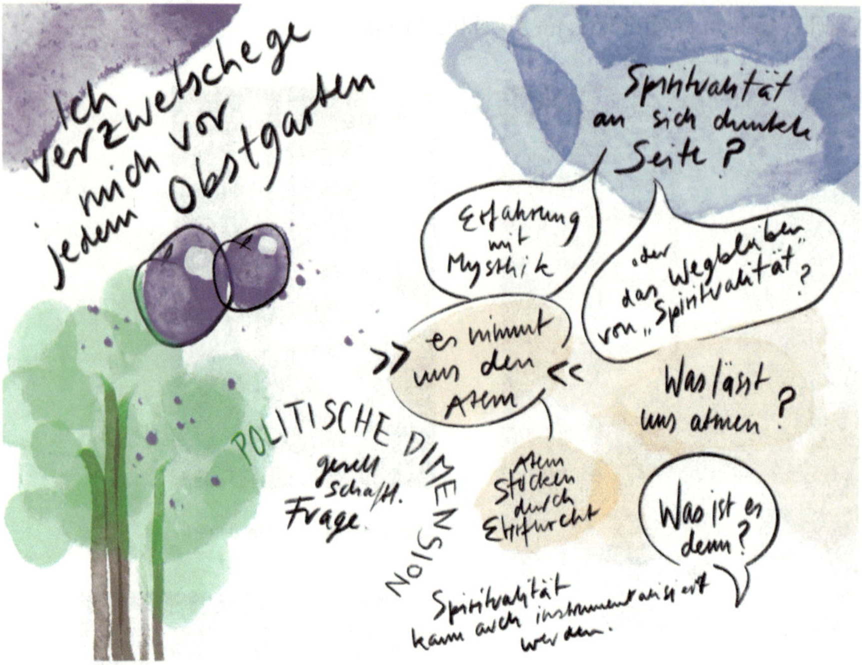

Abb. V.I: Stimmen aus dem Abschlussforum. Grafik: Rahel Schüler.

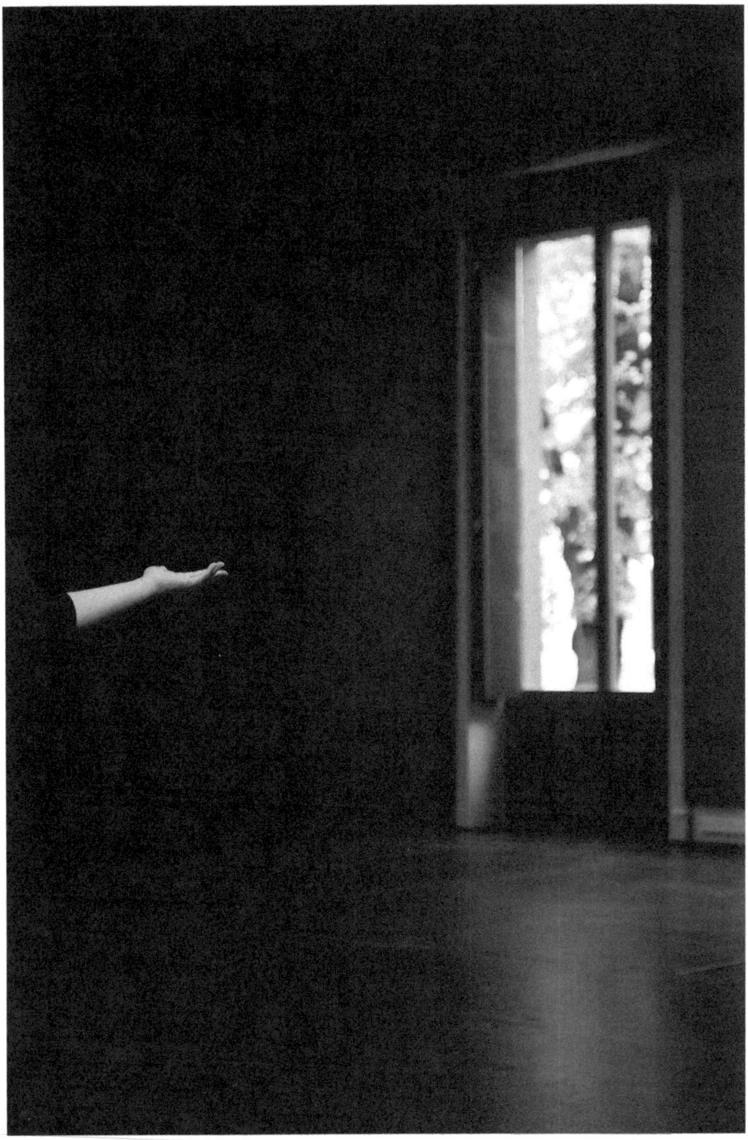

Abb. V.m: Geste im Labortheater. Foto: Pietro Sabatelli.

Bruce Howard Bayley

That Good May Become: Tribhuvan, a threefold psycho-spiritual approach to Dramatherapy practice

Abstract: In this paper I present an approach to Dramatherapy that I have been developing as an Anglo-Indian Dramatherapist in private practice in Central London since 2015. I named it "Tribhuvan Threefold Psycho-Spiritual Dramatherapy" as it is a multi-cultural practice that draws on several different spiritual traditions. The first part of the title "That Good May Become" is taken from the Foundation Stone meditation composed by Rudolf Steiner, the founder of Anthroposophy (or Spiritual Science) in December 1924.

I will be focusing on my Dramatherapy work with triads as contained within the spiritual traditions of Vedanta, Ayurveda and Anthroposophy. Throughout my life I have been inspired by the spiritual scientific work and writings of Rudolf Steiner. He initiated Anthroposophy which he described in "Anthroposophical Leading Thoughts" as:

> A path of knowledge to guide the Spiritual in the human being to the Spiritual in the universe. It arises in man as a need of the heart, of the life of feeling; and it can be justified inasmuch as it can satisfy this inner need. (Steiner, 1924 , trans George & Mary Adams, 1973: 13)

I will firstly present an introduction to Tribhuvan Threefold Psycho-Spiritual Dramatherapy which will be followed by the spiritual underpinnings to the content of this paper. I will then present illustrative examples from my clinical Dramatherapy practice with clients. I have anonymized all clients.

I will be using capitalization such as "D" and "S" when I am referring to proper nouns and specific concepts like "Dramatherapy", "Steiner" and "Spiritual Science" and lower-case letters "g" and "b" for common nouns. I will be using double quotation marks ("...") when quoting words and texts of other authors and clients. I will be using single quotation marks ('...') to distinguish questions, terms and concepts that I have specifically designated in the text such as 'Good God' and 'psychoid'.

Keywords: dramatherapy, healing, spirituality, triads, polarities, Vedanta, Ayurveda, Anthroposophy, Rudolf Steiner, Zoroastrianism, Ahriman, Lucifer, Christ

https://doi.org/10.1515/9783111386386-020

What is Tribhuvan?

Jungian psychologists Jeffrey Raff and Linda Bonnington, working in the US, had already referred to a 'New Spiritual Paradigm' in their book "Healing the Wounded God" (2002) which focuses on their work with clients who were connecting to a realm of consciousness that they had identified as seeming to be beyond the psyche and which they termed the 'psychoid'. In 2004, Catherine Lucas, together with a committee of volunteers, had begun to develop the Spiritual Network within the NHS. It is still in operation (*www.SpiritualCrisisNetwork.org.uk*).

In 2013 I began to present a series of workshops called "Dramatherapy" and "the New Paradigm" after I read "Psychosis and Spirituality: Consolidating the New Paradigm" (2010) by Isabel Clarke who was at that time a senior clinical psychologist within the NHS psychiatric rehabilitation service. The book was the result of her own concerns about the enduring place that spirituality has in human experience to which the scientific world view has tended to give little importance.

Then in 2015 I went through my own personal experience of 'threshold consciousness' following emergency surgery. I had been ill for six months, steadily losing weight and the clinics in the London hospital were not able to diagnose the condition. Eventually I collapsed as the result of a clot and was offered surgery or 2 days palliative care as the surgery was deemed to be a risk due to my extreme weight loss. However, I opted for the surgery and came through it successfully and placed in a medically induced coma to facilitate safe recovery and recuperation. My wounding, comatose state of being and threshold consciousness together, brought me face to face intensely with questions of Being, States of Consciousness, Sleep and Death (Bayley 2022: 64–74).

I began to identify our creative expressive heritage of Dramatherapy as providing us with opportunities to work with clients as unique individualities to access inner, soulful, spiritual experiences as well as external realities. Questions arose such as "What is it that we are not doing enough of in Dramatherapy?" and "Are we facilitating our clients to access their inner spiritual resources sufficiently?". I felt that it was a serious invitation, a calling, for me to renew and review the work I had been developing with my "Dramatherapy" and "the New Paradigm workshops".

As my intention was to make a greater connection between Spirituality and Dramatherapy practice I developed "Tribhuvan Threefold Psycho-Spiritual Dramatherapy (TTPSD)". Tribhuvan is a Sanskrit word referring, in classical Hindu literature, to the three worlds (*bhuvanas*), heaven (*svarga*), earth (*bhumi*) and the lower regions (*potala*). The Tribhuvan approach is informed by a variety of spiritual traditions including Vedanta, Ayurveda, Buddhism and Taoism, by Goethean Psychology and Rudolf Steiner's Spiritual Science (Anthroposophy). The threefoldness of the Tribhuvan approach also refers to the exploration of three areas: Being, Consciousness of Soul development and the renewal of the Ego within the dramas of everyday life.

Polarities and Triads

Polarities

As Dramatherapists we often work with polarities that present the dualistic struggle between opposing States/Forces. A major polarity is 'Yes/No' in which 'Yes' can be identified as a positive, accepting, expansive energy which can sometimes lead to risks, dangers, and illusion and 'No' that can be perceived as a negative, refusing, closing force which can lead to denial and oppression. Among moral dualisms we find the polarity Light/Dark where 'Light' is often equated with 'Good' and 'Dark' with 'Evil'.

There have been various personifications and identifications of these dualistic dynamics in different cultural and spiritual traditions. Forms of moral dualism are found in the Judeo-Christian traditions of the Good and Bad Angels and the Universal Struggle between Good and Evil which is fundamental to Manichaeism, the dualistic religion founded by the prophet Mani in Babylon the 3rd Century CE.

All of us experience these conflicts at one time or another. In Dramatherapy practice clients frequently present conflicts that they experience between these polarities. Some have referred to them as 'Push Me/Pull You'- tug-of-war situations that lead to imbalance, anxiety, stress and other emotional/mental diseases stemming from discomfort, tension and pressures encountered in the struggles between these polarities. In some patients, particularly those who are referred for Forensic Dramatherapy, the struggle may have been a major contributor to crimes which they have committed. In other patients it may form a principal feature in their mental/physical illness or disorder.

Triads in Spiritual traditions

Clients often present these issues in therapy and require facilitation in mediating such conflicts. One of the ways of mediating the conflict experienced between the extremes is to work with Triads which are fundamental to several spiritual traditions.

In 6th century BC Persia, the prophet Zoroaster (Zarathusthra) founded the solar religion in which Ahura Mazda (Ormuzd), the Bright God in the Sun's fire and light begets twin sons who make different choices – Spenta Mainyu (the Holy Spirit) is opposed by Angra Mainyu, the Dark, Evil One. The moral dualism here is expressed as a dynamic in which the Twin Spirits made different choices, Spenta Mainyu following Asha (truth) while Angra Mainyu was full of Druj (falsehood). The mediation here takes the form of an ethical code that exhorts the individual to work for happiness and goodness summed up in the phrase 'Good thoughts, Good words, Good deeds'.

In the texts of Buddhism, the Sermon at Benares emphasizes the Middle Way between extreme indulgence and asceticism. The Tathagatha is a term that the Buddha used for signifying himself after he experienced his enlightenment and is used to denote someone who has transcended the transient phenomena of the earth.

> A middle path, O bhikkus, avoiding the two extremes, discovered by the Tathagatha, a path which opens the eyes and bestows understanding, which leads to peace of mind, to the higher wisdom, to enlightenment, to Nirvana. (Ashvagosha 1949: 360).

In Hinduism, the moral dualism is represented in the epic of the Mahabharata by the Pandava princes who are the positive and the Kauravas who are the negative qualities of the human soul. They are two branches of the same royal family who are at war with each other. The mediation process is illustrated in the Bhagavad Gita, the "Song of the Lord". As the two armies prepare for battle on the field of Kurukshetra Arjuna, the youngest of the Pandavas, is questioning the rightness of killing his cousins and Lord Krishna, the Supreme Personality of the Godhead, in response delivers the philosophy of the Gita which contains the path to the realization of the Supreme Self within the individual human being.

To realize the self, you need to rise above your involvement with the good and bad forces of the world. Non-involvement with the good and bad is essential for attaining spiritual knowledge (Parthasarathy 2008: 9).

The Vedic system of Yoga (union) identifies seven centres of Consciousness (*chakras*) within the body, all of which are aligned with each other and have their own sites in the human body, starting from the base of the spine up to the central point in the crown of the head.

The Vedic healing tradition of Ayurveda identifies three universal qualities (*gunas*) which are Activity (*rajas*), Inertia (*tamas*) and Equilibrium (*sattva*) – that are attributes of the Ego or I-creator (*ahamkara*) (Svoboda 1993: 42). Generally inactive, the chakras are activated by the Prana Vayu, the Inner Wind, when it flows through the nerves (*nadis*) which in turn activate the qualities (*gunas*) impacting on whichever part of the human body is connected to that specific chakra.

The Vedic Nadi system of health identifies three principal energy channels called *nadis* (rivers) within the human nervous system. Running down the spine joining the seven chakras is the central *sushumna nadi* and there are two channels of energy, the *ida* (to the left) and the *pingala* (to the right). These channels support mental and physical balance and health. The breath that enters through your left nostril moves along the *ida nadi* and affects the right hemisphere of your brain.

When balanced and clear it produces a relaxed sense of wellbeing. The *pingala nadi* flows from the right nostril to the left hemisphere of the brain. If blocked, the *pingala nadi* can lead to you experiencing heat, quick temper, excessive appetites and desires. The central energy flow, the *sushumna nadi*, connects the seven chakras. It is considered to be the central channel for the flow of *prana* (the life force or vital energy, known in the Chinese Medicine system as chi) throughout the body and is the path for the ascent of the *kundalini* energy from the base of the spine to the crown of the head in transcendental meditation. When the *sushumna nadi* is activated, it promotes balance, health and serenity. These three processes impact on the individual ego (*ahamkara*) giving rise to different desires, fears or actions in different situations and at different times.

The idea of three-foldness is fundamental to and runs throughout Rudolf Steiner's Spiritual Science (Anthroposophy) in different ways (Steiner, 1924, trans George & Mary Adams, 1973: 11–20).

1 Lucifer and Ahriman

The dualistic dynamic appears to lie between two super-sensory, spiritual beings, Lucifer and Ahriman, but it is a more complex dynamic than simply Good and Evil. Lucifer, the Light-bearer, is the spiritual power behind creative urges and impulses that we experience that lead to all creative and artistic expressions of our music, art, literature and intellectual achievements, but which can also, if it dominates us, lead to selfish indulgence, self-gratification and a heightened sense of egoistic seducing the human being away from a sense of spiritual generosity, a sense of true human sacrifice and fulfilment. The Ahriman influence lies behind the advances made by material science through which humanity progresses. However, it is also considered to be the mover of impulses and oppressive ideologies such as absolutism, literalism, materialism, nationalism, and all kinds of concrete fundamentalism that can lead to the dehumanization and eventual death of the free individual human soul. We are not able to reject or destroy these beings as they constitute parts within our own natures and the human condition. We are, however, required to become aware of them and to choose consciously to walk a middle path between these two powers. This middle path is identified as the Light of the World, the Kristos (Christ Impulse). The Triad is the Representative of Humanity. Within the Hindu tradition Krishna, the Supreme Personality of Godhead, who is a manifestation of the Lord Vishnu, the Preserver and Redeemer of Worlds from the evil rakshasas (demons) can be considered to fulfill role, as can be read in Bhagavad Gita ("The Song of the Lord").

2 Heads, Hearts and Hands

Though not moral in tone this Triad is epitomized by the slogan "Heads, Hearts and Hands". In the human being this three-foldness is manifested in the three anatomical systems (a) the Head and nervous system, (b) the Heart, breathing and the rhythmic system and (c) the Limbs and the metabolic system. These are expressed through the three processes of Thinking (the Head), Feeling (the Heart) and Willing (the Limbs). In The Threefold Commonwealth (1923) Steiner says in "... there is no such thing as absolute centralization in the human organism. Besides, each of these systems has its own special and distinct relation to the outer world; the head system through the senses, the rhythmic or circulatory system through the breathing, the metabolic system through the organs of nourishment and the organs of movement." (Steiner 1923: 35).

Illustrations from Practice

Vignette 1 Working with the three nadis (rivers)

Following multiple bereavements within a relatively short period of time, Client Q had been begun to return to high anxiety states that she used to experience following a traumatic upheaval in her earlier life. She had been having difficulty sleeping and described herself as "shaking internally" with distressing feelings of emptiness and loneliness being on her own. I asked her to observe her breathing to locate her distressing feelings within her body. She identified the regions of the solar plexus and stomach and that her breath was shallow, fast and "all over the place". I explained the Vedic three nadi system to her and she agreed to work with it.

I asked Q to close each nostril in turn and breathe only through the open one. After having done this for a while she said that while breathing through the right nostril was no problem, she was experiencing some difficulty breathing through the left one. This nostril is an opening to the *ida nadi* that is believed to connect one to a relaxing, safe and secure place. While she closed her eyes and breathed through each nostril in turn while closing the other one with her finger I asked her to shift her attention to her breath and consciously extend the breaths into a longer, slower, deeper rhythm. As her breathing began to expand and slow down, I asked her to visualize the energies of each side of her body noting any colours, qualities and images that may arise together with the feelings that accompanied each side. She was visibly agitated while whimpering and frowning as she appeared to struggle for breath at times and then went very quiet at other times flopping her body downwards over her knees and sliding towards the floor at other times. She then gradually picked herself off the floor, continuing the alternating states until I suggested she should gradually bring the breathing and visualizing to an end.

After a pause in which she seemed to be resting Q said that she had felt anxious and uncomfortable when imaging the left side of her body when she had the experience of facing a very tumultuous windy storm that "blew everything away". On the other hand, when experiencing the right side, she just felt as if she was gradually diminishing and disappearing until she felt she had shrunk to the size of a thimble. I then invited her to find a position to sit in which made her feel safe and secure. She went straight to the centre of the room, folded her hands on her chest as if to enclose her heart and took regular deep breaths which lengthened over the next few minutes. When I called the experience to an end Q opened her eyes, folded her hands on her chest and seemed to give a little bow as she smiled and said she had been enjoying the fresh grassy smell as she had been "sitting in the centre of a green field". Over the next few months Q said that she had been sleeping better, eating more willingly and had resumed her social contact with friends and begun, in her words, to "come to life again".

Vignette 2 Working with the Middle Path

I tend to view recovery from addiction as a spiritual journey from disconnection towards connection with a spiritual source of wholesomeness and light, one of the major struggles of the human spirit. X was a client recovering from multiple addictions. He had been attending meetings of NA (Narcotics Anonymous) and was wrestling with turbulent states of anger, shame and self-loathing. He had signed up to the 12 Steps programme but was struggling with Step 3 which requires one to "make a decision to turn our will and our lives over to the care of God as we understood Him". His struggle was due to having internalized God-image that had taken on the form of a persecutor tyrant that X experienced as "demonic". The struggle increased his anxiety and conflict and impacted on his sense of commitment to the 12 Steps program. I narrated briefly the moral dualism of 'Good/Evil'. X acknowledged his hesitancy to create for himself any kind of 'Good God' as the only 'Good' authority he had created for himself in the past had been permissive and indulgent to the point that it had led to his addiction. He named this the "Permissive Indulgent Enabler". I then shared with X, Steiner's triad of Lucifer/the Representative of Humanity Ahriman and he fairly quickly associated Lucifer with his Indulgent Permissive Authority and Ahriman with his "Demonic Persecutor Judge". The task was now to explore together alternative images that X might associate with a sense of human goodness and health that would assist him to rise beyond the dualism. He identified a pink rose quartz crystal in the shape of a heart and candle light as being representative of a human sense of love and cleanliness. We continued to work with small, informal rituals using candles and small rose quartz stones which X brought to the sessions. This process helped him to move away from both the oppressive image of the dark, "Demonic Persecutor Judge" as well as the untrustworthy "Permissive Indulgent Enabler" towards a more benevolent source of goodness and light.

Vignette 3 Working with "Heads, Hearts and Hands": Thinking, Feeling and Willing

Client Z had been a director of a voluntary organization that provided support for people who were homeless and unemployed. He had been well respected in the local community and fairly well known in the neighbourhood as the organization was part of the activity carried out by and in a local church. Z had recently experienced a marital break-down that ended in a separation from his wife who was asking him for a divorce which he had been refusing to grant as it ran against his beliefs and values. The situation had led to him feeling an overwhelming sense of loss which he could not overcome which in turn led to deep depression. Z's GP (General Practitioner) had suggested he had some therapy as 'it helps to talk these things out'.

When presenting himself in therapy Z spoke very clearly without any feeling and at great length about how he had analysed the situation and could see his wife's point of view; of how right she was in many ways; of how badly matched they had been when he thought about it and of how aware he was of his limitations. Then suddenly as he spoke faster and faster his breathing seemed to race and then he broke into tears; loud wailing and heaving sobs which he seemed not to be able to bring to an end.

After giving him time to recover, I acknowledged to him the clarity and coolness with which he had spoken the thoughts and arguments he had been sharing with me and also how it seemed that he was heart-broken and felt an enormous amount of pain because of the situation. The mention of his pain brought a renewed emotional outburst as loud as the first one. I began to wonder about how he spent his time and what actions he was taking. He said he had been to the doctor who had prescribed Prozac but that he felt reluctant to take it as he feared that it might make him too uncaring and uninhibited. He had taken time off work as he felt unable to face the world. Further questions informed me that he was staying at home, not going to the directors' meetings and generally doing as little as he could as he felt that he couldn't or didn't want to make the effort.

I shared with him the threefold functions recognized within Anthroposophy and my observation that his thinking was clear and functioning well, that his feeling functioning was not able to contain this level of wounding but that his willing function was not active in any kind of positive manner. I asked him if he would agree to work with these three functions and he seemed willing to try but it was a long time before he could pass through the stages of early resistance to rise above his need to act out the "baby" within him. As I was aware of the Anthroposophical view that the willing function sat fairly firmly in the unconscious part of our functioning, I decided to neither urge him forward nor simply avoid mentioning it so I asked him what he thought it would take for him to return to participate in daily life and he said that he could no longer be described as having an interest in Life but that he had been considering returning to the next Directors' meeting of the Charity. I asked him what had brought him round to consider that and he said that he didn't want to and that he was determined not to return to that role. However, two of his fellow directors had surprised him with a random unplanned visit and though none of them mentioned it he had taken a glance at himself in a mirror while they were there and he said he couldn't believe that he had let himself get in to such an untidy and unkempt state. He said that he realized that he was reluctant to leave the role of the inner "baby" that had been preventing him from returning to the church and the activities he had been avoiding. While this may seem to have been a natural return to a state of activity after a period of forced or self-motivated unrest, I shared with Z that the willingness simply appeared as he moved into being aware and conscious of its non-functioning state which is how it works until we actively engage it.

Concluding Considerations

- How we see things and perceive the world are results of the willing function that either allows us to choose to consciously access our souls and selves and act rather than resist action out of our own ego.
- I have elsewhere written about my encounter with a threshold consciousness between Life and Death (Bayley, 2023). I wish here to cite my own closing remarks that I have written in the past:

> In working to address our needs with a threefold approach, I seek to work actively with a harmonizing, third force that can access us more consciously to aspects of our own beings, to our own soul and spiritual resources, that would lead us to something more of Healing, of Compassion, of Redemption, of Love. (Bayley 2019, 83)

Bibliography

Alcoholics Anonymous (1989) Twelve Steps and Twelve Traditions. USA: Alcoholics Anonymous World Service Publishers Inc.

Ashvagosha (1949) The Sermon at Benares from The Fo-Sho-Hing-Tsa-King, a Life of Buddha. In The Wisdom of China and India. New York: The Modern Library.

Bayley BH (2019) The Redemptive Centre of the Loving Heart. In Love is in the Earth. London: Almyrah Press|t6.

Bayley BH (2023) From the wet and sandy shore by the eternal sea: Exploring the experience of threshold consciousness following Life or Death surgery and its impact on practice. In Dramatherapy: Official Journals of the British Association of Dramatherapists. London: Sage Publications.

Boyce M (2001) Zoroastrians: their religious beliefs and practices. London: Routledge.

Clarke I (Hg.) (2010) Psychosis and Spirituality: Consolidating the New Paradigm. West Sussex: Wiley-Blackwell.

Laotse (1949) The Book of Tao (Tao Teh Ching). In The Wisdom of China and India. New York: The Modern Library.

Parthasarathy A (2008) Bhagavad Gita. Mumbai: Kindle.

Raff J, Vocatura L (2002) Healing the Wounded God. Maine: Nicholas-Hays.

Steiner. Rudolf (1924) Anthroposophical Leading Thoughts, trans, George and Mary Adams, 1973. Rudolf Steiner Press.

Steiner Rudolf (1923) The Threefold Commonwealth. London: The Anthroposophical Publishing Co.

Steiner R (1993) The Influences of Lucifer and Ahriman.(Citing date: 18/12/2023), available under: https://rsarchive.org/Lectures/GA191/English/AP1993/InLuAr_intro.html, Rudolf Steiner Archive.

Svoboda R (1993) Ayurveda: Life, Health and Longevity. New Delhi: Penguin Books.

Tardieu M (2008) Manichaeism. Illinois: University of Illinois Press.

Alexandra Modesta Hopf

Höhle, Hülle, Haus. Der Kirchenraum als Ort eines künstlerisch-therapeutischen Projektes

Abstract: Im folgenden Artikel geht es um das künstlerisch-therapeutische Kooperationsprojekt Höhle, Hülle, Haus und wie dieses mit jungen Psychiatriepatient/-innen im Raum der Kulturkirche St. Jakobi Stralsund umgesetzt wurde. Neben jungen Patient/-innen und Mitarbeiter/-innen der Tagesklinik Adoleszenz des Helios Hanseklinikums Stralsund, waren Studierende der KunstTherapie, der Szenischen Malerei und des Bewegtbildes der Hochschule für Bildende Künste Dresden beteiligt, aber auch Mitarbeiter/-innen des „Theater im Quartier".

Die jungen Patient/-innen haben im Kirchenraum mithilfe von Baumaterialien und Textilien Binnenkonstruktionen geschaffen und diese anschließend ausgestaltet und erkundet. Neben der Gestaltung individueller Schutzräume, stellte sich die Frage, inwiefern die Architektur der Kulturkirche St. Jakobi spirituelle Qualitäten aufweist und ob und wie diese Einfluss auf den Verlauf des Projekts Höhle, Hülle, Haus genommen haben. Anhand des Fallbeispiels einer jungen Patientin werden Perspektiven deutlich, die sich in einer künstlerisch-therapeutischen Begleitung unter Bezugnahme auf architektonische und atmosphärische Bedingungen des Kirchenraums ergeben haben. Der Kirchenraum trug dabei, ohne selbst thematisiert worden zu sein, zur Sensibilisierung und Wahrnehmung alltagsferner und überindividueller Erfahrungen bei.

Abstract engl.: The following article is about the artistic-therapeutic project Höhle, Hülle, Haus, which took place in the space of the Kulturkirche St. Jakobi Stralsund. Participants have been young patients and employees from the Adolescence Day Clinic of the Helios Hanseklinikum Stralsund, art therapy students, students of scenic painting and moving image, teachers from the Dresden University of Fine Arts and the „Theater im Quartier" in the Kulturkirche Stralsund.

The young patients had been invited to create and explore textile constructions in the church space with various materials and to explore them aesthetically and artistically. In addition to the production and reception of these individual safe spaces, also the question arose to what extent the architecture of the Kulturkirche St. Jakobi has spiritual qualities and whether and how these have influenced the process of the project Höhle, Hülle, Haus. Based on the case study of a young patient, impact factors become clear that arise from art support considering space

https://doi.org/10.1515/9783111386386-021

and atmosphere in the church. The church space contributes to the awareness for experiences that transcend everyday life.

Stichwörter: Kirchenraum, Kunsttherapie, Kooperationsprojekt, Wahrnehmen und Gestalten, ästhetisch-therapeutische Bezugnahmen, Transzendenz, Spiritualität, Sensibilisierung

Keywords: church space, art therapy, cooperative project, perception and production, aesthetic-therapeutic references, transcendence, spirituality, raising awareness

1 Der geteilte Raum

> Raum kann Ort und Ziel von Sehnsucht sein, weil er ein verlorenes Objekt symbolisieren kann, welches wiedergefunden werden will. (...) Er kann aber auch Objekt von Ängsten und Schmerzen sein, auf dessen Vermeidung die Energie gerichtet ist. (Funke 2006: 203)

Raum ist zunächst als architektonisches Medium eine unbestimmte Möglichkeit des Aufenthalts in drei Dimensionen. Durch Bestimmen, Einräumen und In-eine-Grenze-Einlassen wird der Raum als Potenzial zum Raum als konkreter Ort und somit auffindbar und erfahrbar. Als derart lokalisierter Raum wird er mit anderen Menschen geteilt und verhandelt, sodass sowohl Zugehörigkeit als auch Abgrenzung formuliert wird. Das erleben wir natürlicherweise im Alltagsleben. Wir bewegen uns in Zimmern, Wohnungen und Häusern einzeln oder zu mehreren, und auch in anderen Arten von Räumen, wie explizit gemeinschaftlich genutzten, insbesondere Kirchen, Gemeindehäusern und Bibliotheken, aber auch im Stadtraum, in Gärten, Parks und im mehr oder weniger unberührten Naturraum.

Sich in Räumen zu bewegen, sich darin niederzulassen und einzurichten heißt, diese zu gestalten und zu verändern. Ihre jeweiligen Innen und -Außenperspektiven beziehen sich auf unsere Bedürfnisse, aber auch auf andere Menschen und auf andere Räume, die angrenzen. Insofern sind Räume immer auch soziale Verhandlungsräume. Räume und deren Ausgestaltung thematisieren auf diese Weise menschliche Bedürfnisse nach Schutz, Beheimatung, Zugehörigkeit und Identität. Gerade diese Bedürfnisse sind relevant für therapeutische und kunsttherapeutische Prozesse.

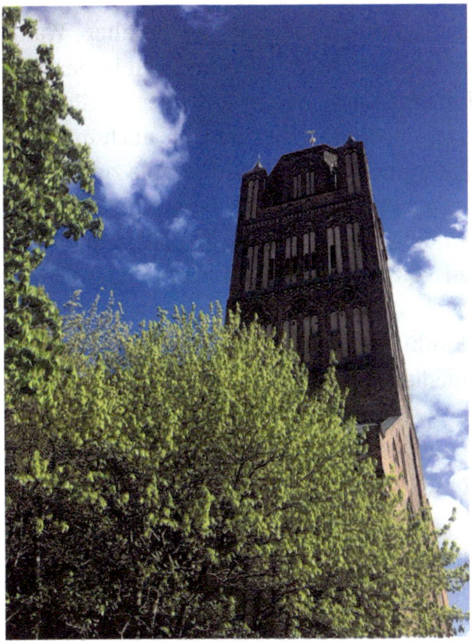

Abb. 1A: Kulturkirche St. Jakobi. Stralsund.
Foto: Alexandra Hopf.

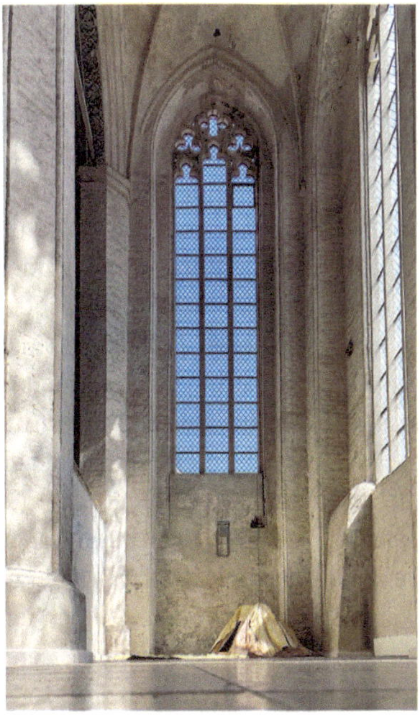

Abb. 1B: St. Jakobi mit der Textilkonstruktion einer Patientin.
Foto: Maren Gärtner

Zusammenfassung
Der Raum als architektonisches Medium wird durch individuelle und gemeinschaftliche Bedürfnisse bestimmt und verändert. Als Potenzial steht er uns grundsätzlich zur Verfügung, als konkreter Raum wird er bestimmt und konkret erfahrbar. Über die Gestaltung von geteilten Räumen werden Themen wie Schutz, Zugehörigkeit und Identität des Menschen als Individuum und in Gemeinschaft angesprochen

2 Zur phänomenologischen Kunsttherapie

Bevor es im Weiteren um die Erfahrungen und Erkenntnisse aus dem Projekt *Höhle, Hülle, Haus* gehen wird, wird der kunsttherapeutische Ansatz, die phänomenologische Kunsttherapie, die hier angewendet wurde, skizziert. Ein zentrales Merkmal dieses Ansatzes ist der Fokus auf einen explorativen, referenzarmen und sensibilisierenden Umgang mit künstlerischen Medien und Materialien.

Die phänomenologische Kunsttherapie bezieht sich auf das Gestalten, Wahrnehmen und Reflektieren von künstlerischen Werken und Prozessen in der Therapie. Werke und Prozesse sind dabei in einen erweiterten Kunstbegriff (Beuys & Wenzel 1990) eingelassen, der vielfältige, sowohl künstlerische als auch unkünstlerische und alltägliche Medien und Materialien in der Kunsttherapie zulässt. Mit medialer Vielfalt und einer betont gegenwartsbezogenen Perspektive werden Handeln, Erleben und Wahrnehmen der beteiligten Akteur/-innen, der Patient/-innen und Therapeut/-innen, nicht allein vom künstlerischen Tun her reflektiert, sondern es werden auch begleitende unkünstlerische Bedingungen, wie Störungen und Unterbrechungen als ästhetische Einflüsse miteinbezogen. Die phänomenologische KunstTherapie reflektiert intermediale, performative und phänomenologische Aspekte der therapeutischen Begleitung. In der hier vorgestellten Intervention mit ihrem Umgang mit Raum, Textilien und Farbe und damit hervorgerufenen körperlich-sinnlichen Wahrnehmungen kommt diese phänomenologische kunsttherapeutische Perspektive zur Anwendung .

Wenn in der Kunsttherapie Menschen begleitet werden, geht es primär darum, sie bei der Bewältigung von Krisen, Erkrankungen und herausfordernden Lebenssituationen zu unterstützen. Krisen entstehen, wenn, was bisher getan wurde, nicht mehr weiterführt und der Lebensfluss stockt. Neue Impulse und Perspektiven sind notwendig, um Veränderung und Entwicklung anzuregen.

Aus den Künsten erhalten wir als Gesellschaft, aber auch als Individuen, neue Impulse, die wir meist aus unseren alltäglichen Erfahrungen und Denkweisen nicht erhalten.

Auch sind in den Künsten Wahrnehmen, Denken, Handeln und Fühlen meist von der Bindung an Zweck und Ergebnis befreit. So verhält es sich auch mit dem künstlerisch-ästhetischen Gestalten und Wahrnehmen in der Kunsttherapie. Das Gestalten, der handelnde Umgang mit künstlerischem Material, erlaubt es, aus dem körperlich bewegten Zugriff heraus, etwas zu erschaffen, das aus dem Denken allein nicht zu erschaffen ist (Bachelard 1987).

Zusammenfassung

Die phänomenologischen Kunsttherapie setzt beim Wahrnehmen und Gestalten von ästhetischen und künstlerischen Aspekten der therapeutischen Begleitung an. Sie berücksichtigt dabei ein breites Spektrum künstlerischer, aber auch unkünstlerischer Medien und Materialien aus einer gegenwartsbezogenen Perspektive des Hier und Jetzt. Der körperlich bewegte Zugriff und die aktuelle gestaltende Handlung stellen dabei die Grundlage der kunsttherapeutischen Reflexion dar.

3 Das interdisziplinäre Projekt *Höhle*, *Hülle*, *Haus*

Im Projekt *Höhle, Hülle, Haus* kooperierten junge Patient/-innen und Mitarbeiter/-innen der Tagesklinik Adoleszenz des Helios Hanseklinikum Stralsund, Lehrende und Studierende der Studiengänge Szenische Malerei, KunstTherapie und Bewegtbild der Hochschule für Bildende Künste Dresden mit Mitarbeiter/-innen des „Theaters im Quartier" in der Kulturkirche St. Jakobi in Stralsund.

Das Thema *Höhle, Hülle, Haus* der interdisziplinären Kooperation spricht als ältestes Kulturphänomen des Menschen, ressourcenorientierte Erfahrungen von Schutz, Beheimatung, Zugehörigkeit und Identität an. Die zur Verfügung stehenden Materialien des Projekts bestanden aus einfarbigen Stoffen, Bambusstäben, Ziegeln, Schnüren, Klammern und dem Raum der Kirche als architektonischem Medium.

Während einer Woche, vom 08. bis zum 12.05.202 die jungen erwachsenen Patient/-innen eingeladen, sich dem Thema *Höhle, Hülle, Haus* künstlerisch-ästhetisch anzunähern. Sie konstruierten, unterstützt von Kunsttherapie-Studierenden, textile Binnenräume im Kirchenraum. Aus ihren Wahrnehmungen heraus fanden sie zu einem eigenständigen Umgang mit dem angebotenen Material und beschäftigten sich dabei mit ihren Bedürfnissen nach Schutz, Abgrenzung, und Identität. Es standen nicht die Erkrankung und ihre jeweiligen Symptome im Vordergrund. Im Fokus standen vielmehr das aktuelle Handeln, Wahrnehmen, Erleben und Erkunden der Patient/-innen und daraus erwachsender heilsame Impulse.

Das gesamte Projekt wurde von Studierenden der Szenischen Malerei und Studierenden des Bewegtbildes künstlerisch dokumentiert.

Die jungen Patient/-innen reagiert sehr unterschiedlich auf dieses Angebot. Viele machten dabei neue Erfahrungen, in denen sich Unerwartetes in Bezug auf das Thema zeigen konnte. Diese Erfahrungen anzuerkennen, aufzugreifen und weiter zu erkunden, ermöglichte neue Umgangsformen auf individuelle Anliegen und Herausforderungen.

Zusammenfassung
Die Kooperationspartner des Projekts *Höhle, Hülle, Haus* waren die Tagesklinik Adoleszenz des Helios Hanseklinikum Stralsund, die Hochschule für Bildende Künste Dresden und das „Theater im Quartier" in der Kulturkirche Stralsund. Junge Patient/-innen bauten im Kirchenraum mit den zur Verfügung gestellten Materialien textile Binnenräume. Im Fokus standen dabei nicht Erkrankungen und Belastungen der Patient/-innen, sondern ihre aktuellen Erfahrungen während der Projektwoche und im Hinblick auf Schutz, Beheimatung, Zugehörigkeit und Identität.

4 Interventionen, Medien und Material

Die Baumaterialien des Projekts waren einfarbigen Textilien, Bambusstäbe, Ziegel, Klammern und Schnüre. Ein Teil der Stoffe war zuvor von Studierenden der Szenischen Malerei und der KunstTherapie vorbereitet worden. Farbanalysen an den Kirchenwänden von St. Jakobi führten zu 82 verschiedenen Farbtönen, von denen 30 Farben gemischt und auf große Stoffstücke aufgebracht wurden. Weitere 120 gebrauchte Stoffstücke wurden von Kunsttherapiestudierenden gesammelt und gereinigt. Die Studierenden des Bewegtbildes dokumentierten während der gesamten Projektwoche in Ton und Bild, die Studierenden der Szenischen Malerei außerdem malerisch und zeichnerisch.

Mit zwei gemeinsamen Probetagen bereiteten sich die beteiligten Studierenden auf den Umgang mit den Materialien vor. Die Architektur des Kirchenraums St. Jakobi, aber auch die individuellen Körper der Beteiligten fungierten dabei als Medien, die spezifische Erfahrungen vermittelten, die sich aus Wechselwirkungen von Materialien, Raum, körperlicher Bewegung und Wahrnehmungen ergaben. Am Freitag vor der Projektwoche hatten die Patient/-innen die Gelegenheit, textiles Material auszuwählen und den Kirchenraum zu erkunden. Sie wählten sowohl jeweils ein Stoffstück anhand spezifischer Material- und Farbqualitäten als auch den Ort im Kirchenraum aus, an dem sie in der darauffolgenden Projektwoche ihr/-e Höhle, Hülle, Haus konstruieren wollten.

Erste handlungsleitenden Fragen waren:
1. Welchen Stoff in welcher Farbe und Materialqualität wähle ich für die Gestaltung meiner/-s Höhle, Hülle, Haus?
2. Wo im Kirchenraum möchte ich meine Konstruktion verorten?

Im Verlauf der Woche:
3. Welches weitere Material wähle ich für die Innenraumgestaltung aus?
4. Wie statte ich den Innenraum aus?
5. Öffne ich mein/-e *Höhle, Hülle, Haus* für andere Teilnehmer/-innen?
6. Wer erhält Zutritt?
7. Welche Bezüge stelle ich zu den anderen *Höhlen, Hüllen, Häusern* her?
8. Erhalte ich Zutritt zu den Räumen der anderen?
9. Wie gehe ich mit diesen jeweiligen Bedingungen um?

Patient/-innen bezogen ihre Verortungen und Konstruktionen auf die Architektur der Kirche, wenn sie zum Beispiel Kapellen wählten, den Bereich vor dem Altar oder dahinter oder aber die Nähe zu einer tragenden Säule im Mittelschiff. So verortete sich eine Patientin beispielsweise in einem Seitenschiff St. Jakobis, in dem Bilder und Altarbauten der Restaurator/-innen aufbewahrt wurden. Ihr/-e *Höhle, Hülle, Haus* wirkte wie ein Andachtsraum, der sich hinter einem Altarbild verbarg (Abb. 2A).

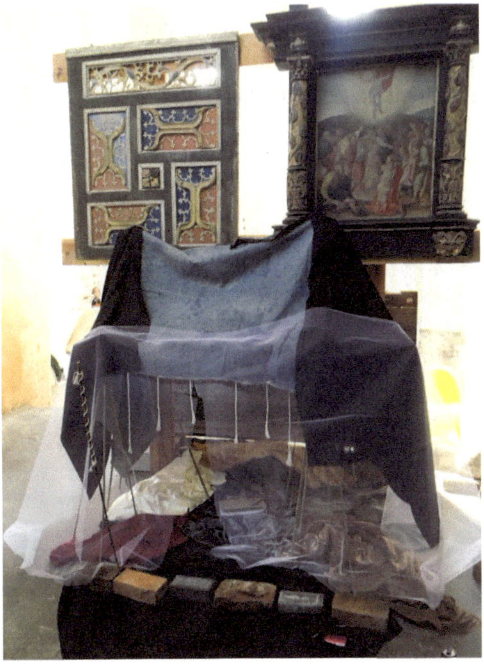

Abb. 2A: Im Seitenschiff.
Foto: Alexandra Hopf.

Eine andere Patient/-in verwehrte mit dem Spannen eines rosafarbenen Stoffes den Einblick in die Kapelle, in der sie ihren eigenen Schutzbereich ausgestaltete (Abb. 2B).

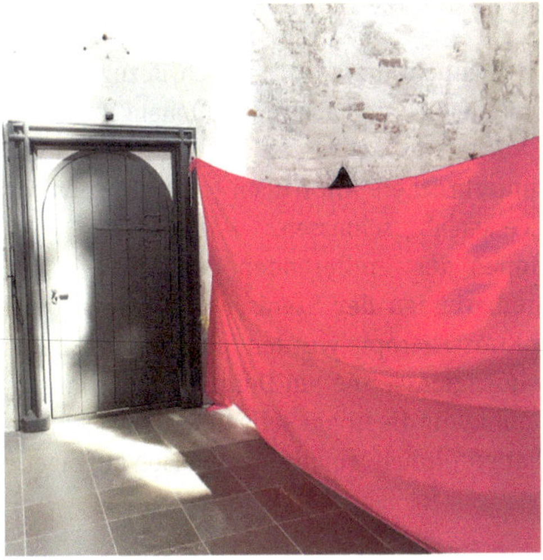

Abb. 2B: Verborgen hinter dem Stoff.
Foto: Alexandra Hopf.

Eine weitere Konstruktion verbarg sich hinter dem monumentalen Altarbau im Mittelschiff (Abb. 2C). Die Patientin spannte zwischen Rückwand der Kirche und Rückwand des Altars mit vielen unterschiedlich farbigen Stoffen einen Raum, der farbig leuchtete.

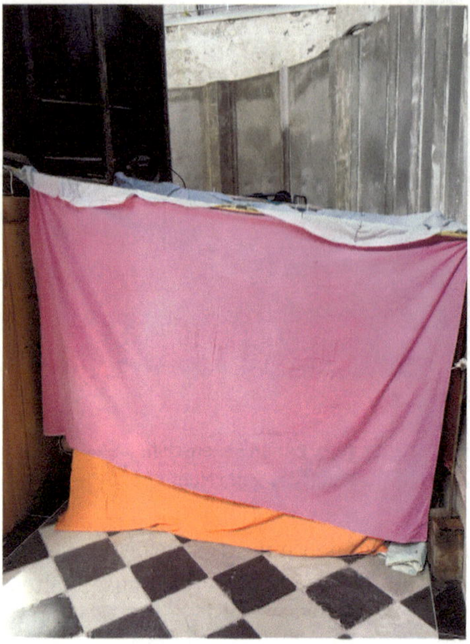

Abb. 2C: Hinter dem Altar. Foto: Alexandra Hopf.

Nach der Konstruktion der Schutz- und Innenräume waren auch Bezugnahmen zu den Räumen anderer Patient/-innen möglich. Je nach individuellem Bedürfnis wurden diese hergestellt oder nicht. Vormittags wurden all diese Aktivitäten von einer Schreib- und Gesprächspause unterbrochen. Am frühen Nachmittag wurde die gemeinsame Zeit mit einem Mittagessen abgeschlossen.

Die Ton- und Bilddokumentationen der Studierenden des Bewegtbildes, Zeichnungen und Malereien der Studierenden der Szenischen Malerei sowie die Fotos der Mitarbeiter/-innen der KunstTherapie wurden Mitte der Woche zu einer filmischen Präsentation zusammengefasst, die am Donnerstagnachmittag gezeigt wurde. Sie war der Ausgangspunkt für die finale Reflexion der Projektwoche. Film, Bild und Ton zeigten den Patient/-innen fremde Sichtweisen auf eigene Prozesse.

Patient/-innen hatten ihren Ideen und Bedürfnissen in ihren *Höhlen, Hüllen, Häusern* eine sichtbare Form verliehen. Diese vielfältigen und unterschiedlichen Sichtweisen der Patient/-innen, der Begleiter/-innen und der dokumentierenden Student/-innen unterstützten Patient/-innen dabei, sich neu und anders wahrzunehmen, Ressourcen aufzuspüren, Wünsche wahrzunehmen, aber auch Herausforderungen anzuerkennen. Nachmittags, täglich im Anschluss an die Begleit- und Unterstützungsarbeit mit den Patient/-innen, fanden für alle Studierenden Supervisionen und Vorträge statt.

In Abstimmung mit den beteiligten Patient/-innen wurden die Filme, Tonmitschnitte und Bilder, neben den Bauten selbst, am Ende der Woche in der Kirche der Öffentlichkeit zugängig gemacht.

Zusammenfassung

Sowohl die Architektur des Kirchenraums St. Jakobi und die Verfügung stehenden Materialien, als auch die individuellen Körper der Beteiligten fungierten als Medien, die die jeweiligen Erfahrungen und Wahrnehmungen vermittelten. Bezogen auf diese Aspekte wählten die Patient/-innen unterschiedliche Orte im Kirchenraum. Die künstlerischen Dokumentationen der Studierenden fingen diese Perspektiven ein und fügten ihnen neue hinzu, die in der Abschlussreflexion mit den Patient/-innen zusammengeführt und besprochen wurden.

5 Die Kirche als Erfahrungsraum

Die Kirche wird auf der Website als „Raum mit seinen Verwundungen, seinen Narben und den Spuren (...) einer wechselvollen Geschichte" beschrieben und zeigt dabei zugleich „... Pathos und Vergeblichkeit, Größe und Verletzlichkeit ..." (Kulturkirche St. Jakobi, 2023). Die Restaurierung des Kirchenbaus schreitet aktuell fort. Gleichwohl sind an den Wänden immer noch viele bruchstückhafte Markierungen und Farbschichten aus vergangenen Epochen zu finden.

Mit den Gravuren und Übermalungen in ihre Architektur stellt St. Jakobi eine Brücke zu Inhalten des Projekts *Höhle, Hülle, Haus* her. St. Jakobi ist sowohl eine Kulturkirche als auch ein Ort der spirituellen Zusammenkünfte, wenn Messen gelesen werden. In den geschichtsträchtigen Raum haben sich über Jahrhunderte spirituelle, kriegerische, gewaltsame und gemeinschaftsbildende Erfahrungen und Ereignisse eingeschrieben.

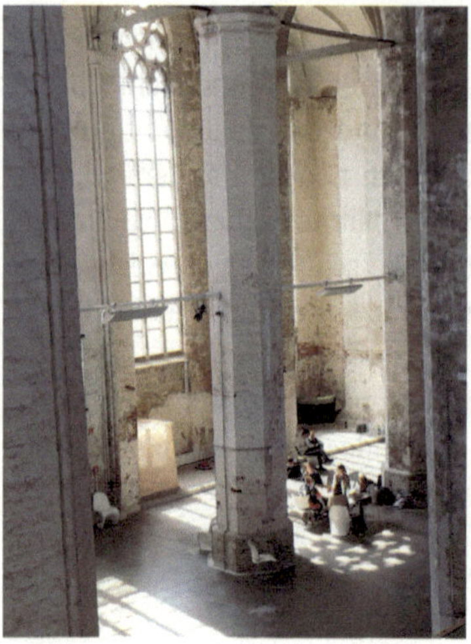

Abb. 3A: Kirchenraum von der Empore. beide Fotos: Alexandra Hopf.

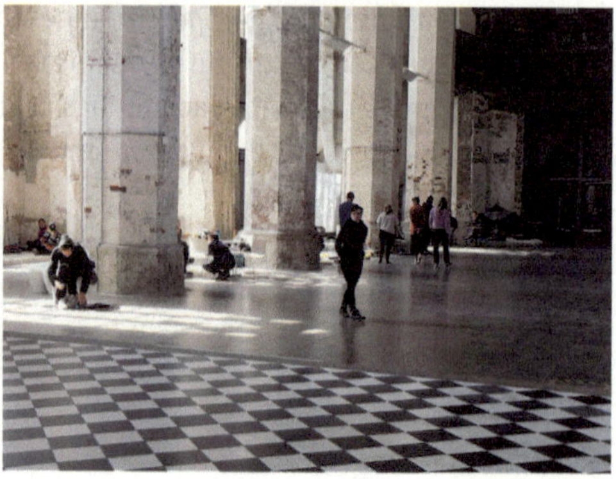

Abb. 3B: Kirchenraum Mittelschiff.

5.1 Exkurs: Die Kirche St. Jakobi

Die Kirche St. Jakobi ist beeindruckend groß, wie auch die Geschichte der Kirche beeindruckt (Abb. 3A und 3B). Der Turm misst 68,10 Meter Höhe. Der gesamte Bau ist insgesamt 72,30 Meter lang, das Mittelschiff 24,6 Meter hoch. St. Jakobi wurde erstmals 1303 erwähnt und ist damit die jüngste der drei Stralsunder Pfarrkirchen (Greinke 2023). Im Laufe der Jahrhunderte hat St. Jakobi mehrere Umbauten, Belagerungen, sogar Blitzeinschläge und zuletzt 1944 einen Bombeneinschlag überstanden.

Im Jahre 1881 freigelegte und dokumentierte gotische Malereien konnten aus Geldmangel nicht restauriert werden und wurden zum Schutz größtenteils überkalkt (ebd.). Seit 1915 wird die Kirche Stück für Stück restauriert. Eindrücklich sind vor allem die noch sichtbaren Malereien. Auf diese zum Teil fragmentarischen Wandspuren beziehen sich die analysierten Farben der Studierenden der Szenischen Malerei.

Wie beeinflusst dieser Kirchenraum als Ort eines künstlerisch-therapeutischen Projektes die Erfahrungen der am Projekt Beteiligten?

Das Projektthema *Höhle, Hülle, Haus* greift menschliche Bedürfnisse nach Schutz, Beheimatung, Zugehörigkeit und Identität auf, nicht aber die Besonderheit des Raumes als geweihter Versammlungsort und christlicher Ritualraum.
Manfred Josuttis lehrte Praktische Theologie in Göttingen und äußerte sich folgendermaßen zur Bedeutung spiritueller Räume:

> Jeder Raum ist eine begrenzte, gestaltete, lebenssteuernde Welt, die ich bin und in der ich bin. Raum gibt es für menschliche Wahrnehmung also immer nur in dieser Doppelausgabe: Ich als Raum bin in einem Raum. Deshalb gehört zur Identitätsdefinition immer auch eine Ortsangabe. Wer bin ich? Das heißt immer auch: Wo bin ich? (Josuttis 2000: 35)

Diese Worte Josuttis beziehen sich auf Räume im Allgemeinen und lassen somit einen Übertrag auf die Erfahrungen im Rahmen von *Höhle, Hülle, Haus* zu.

Zusammenfassung
In die Kulturkirche St. Jakobi in Stralsund haben sich über Jahrhunderte Spuren und Verwundungen der Geschichte eingeschrieben. Die jungen Patient/-innen setzten sich in diesem Kirchenraum mit ihren eigenen Lebensspuren und Themen des Schutzes, der Zugehörigkeit und der Identität auseinander. Sie schufen in Bezug darauf Textilräume aus Stoffen, Bambusstäben, Ziegeln, Schnüren und Klammern. Jede textile Konstruktion war ein Entwurf, aber zugleich auch eine Auseinandersetzung mit der eigenen Identität.

6 Unter dem Altar

Im Folgenden wird der Projektverlauf anhand des Fallbeispiels einer Teilnehmer/-in, der Patientin M. und zweier Fotografien ihrer textilen Konstruktion anschaulich gemacht.

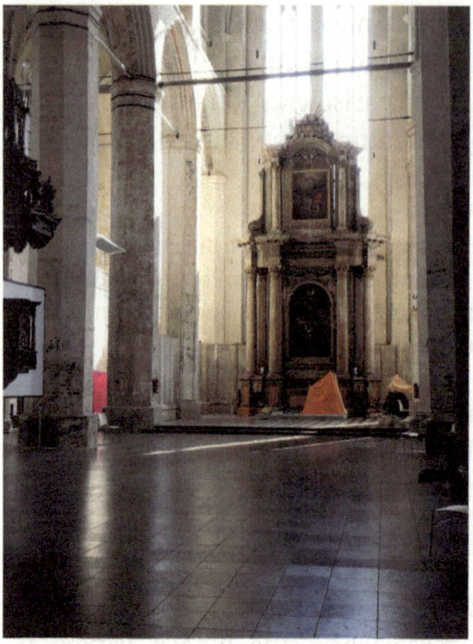

Abb. 4A: Kirchenraum St. Jakobi, Altar.
Beide Fotos: Alexandra Hopf.

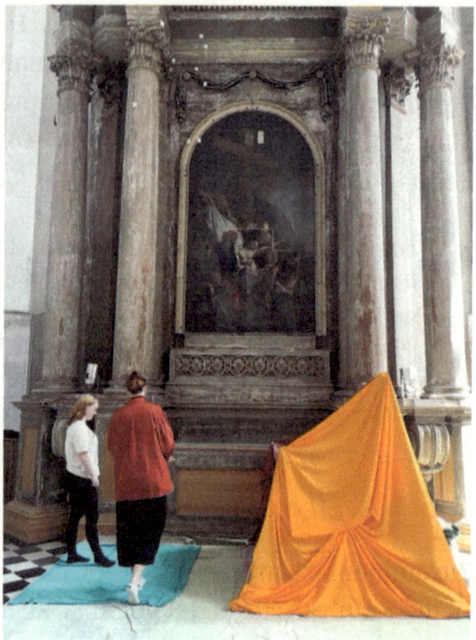

Abb. 4B: Patientin M. mit der sie begleitenden Kunsttherapiestudentin.

6.1 Fallbeispiel: Patientin M

Das Besondere der textilen Konstruktion der Patientin M., war, dass dieser sich unmittelbar unter dem Altarbild von St. Jakobi befand (Abb. 4A, Abb. 4B). Bereits am Freitag vor Projektbeginn nahm sich M. einen der Stoffe und platzierte diesen entschieden auf dem Holzpodest des Altars.

M. nahm den Ort nicht als besonders und bemerkenswert wahr und bezog sich auch im Weiteren nicht darauf (Abb. 4C). Die begleitende Kunsttherapiestudentin hatte dies mehrfach angesprochen, ohne dass es von M. aufgegriffen wurde. Eine Form des In-Resonanz-Tretens mit dieser Verortung war die Formulierung der eigenen Eindrücke und Empfindungen ihrer Begleiter/-innen, um so auf den besonderen Ort aufmerksam zu machen und für diesen zu sensibilisieren.

Aus zwei weiteren Perspektiven war dieser Ort bemerkenswert, aus einem großen Abstand heraus und aus einem Sich-selbst-im-Altarraum-Aufenthalten. Der Eingang von M.'s textiler Konstruktion richtete sich nach links aus (Abb. 4C), also nicht auf das Mittelschiff der Kirche. In dieser Hinsicht gewährte die Ausrichtung keinen Ausblick in den Gesamtraum der Kirche, aber auch keinen Einblick aus dem Kirchenraum in den textilen Schutzraum.

Aus der Ferne beeindruckt der zentrale Ort und in der Vorbereitung M.'s entschiedene Inanspruchnahme. Im Altarraum erschienen die Größe des Altars und des Altarbildes überwältigend. Die gesamte Architektur St. Jakobis mit seinem Mittelschiff ist auf den Altar als zentralen Ritualort ausgerichtet. Hier fand und findet etwas statt, das von allen gesehen wird. M. selbst hatte jedoch keinen Bezug zu oder Erinnerungen an spirituelle Erfahrungen und sagte, dass die Kirche und Religion keine Rolle in ihrem Leben spiele. Die klare Inanspruchnahme und Ausgestaltung dieses zentralen Ortes als persönlicher Schutzraum kann als Ressource der Patientin verstanden werden, auch wenn sie sich nicht auf den Ort bezieht.

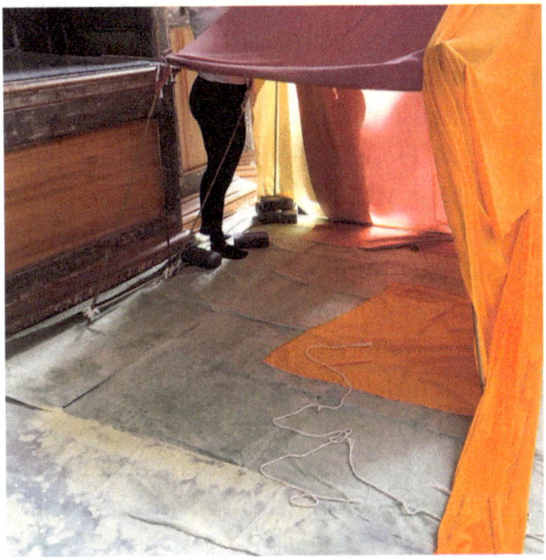

Abb. 4C: Seitenperspektive M.'s Konstruktion. Foto: Alexandra Hopf.

6.2 Exkurs: Der Altar in St. Jakobi

Dieser Altar besteht aus einem mächtigen Holzbau, in den zwei Gemälde von Johann Heinrich Tischbein dem Älteren (1722–1789) eingelassen sind. Im unteren Bild ist die Kreuzabnahme Jesus zu sehen, im oberen die Himmelfahrt Christi. Das untere Bild zeigt, neben der Christusfigur, die in ein großes weißes Tuch eingebettet ist, fünf weitere menschliche Figuren. Auch Spuren der Vermessung des Bildes sind darauf zu sehen. Steht man unter dem Altar in seiner immensen Größe, kann man kaum die einzelnen Bilder und ihre Details erkennen.

7 Utopien und Heterotopien

> Alles Tun hat utopischen Charakter: Alles Tun, alles Tätigsein aus sich selbst heraus, hat antizipatorischen und utopischen Charakter. In jeder Absicht steckt ein utopisches-antizipatorisches Moment. Die Fantasie treibt den Handlungsimpuls zur Aufführung. (Huber, 2010:19)

Im Projekt *Höhle, Hülle, Haus* lag der Fokus auf tröstenden, ermutigenden und bestärkenden Aspekten der künstlerisch-therapeutischen Begleitung. Alle Patient/-innen wurden während der Workshopzeit jeweils von einer/-m Kunsttherapiestudierenden unterstützt. Über die Verortung und Ausgestaltung der textilen Räume in Bezug auf eigene Wünsche und Bedürfnisse konnten gewissermaßen textile Utopien verwirklicht werden. Es entstanden Orte, die so noch nicht existierten und etwas Neues wirklich werden ließen.

Einige Patient/-innen waren vor die Herausforderung gestellt, in dem großen Kirchenraum, einen Ort für sich auszusuchen, diesen in Anspruch zu nehmen und mit dem angebotenen Material auf ihre eigene Art und Weise auszugestalten. Sie erkundeten eigene Bedürfnisse und waren zugleich auch mit darauf bezogenen Konflikten konfrontiert, mit denen sich nicht alle auseinandersetzen konnten.

Ziel der Kunsttherapiestudierenden, aber auch der begleitenden Bezugstherapeut/-innen war es, Patient/-innen darin zu unterstützen, in diesen krisenhaften Momenten präsent und mit den eigenen Gefühlen im Kontakt zu bleiben und individuelle Grenzen anzuerkennen. Es ging auch um die Frage, was im Augenblick bearbeitet und reflektiert werden kann. Für manche Teilnehmer/-innen bedeutete dies, nicht durchgängig oder gar nicht mehr am Projekt teilzunehmen.

Patient/-innen konstruierten in diesem Spannungsfeld von Herausforderungen, Krisen und Gestaltungsmöglichkeiten Binnenräume, die als Rückzugs- und Kraftorte wirkten, aber auch solche, die zum Teil ungewöhnliche und fremdartige Formen annahmen. Hier wurden sowohl Utopien, als auch Heterotopien geschaffen.

7.1 Exkurs: Heterotopie und Utopie

Während der Vorbereitung des Projektes war die Künstlerin Ulla von Brandenburg eingeladen worden, einen Vortrag über ihre künstlerische Arbeit zu halten. Ulla von Brandenburg ist Malerin, Grafikerin, Installations- und Videokünstlerin und lehrt als Professorin für Kunst und Malerei an der Akademie für Bildende Künste Karlsruhe. Sie orientierte sich am Begriff der *Heterotopie* von Michel Foucault, den sie auf ihre Kunst übertrug. Heterotopien sind Orte, die als Gegenentwürfe zu

Utopien und im Widerspruch zum Normativen stehen, aber auch eigene neuartige Charakteristika aufweisen. An diesen Orten zeigen sich Brüche, Verwundungen und Chaos, aber auch neue Perspektiven und Umgangsweisen, um diese Brüche, einzubinden, zu transformieren und fruchtbar zu machen.

Utopie wird gemeinhin als Ort verstanden, den es noch nicht gibt, der jedoch in der Vorstellung existieren kann und idealtypisch ist. Die Utopie ist ein „(...) Gegenbild zu der als defizitär erlebten Erfahrungswirklichkeit." (Warning 2015: 178). Eine Heterotopie hingegen gilt als Ort, der bereits existierenden Orten etwas entgegensetzt, das außerhalb von anerkannten Ordnungen bestehen kann und eigene Ordnungen aufweist (ebd.:178–187).

Wenn wir diese beiden Perspektiven der Utopie und Heterotopie für das Projekt *Höhle, Hülle, Haus* geltend machen, öffnen sich unerwartete Sichtweisen auf die textilen Bauten. Es ging zum Teil darum, ideale Räume zu schaffen, die Erfahrungen des Eingebettet- und Genährt-seins ermöglichten. Aber auch Aspekte des Sich-Reibens an Gegebenem, das zu neuen Perspektiven in Bezug auf Herausforderungen führte, wurden erfahren. Utopien, die als ideale und tröstende Orte imaginiert und erschaffen werden, ermöglichen heilsame Erfahrungen. Heterotopien hingegen widersetzen sich als provokative Gegenentwürfe dem Bestehendem.

Diese unterschiedlichen Erfahrungen fanden unter Einwirkung des Kirchenraums als „Gehäuse der Überlieferung" und als christliches Denkmal „(...) einer Erfahrungsgeschichte" (Klie 2000: 8) statt. Welche Qualitäten des Raums beeinflussten die beteiligten Patient/-innen?

Zusammenfassung

Im Projekt *Höhle, Hülle, Haus* wurden Patient/-innen für die verschiedenen räumlichen und atmosphärischen Erfahrungsqualitäten der Verortungen und des Kirchenraums St. Jakobi sensibilisiert. Die Gestaltung textiler Binnenräume konnte bei den jeweiligen Patient/-innen, neben der Erfahrung des tröstenden Eingebettet- und Genährt-Seins, eine Auseinandersetzung mit Gegebenem und dessen Überwindung, aber auch die Wahrnehmung des Kirchenraumes als geteiltem Raum gelebter Transzendenz aufgerufen haben.

8 Spiritualität und Raum

> In der ‚Poetik des Raumes' geht es um die Verräumlichung des Subjekts, um die Herstellungskunst (Poetik) eines Seinsraumes, um die Auflösung der Differenz von Subjekt und Welt und von Sein und Fantasie. (Führ 2000: 16)

Der Begriff der Spiritualität ist grundsätzlich mit einem Aspekt des Nichtwissens und Unsagbaren verknüpft. Dieser Aspekt bezieht die „grundsätzlich ungesicherte Dimension des Daseins“ in spirituelles Denken und Handeln mit ein (Henke 2012: 12). Dabei spielen nicht sprachliche, rituelle oder kunstbezogene Kommunikationsformen des Spirituellen eine zentrale Rolle. Auch Kunstschaffende gehen mit Aspekten des Nichtwissens und Unsagbaren in ihrer künstlerischen Arbeit um (ebd.).

Es stellt sich die Frage, inwiefern Patient/-innen des Projekts *Höhle, Hülle, Haus* in St. Jakobi Zugang zu spirituellen Erfahrungen gehabt haben oder andere transzendente Bezüge herstellen konnten (Klie 2000: 8). Und wenn: Wie haben sich diese Bezüge über den Raum und seine Ausgestaltung vermittelt? Nika Spalinger (2012: 181) stellt sowohl für künstlerische Praxis als auch für religiöses und spirituelles Handeln Einordnungsversuche an.

Unter künstlerischer Praxis versteht sie individuell oder gemeinschaftlich ausgeübtes Handeln, das bildnerische, sozial-performative, räumliche und diskursive Verfahren anwendet. Der Begriff Religion bezeichnet aus ihrer Perspektive ein institutionell gefasstes System verbindlicher Rituale und Symbole, auf das sich die persönlichen inneren Dimensionen, Werte und Praktiken des jeweiligen Menschen beziehen (ebd.). Das Spirituelle geht über das Religiöse als konfessionell gebundenes Handeln und Erleben hinaus und zeigt sich eher in einer individuell gelebten und ausformulierten, und nicht konfessionell gebundenen Weise.

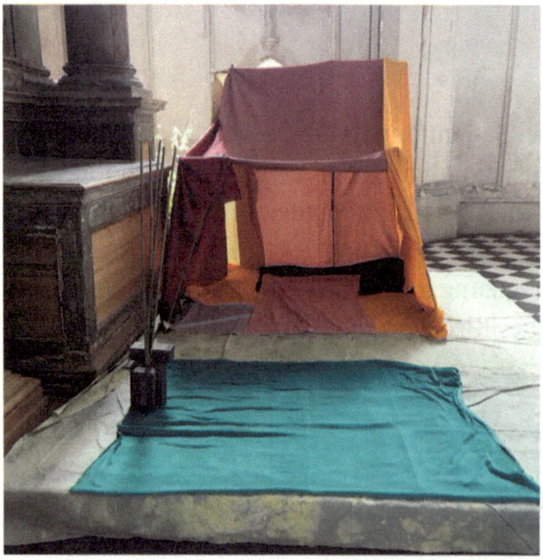

Abb. 5: M.'s Eingang. Foto: Alexandra Hopf.

M.'s Erfahrungen haben sich im religiösen Ritualraum der Kirche St. Jakobi ereignet, allerdings ohne formulierte eigene Bezugnahme auf spirituelle oder religiöse Aspekte der Verortung im Altarbereich. Sie beteiligte sich mit einem eigenen Binnenraum am Konstruieren und Ausgestalten im gemeinschaftlichen Setting des Projekts und auch an den räumlichen Bezugnahmen der Teilnehmer/-innen untereinander (Abb. 5).

Die Einbettung der Patientin in das größere Ganze des Raumes und des Projekts war gegeben, nicht jedoch ihre Aufmerksamkeit für den Einbezug der Besonderheiten des Kirchenraums

> Es ging auch Religionen einmal um die gesellige Inszenierung einer Beziehung hin zum Transzendenten, zu etwas Jenseitigem, über das wir nicht verfügen, etwas uns Übersteigendes, etwas Unbegreiflichen, etwas, das vom prinzipiell fremden Anderen kommt. (Pazzini 2012: 44)

Grunderfahrungen des spirituellen Erlebens, wie das Zusammenkommen mit Anderen im geschützten Rahmen, mit einer geteilten Sinngebung und gegenseitiger Bezugnahme sind im Projekt *Höhle, Hülle, Haus* angelegt. Diese Grunderfahrungen sind historisch in das Leben von Religionsgemeinschaften eingebettet gewesen (Pazzini 2012: 59). Heute werden diese Bedürfnisse zu einem guten Teil auch in anderen Bereichen der gesellschaftlichen Teilhabe gelebt, wie zum Beispiel in kulturellen Kontexten, Kontexten der Bildenden Künste oder in gesundheitsbezogen, therapeutisch oder sozial relevanten Institutionen wie Kliniken, Praxen und Beratungsstellen. Katharina Brichetti formuliert, dass religiöse Grunderfahrungen und Bedürfnisse aufgrund der Öffnung und Erweiterung des Begriffs der Spiritualität durch die Säkularisierung der Gesellschaft kaum noch von psychosozialen Bedürfnissen zu unterscheiden sind (2019: 5).

Zusammenfassung

Am Fall der Patientin M. wird deutlich, dass, obwohl eine ästhetisch-künstlerische Exploration der Gestaltungen, gegenseitige Bezugnahmen und der Verhandlungen innerer und äußerer Grenzen im Projekt mitangelegt waren, sich keine spirituelle Erfahrungsmomente bei der Patientin M. eingestellt hatten. Beispielhaft mag das auch für andere Teilnehmer/-innen am Projekt gegolten haben. Obwohl bereits durch den kirchlichen Raum spezifische alltagsferne Aspekte der Kontemplation und der Selbstfindung thematisiert wurden, kamen Aspekte des Spirituellen und der Transzendenz nicht zur Sprache.

9 Transzendenz und Spiritualität im Kirchenraum

St. Jakobi ist in ihrer Architektur und Raumaufteilung, dem Mittelschiff, den Seitenkapellen, dem Lichteinfall der Kirchenfenster, der Raumhöhe und Emporen, der Orgel und ihren atmosphärischen Eigenschaften deutlich als Kirchenraum erkennbar.

Gernot Böhme schreibt in seinen „Anmutungen" (1998: 91) über das Atmosphärische von Kirchenräumen:

> Dabei ist an die architektonischen Formen im Hinblick auf ihre Anmutungsqualitäten, insbesondere die Bewegungssuggestionen zu denken, ferner Licht und Dämmerung, das Steinerne, an Figuren und Bilder, an die akustischen Qualitäten des Raumes an Farben, an Materialien, an Insignien des Altars und schließlich auch an die christlichen Symbole, die ja auch bei profaner Nutzung oder Betrachtung ihre Wirkung tun.

Lassen Sie uns nochmals zum Ausgangspunkt zurückkehren und uns vergegenwärtigen, dass junge erwachsene Patient/-innen an diesem Projekt in St. Jakobi teilnahmen. Sie erkundeten mithilfe ihrer textilen Räume ihre Bedürfnisse nach Schutz, Beheimatung, Zugehörigkeit und Identität. In den großen Schutzraum einer Kirche eingelassen, war es den Patient/-innen freigestellt, sich in ihre individuellen Wahrnehmungen zu vertiefen und daraus erwachsende Impulse für sich zu nutzen. Der lichte Kirchenraum St. Jakobi begünstigte dabei sowohl die Kontemplation der Teilnehmenden als auch deren introspektiven und reflexive Prozesse.

Sie beschrieben einhellig am Ende der Projektwoche, dass im Kirchenraum eine besondere, dem Alltag entrückte Atmosphäre zu spüren gewesen sei.

Brichetti (2019: 5) spricht Räumen spirituelle Qualitäten zu, wenn sie vier miteinander verbundene Kerndimensionen aufweisen. Diese sind 1. Verbundenheit, 2. Friede, 3. Sinn und Bedeutung und 4. Transzendenz.

Drei dieser Dimensionen sind in der Rahmung des Projekts *Höhle, Hülle, Haus* angelegt gewesen und von den Patient/-innen angesprochen worden. Sie setzten sich mit ihrer jeweiligen Balance zwischen eigenen Wünschen nach Schutz, Rückzug und Abgrenzung einerseits und nach Kontakt zum Außen und der Bezugnahme zu anderen andererseits auseinander. Damit waren die Dimensionen Verbundenheit und Friede, Dimensionen 1 und 2 berührt worden. Die Patient/-innen haben sich Räume geschaffen, die für sie bedeutungsvoll waren und subjektiv Sinn ergaben, sodass Dimension 3 berührt worden war.

Die vierte Kerndimension der Transzendenz blieb, wie bei Patientin M., auch bei den anderen Teilnehmer/-innen unausgesprochen. Gleichwohl war diese Dimension in der Ausgestaltung und Atmosphäre des Kirchenraums enthalten und wahrnehmbar.

Transzendente Erfahrungsmomente überschreiten das Individuelle und sind daher häufig schwer zu vermitteln. Bedenken wir hier die biografische Situation der Patient/-innen, die sich als junge Erwachsene im Krisenmodus während einer psychiatrischen Behandlung inmitten des Übergang aus der Kindheit ins Erwachsenenalter befinden. In dieser Phase verknüpfen sich Fragen der Identität, innerer und äußerer Grenzen, mit Abgrenzungswünschen hinsichtlich tradierter Konventionen und Reglements, zu denen durchaus auch religiöse gehören können. Wenn die Auseinandersetzung mit der eigenen Identität zu einer gewissen Stabilität geführt hat, können Fragestellungen und Standortbestimmungen der überindividuellen Einbettungen und Transzendenz im eigenen Leben auf fruchtbaren Boden fallen.

Der Kirchenraum St. Jakobi kann für potenzielle Transzendenzerfahrungen sensibilisiert haben.

Friedhelm Mennekes, Jesuitenpater, katholischer Pfarrer und Professor für Praktische Theologie initiierte Kunstausstellungen in der Kirche Sankt Markus Nied in Frankfurt (ab 1979). Mit einer Kunst-Station im Frankfurter Hauptbahnhof setzte er seine kuratorische Tätigkeit fort. 1989 folgte eine weitere Kunst-Station in Köln unter dem Namen „Sankt Peter". Hier stellten wichtige und international renommierte Künstler/-innen wie zum Beispiel Joseph Beuys, Arnulf Rainer und Rosemarie Trockel aus.

In einem Gespräch mit Johann König plädiert Mennekes dafür, Kirchen, und auch Museen, als Orte der Sensibilisierung zu verstehen und zu bespielen (König, 2023: 48:30–48:55). König, der selbst die Galerie „St. Agnes" in einer ehemaligen Kirche in Berlin betreibt, spricht davon, dass die Bauaufgaben der Architekt/-innen von Museen und Kirchen sich primär auf den Raum und die Raumerfahrung beziehen und nicht auf die Nutzung dieser Gebäude (ebd.: 52:00).

Der Raum selbst komme da ins Bewusstsein und damit Erlebensaspekte des transzendenten Eingebettet- und Eingebundenseins, aber auch die Ausdifferenzierung ästhetischer Eindrücke finde statt, wie die des Lichts, der Bewegung und des Klangs.

9 Fazit

Wenn wir fragen, ob die Architektur der Kulturkirche St. Jakobi spirituelle Qualitäten aufweist und wie diese Einfluss auf Erfahrungen im Projekt *Höhle, Hülle, Haus* genommen haben, so lässt sich sagen, dass der Kirchenraum deutlich gewirkt hat, aber auch, dass diese Wirkung von Patient/-innen nicht im Hinblick auf Spiritualität wahrgenommen wurden. Die Qualitäten waren die kirchliche Gestaltung und Ausstattung St. Jakobis und der thematische Rahmen des Projekts *Höhle, Hülle, Haus*. Sie ermöglichten alltagsferne Erfahrungen und Bezüge, die von Patient/-innen in den textilen Binnenräume und ihren Einbettungen realisiert wurden. Lichtverhältnisse, Großzügigkeit und Leere des Raumes, klangliche, farbliche und textile Qualitäten in ihrer Reduktion haben Transzendenzerfahrungen potenziell angelegt, ohne sie aufzudrängen.

Literatur

Bachelard G (1987) Die Poetik des Raumes. 14. Edition. Frankfurt: Fischer.

Beuys J; Wenzel E (1990): Joseph Beuys. Block Beuys. Schirmer/Mosel, München 1990.

Böhme G (2012): Anmutungen. Über das Atmosphärische. edition tertium. Stuttgart: arcaden.

Brichetti K (2019) Unterstützung von Spiritual Care durch räumliche Gestaltung von Gesundheitsbauten. In Frick E, Maidl E (Redakteur/-innen): Spirituelle Räume. Spiritual Care 2019. Band 8. Heft 1. Berlin: De Gruyter.

Führ E (2000) Bauen und Wohnen. Martin Heideggers Grundlegung einer Phänomenologie der Architektur. Reihe ‚Theoretische Untersuchungen zur Architektur'. Münster / New York / München / Berlin: Waxmann. 16.

Funke D (2006) Die dritte Haut. Psychoanalyse des Wohnens. Gießen: Psychosozial. 203.

Greinke M (2023) HÜLLE, HÖHLE, HAUS. Szenische Malerei, Januar 2023. Nicht veröffentlichte Präsentation im Rahmen des Projekts.

Henke S (2012) Einleitung. In Henke S, Spalinger N, Zürcher I (Hg.) Kunst und Religion im Zeitalter des Postsäkulären. Ein kritischer Reader. Bielefeld: transcript. 9–17.

Huber HD (2010) Die Phantasie als Schnittstelle. Epubli GmBH Berlin. 20.

Josuttis M (2000) Vom Umgang mit heiligen Räumen. In: Klie T (Hg.) Der Religion Raum geben. Kirchenpädagogik und religiöses Lernen. Münster 2000. 35.

Klie T (2000) Ecclesia quaerens paedagogiam. Zur Semantik heiliger Räume. Einführung. In Klie T (Hg.) Der Religion Raum geben. Kirchenpädagogik und religiöses Lernen. Münster. 8.

König J (2023) Was mit Kunst? …mit Friedhelm Mennekes. 24. Juli 2023. Podimo Podcast App. (Zitierdatum 09.10.2023). Abrufbar unter https://was-mit-kunst.podigee.io/68-friedhelm-mennekes)

Kulturkirche St. Jakobi (2023) Stichwort Geschichte (Zitierdatum: 20.07.2023). Abrufbar unter https://kdw-hst.de/kultur-und-freizeit/kulturkirche-st-jakobi. Stichwort: Geschichte

Lembeck KH (1994): Einführung in die Phänomenologische Philosophie. Darmstadt: Wissenschaftliche Buchgesellschaft. 126.

Pazzini KJ (2012) Berühren, Glauben und verinnerlichen. Notizen zu Psychoanalyse, Religion und Kunst. In Henke S, Spalinger N, Zürcher I (Hg.) Kunst und Religion im Zeitalter des Postsäkulären. Ein kritischer Reader. Bielefeld: transcript. 43–60.

Spalinger N (2012) Die Kunst zu verkörpern. Reflexionen zum künstlerischen Handeln im Religiösen. In Henke, Silvia, Spalinger Nika, Zürcher, Isabel (Hrsg.) Kunst und Religion im Zeitalter des Postsäkulären. Ein kritischer Reader. Bielefeld: transcript. 181–193.

Warning R (2015) Utopie und Heterotopie. In: Jörg Dünne, Andreas Mahler (2015) Handbuch Literatur & Raum. Berlin, München, Boston: De Gruyter (Zitierdatum: 23.07.2023), abrufbar unter https://doi.org10.1515/9783110301403-016.178–187.

Abbildungen

Abb. 1A Die Kulturkirche St. Jakobi. Foto: Alexandra Hopf

Abb. 1B Kirchenraum St. Jakobi mit der Textilkonstruktion einer Patientin. ©Maren Gärtner. Mit freundlicher Genehmigung

Abb. 2A Im Seitenschiff. Foto: Alexandra Hopf

Abb. 2B Verborgen hinter dem Stoff. Foto: Alexandra Hopf

Abb. 2C Hinter dem Altar. Foto: Alexandra Hopf

Abb. 3A Kirchenraum von der Empore. Foto: Alexandra Hopf

Abb. 3B Kirchenraum Mittelschiff. Foto: Alexandra Hopf

Abb. 4A Kirchenraum St. Jakobi, Altar. Foto: Alexandra Hopf

Abb. 4B Patientin M. mit der sie begleitende KunstTherapiestudentin. Foto: Alexandra Hopf

Abb. 4C Seitenperspektive M.'s Konstruktion. Foto: Alexandra Hopf

Abb. 5 M.'s Eingang. Foto: Alexandra Hopf

Katrin Röhlig

„Dramatische Resonanzen“ als performative Abschlussreflexion: ein essayistischer Blick auf das Thema Spiritualität in der Theatertherapie

Abstract: Der Artikel beschäftigt sich mit dem Konzept der Spiritualität in der Theatertherapie. Spiritualität wird als eine Lebenshaltung beschrieben, die über das individuelle Selbst hinausgeht, auf transzendente Wirklichkeiten verweist und eine geistig erfahrbare Öffnung des eigenen Blickwinkels bewirkt.

Um persönliche und spirituelle Einsichten zu fördern und transformative Erfahrungen zu machen, wird die Theatertherapie als eine künstlerische, handlungsorientierte Therapieform präsentiert, die neben dem kreativen Ausdruck im Möglichkeitsraum der „Dramatischen Realität“ (Pendzik 2006), Rituale und Verkörperungen nutzt. Ein wertfreier Raum, der spirituelle Erfahrungen ermöglicht, ohne dass die persönlichen Überzeugungen der Theatertherapeutinnen und Theatertherapeuten aufgezwungen werden, wird durch die theatertherapeutische Haltung gefördert. Der Artikel schließt mit der Empfehlung, dass die theoretischen und praktischen Verbindungen zwischen Spiritualität und Theatertherapie weiter untersucht und vertieft werden sollten.

Abstract engl.: This article deals with the concept of spirituality in dramatherapy. Spirituality is described as an attitude to life that goes beyond the individual self, refers to transcendent realities and brings about a spiritually perceptible opening of one's own perspective.

In order to promote personal and spiritual insights and transformative experiences, dramatherapy is presented as an artistic, action-oriented form of therapy that uses rituals and embodiment alongside creative expression in the potential space of 'dramatic reality' (Pendzik 2006). A value-free space that enables spiritual experiences without imposing the personal convictions of the dramatherapists is promoted by the dramatherapy approach. The article concludes with the recommendation that the theoretical and practical links between spirituality and dramatherapy should be explored and deepened.

Stichwörter: Spiritualität, Dramatische Resonanzen, Dramatische Realität, körper- und bewegungsbasierte Therapie, Körper-Geist-Verbindung, Therapeutische Beziehung, Spirituelle Dimension, Transformationsprozesse, Persönliche Entwicklung, Dramatherapie, Ästhetisches Erleben, Rituale

https://doi.org/10.1515/9783111386386-022

Keywords: Spirituality Dramatic resonances, Dramatic reality, body- and movement-based therapy, Body-mind connection, Therapeutic relationship, Spiritual dimension, Transformation processes, Personal development, Drama therapy, Aesthetic experience, Rituals

Einführung

> Ich lebe mein Leben in wachsenden Ringen,
> die sich über die Dinge ziehn.
> Ich werde den letzten vielleicht nicht vollbringen,
> aber versuchen will ich ihn
> (Rilke 2015: 8).

Die 1899 verfassten Zeilen des Dichters Rainer Maria Rilke beschreiben die innere Reise eines Menschenlebens als eine ständige Suche nach Wachstum und Transformation. Sie erzählen von der Suche nach Sinn und spiegeln den spirituellen Gedanken der Selbstentfaltung wider.

1 Was ist Spiritualität?

> Ich kreise um Gott, um den uralten Turm,
> und ich kreise jahrtausendelang;
> und ich weiß noch nicht: bin ich ein Falke,
> ein Sturm
> oder ein großer Gesang
> (Rilke 2015: 8).

Für Rilke spielt die Gottesvorstellung in seiner Suche eine große Rolle, andere Suchende kreisen um uralte Türme, die sich aus anderen Vorstellungen speisen. Sie haben alle gemeinsam, dass es um ein tieferes Verständnis von Leben und dem eigenen Selbst geht.

Der Begriff der Spiritualität kann unterschiedlich definiert werden und hat eine jahrhundertelange Geschichte in Philosophie und Theologie. Spiritualität kann als Lebenshaltung gesehen werden, die über das eigene Ich hinaus geht und auf eine transzendente Wirklichkeit verweist, die sich im Ausdruck, im Denken und im Handeln zeigt (vgl. Walach 2013: 77). Sie ist subjektiv und vielfältig, je nachdem, wen man fragt und aus welchem Blickwinkel sie betrachtet wird. Es gibt viele Möglichkeiten und Zugänge spirituelle Erfahrungen zu machen: Die Bandbreite reicht von religiösem Gottesverstehen, meditativen Praktiken über Rituale bis hin zu kreativen Manifestationen. Diese Vielfalt betont die Relevanz, den eigenen Weg zu finden, der sowohl persönlich als auch kulturell geprägt ist. Gemeinsam haben diese Zugänge, dass sie mit einer subjektiven Bedeutung, die der jeweiligen Glaubenshaltung, den jeweiligen Werten entspricht, verbunden sind (vgl. Brentrup & Kupitz 2015: 11) und das Erleben von Zugehörigkeit, Trost und Orientierung teilen (vgl. ebd.).

Ob es eine erlernbare Methode auf dem Weg zur Erkenntnis gibt, ist eine strittige Frage zwischen den unterschiedlichen Vertretern spiritueller Gepflogenheiten, in dem hier besprochenen Zusammenhang jedoch nicht bedeutsam.

Im Kern kann Spiritualität als eine auf Erfahrung basierte Suche nach Erkenntnis verstanden werden, die in Abgrenzung zu wissenschaftlichen Erkenntnissen immer nach Erfahrungen im Geistigen strebt und sich mit Sinn- und Wertfragen beschäftigt. Spiritualität muss nicht notwendig mit einer religiösen Weltanschauung verbunden sein, wenn sie sich damit auseinandersetzt, wie sich der Mensch mit seinem Dasein in der Welt und in der Beziehung zur Welt und seinen Mitmenschen empfindet (vgl. ebd.: 40). Spiritualität umfasst alles, woran ein Mensch glaubt und was zu seiner Konstruktion von Identität und seinen Entwicklungsmöglichkeiten und -grenzen beiträgt (vgl. ebd.: 11).

2 Worum geht es, wenn wir über Erkenntnis sprechen?

Erkenntnis entsteht durch die Verarbeitung von Eindrücken und Erfahrungen und kann als eine gewonnene Einsicht beschrieben werden.

In der Philosophie wird der Begriff der Erkenntnis genauso wenig final definiert wie der Begriff der Spiritualität. Kant sagt in diesem Zusammenhang, dass unser Wissen über die Welt nicht einfach passiert, sondern von Vorstellungen geprägt wird, die wir vor dem Erleben schon haben (vgl. Höffe 2023; Kant 2011). In seiner Schrift „Kritik der reinen Vernunft“ (1781) erklärt er, dass so unser Wissen auch unsere Erkenntnis beeinflusst. Unser Denken und unsere Erfahrungen arbeiten zusammen und unser Erkenntnisvermögen reagiert nicht passiv auf die Welt, sondern nimmt aktiv an unserem Verständnis von Welt teil.

Gemäß Kants Ansicht wird unser Erkenntnisvermögen durch die angeborenen Vorstellungen von Raum und Zeit, unseren Verstand, sowie durch biographisch erlebte Erfahrungen, die wir im Laufe des Lebens machen, geformt (Kant 2011: 539ff).

Dies zeigt sich beispielhaft beim Betrachten eines Theaterstücks: Angenommen, zwei Zuschauende sehen dasselbe Schauspiel, so prägen ihre unterschiedlichen

Lebenserfahrungen und Perspektiven ihre Wahrnehmung und Interpretation des Gesehenen.

Eine Person, die von persönlichen Verlusten betroffen ist, wird in den Handlungen und Dialogen tiefgreifende emotionale Resonanzen finden und die Themen von Trauer und Hoffnung besonders intensiv empfinden. Eine andere Person, die beruflich aus dem therapeutischen Feld kommt, würde die zwischenmenschlichen Beziehungen im Stück mit einem analytischen Blick betrachten und vordergründig die Verhaltensmuster der Rollen wahrnehmen.

Kant würde an dieser Stelle betonen, dass die individuellen Vorstellungen und Erfahrungen dieser Zuschauer ihre Wahrnehmung des Theaterstücks aktiv beeinflusst haben. Das Stück wird nicht einfach als isoliertes Ereignis wahrgenommen, sondern durch den Filter persönlicher Perspektiven und des angeborenen Wissens von Raum und Zeit interpretiert. Unser Erkenntnisvermögen nimmt also an der Gestaltung unserer Sichtweise auf komplexe kulturelle Ausdrucksformen wie das Theater teil.

Es geht bei der spirituellen Erfahrung eben nicht nur um eine Wissenserkenntnis und -erweiterung, sondern um eine erfahrbare Erweiterung und Öffnung unseres eigenen Blickwinkels. In körperbasierten Verfahren wie in der Theatertherapie besteht die Idee, dass ein ganzheitliches Verstehen erst durch die physische Manifestierung vollständig wird. Direkte Erfahrungen und Handlungen können tiefere Erkenntnisse fördern als ein rein intellektuelles Verstehen.

3 Wie hängen Körper und Geist zusammen?

Der kreativtherapeutische Ansatz der Theatertherapie kann als Ansatz zur Verankerung spiritueller Erfahrungen im Körper gesehen werden. Mittels erlebnisorientierter Praktiken, welche Elemente wie Bewegung, Mimik und Körperhaltung integrieren, entsteht eine konkrete Verbindung zur spirituellen Erkenntnis.

Die Embodimentforschung (Storch et al. 2017) bezieht sich darauf, wie Kognition und Wahrnehmung durch den Körper beeinflusst werden. Embodiment bedeutet Verkörperung, bezeichnet den Einbezug des Körpers in erkennendes Denken (vgl. Storch 2021: 9) und meint, dass der menschliche Geist, den wir im Gehirn verorten, immer in Bezug zum ganzen Körper steht. Bewusstsein braucht einen Körper und Erkenntnisse werden nicht nur durch kognitive, sondern auch durch körperliche Erfahrungen und Interaktionen mit der Umwelt gewonnen.

Zu jedem Zeitpunkt im Leben kann der Mensch sich neu konstruieren. Indem wir eines der alten motorischen, sensorischen oder affektiven Muster verlassen und ein neues Muster ausbilden, kann die Welt anders betrachtet, gedacht und erlebt werden. Dafür reicht schon eine kleine Veränderung in der Körperhaltung aus (vgl. Hüther 2017: 92).

Gerald Hüther hebt in seinem Artikel „Wie Embodiment neurologisch erklärt werden kann“ hervor, dass der Triumph des bloßen Verstandes während der Zeit der Aufklärung so überzeugend war, dass lange Zeit die Vorstellung der Trennung von Körper und Geist vorherrschte (vgl. ebd.: 75 ff). Er betont die fundamentale Bedeutung der Wechselwirkung zwischen Körper und Geist für ein ganzheitliches Verständnis von Entwicklung. Körper und Geist sind untrennbar miteinander verbunden und alles Erlebte wird im Körper gespeichert, genau wie das Nichterlebte und der Mangel im Körper fehlen kann. Fehlende Bindung und Sicherheit, die in den ersten Lebensmonaten über das körperliche Erleben gelernt werden, können im Körper Spuren hinterlassen, die es der Person schwer machen sich selbst beruhigen zu können und auch im Erwachsenenalter Sicherheit spürbar zu erleben (vgl. Storch 2021: 48 ff).

Es kann ein Gewinn sein, spirituelles Erleben, die Erweiterung des Bewusstseins, aus dem äußeren Raum in den inneren Raum des eigenen Körpers, der immer da ist, zurückzuholen (vgl. ebd.: 58). Die therapeutische Intervention und Begleitung wird nicht nur gedacht und bleibt im Außen und in der Distanz zum körperlichen Erleben, sondern kann spürbar werden und das „körperliche Ich“ stärken (vgl. Hüther 2017: 86). Das körperliche Erleben bildet die Grundlage der Konstruktion einer Vorstellung von „Ich“ und dient als inneres Referenzsystem für die Bewertung gemachter Erfahrungen (vgl. ebd.). Wenn der Körper als Teil des „Ichs“ erlebbar wird, kann der Mensch sich auf den Weg machen (vgl. ebd.: 97) und therapeutischen Veränderungsprozessen mit sich verbunden begegnen und so den Raum für neue Entwicklungen öffnen, die nicht vorhergedacht werden können. An diesem Punkt kann eine durch Therapie gewonnene Erkenntnis entstehen, aber auch ein ganzheitliches Erkennen, in der Verbindung von Körper, Verstand und Gefühl, der Beginn einer spirituellen Erfahrung (vgl. Walach 2013: 96).

4 Was ist Theatertherapie?

Die Deutsche Gesellschaft für Theatertherapie (DGfT) definiert die Theatertherapie als „handlungsorientierte, künstlerische Therapieform, die eine fruchtbare Verbindung zwischen der ursprünglichen Heilfunktion des Theaters und den Verfahren moderner Psycho- und Sozialtherapien herstellt“ (Deutsche Gesellschaft für Theatertherapie 2024).

Die Theatertherapie integriert Rituale und Verkörperung als einzigartige Ansätze zur Selbsterfahrung und Unterstützung des individuellen Heilprozesses. Der kreative Ausdruck und die körperliche Erfahrung ermöglichen eine tiefe Verbindung mit den eigenen Emotionen und schaffen eine Grundlage sowohl für persönliche Entwicklung als auch spirituelle Erfahrungen. Rituale können als Verdichtungen von Abläufen, die in kurzen, kollektiven und symbolischen Handlungen wiederholbar sind, verstanden werden, die Struktur und Sicherheit geben und helfen, emotional bedeutsame Prozesse zu gestalten (vgl. Brentrup & Kupitz 2015: 24).

In der Theatertherapie schaffen Rituale einen Rahmen und strukturierten Raum der Sicherheit bietet. Sie öffnen Räume, die nicht alltäglich sind, um Begegnungen, Erfahrungen und Austausch möglich zu machen. Genauso wichtig ist es, diese Räume wieder zu schließen und die Rückführung ebenso sicher zu gestalten. Im therapeutischen Setting sind Rituale ein wirksamer Bestandteil von Therapien und Veränderungsprozessen (vgl. ebd.: 24).

Das Zusammenspiel von Ritualen und Verkörperung schafft eine besondere Verbindung zwischen Sicherheit und Struktur, und der kreativen Freiheit, die in der Verkörperung möglich ist.

Der Erfahrungsraum der dramatischen Realität ermöglicht es, zu Erkenntnissen zu gelangen, die außerhalb des alltäglichen Verstehens und der eigenen Vorannahmen liegen. Ob das bereits ein spirituelles Erlebnis ist oder eine Voraussetzung dafür darstellt, hängt vom Verständnis von Spiritualität sowie der persönlichen Interpretation der Erfahrungen innerhalb der Theatertherapie ab.

5 Worum geht es in der „Dramatischen Realität"?

In der Theatertherapie durchlaufen die Teilnehmerinnen und Teilnehmer einen Prozess: Sie beginnen in der vertrauten Alltagsrealität und tauchen dann in den Möglichkeitsraum der „Dramatischen Realität" (Pendzik 2006) ein. Von dort aus enden sie wieder in der Alltagsrealität. Der Ein- und Austritt in die Alltagsrealität und in die „Dramatische Realität" wird von den Theatertherapeutinnen und Theatertherapeuten angeleitet und begleitet. Das Konzept der „Dramatischen Realität" beinhaltet die Ideen des potenziellen Raumes von Winnicott (vgl. Winnicott 2012: 52 ff) und Stanislawkis Konzept des „als ob" (vgl. Stanislawski 2007: 56 ff), der bewusste Mechanismus, durch den die Spielenden in das Reich des Imaginären transzendieren.

Susana Pendzik (2006) beschreibt die „Dramatische Realität" als einen Ort der Transformation, Veränderung und persönlichen Entwicklung. Das Wechselspiel zwischen alltäglicher und dramatischer Realität ermöglicht eine Transformation, die im Hier und Jetzt durch körperliche Erfahrungen im Möglichkeitsraum konkret wird.

Die Einbeziehung des Konzeptes von Donald Winnicotts Übergangsräumen (Kögler 2014: 7) erweitert das Verständnis des Erfahrungsraumes, indem sie als Brücken zwischen der alltäglichen Realität und der Welt der Vorstellungskraft wirken.

Der Übergangsraum bezieht sich auf Winnicotts Ansatz, in dem die Verschmelzung von Fantasie und Realität in einer sicheren Beziehung zwischen Patientinnen und Patienten und Therapeutinnen und Therapeuten stattfindet (vgl. Winnicott 2012: 23)

Diese Konzeption basiert auf der kindlichen Entwicklung, insbesondere, wenn das Kleinkind lernt, emotionale Ausdrücke zu regulieren, ohne die Bindung zu gefährden (Kögler 2014: 7). Die Vermeidung der Spaltung zwischen innerer Welt und äußerer Realität stellt eine fortwährende Herausforderung im therapeutischen Prozess dar (vgl. Winnicott 2012: 22).

Die Anwendung des Konzeptes des Übergangsraums in der Theatertherapie ermöglicht eine kreative Verbindung zwischen dem Greifbaren und dem Vorstellbaren, durch die ein geschützter Raum für kreative und spirituelle Erfahrungen entsteht.

Durch die theatralen Darstellungen werden kreative Ausdrucksformen für innere Konflikte gefunden, die die Selbstreflexion, das emotionales Wachstum und die Bewältigung von Herausforderungen fördert, da das Spiel zwischen Fantasie und Realität bereichernd genutzt werden kann.

Die von Susana Pendzik (2008) entwickelten „Dramatische Resonanzen“ setzen diese theoretischen Überlegungen in der Praxis um. Sie zeigen sich in stark ritualisierten und dennoch frei improvisierten Performances, die als kollektive Übergangsräume in einem gemeinsamen Reflexionsprozess einer Gruppe angewendet werden können.

6 „Dramatische Resonanzen“ als verbindendes spirituelles Erleben?

Die Technik der „Dramatischen Resonanzen“ wurden von Suzana Pendzik (2008) entwickelt und entspricht C. G. Jungs Idee der „direkten Assoziation“ (1947). Die als kreative Antworten zu verstehenden Resonanzen, die eine Gruppe auf einen gemeinsamen Impuls, der ein Thema, eine Frage oder auch ein persönliches Erlebnis sein kann, entwickeln, gleichen dem Bild sich ausbreitender Wellen auf einem ruhigen See nach dem Wurf eines Steins (vgl. Pendzik: 218).

Dramatische Resonanzen sind keine freien Assoziationen, sondern bleiben in Beziehung zum ursprünglichen Impuls, auch wenn sie sich im Prozess davon entfernen (vgl. Pendzik 2008: 219).

Ein Beispiel für den Einsatz der „Dramatischen Resonanzen" in einer Gruppe könnte folgendermaßen aussehen: die Gruppe bekommt einen Input, der ein kreativer Impuls sein kann, wie ein Gedicht oder eine Erzählung. Die Teilnehmenden hören aktiv zu und werden dann von der Dramatherapeutin oder dem Dramatherapeuten angeleitet, ästhetische Resonanzen, also künstlerische Reaktionen zu entwickeln. Die ästhetischen Resonanzen erlauben alle Bereiche theatraler Möglichkeiten, sowohl in der körperlichen, musikalischen, symbolischen oder auch verbalen Darstellung. Inhaltlich werden unterschiedliche Möglichkeiten in Resonanz zu gehen angeboten: die Enthüllung von Randaspekten, ungewöhnliche Zeit- oder Raumperspektiven, besondere Blickwinkel, die Einordnung des Inputs in ein größeres Bild, intertextuelle Anspielungen oder Zitate und die Übersetzung des Themas in eine Naturmetapher (vgl. Pendzik 2008: 220). Diese Optionen dienen dazu den ursprünglichen Input zu dekonstruieren, zu erforschen, zu erweitern und zu vertiefen, während sie mit ihm in Verbindung bleiben (vgl. ebd.)

Es werden kreative Teams gebildet, die sich den angebotenen Resonanzmöglichkeiten zuordnen und kleine performative Darbietungen entwickeln, die von nahen Wiedergaben der Erzählung im darstellenden Spiel, bis zur symbolischen Darstellung mit Tanz, Bewegung und Klang variieren (vgl. ebd.). Anschließend spielen die Teilnehmerinnen und Teilnehmer nacheinander in ihren Kleingruppen diese Performances in einer ritualisierten Abfolge, die einem Rhythmus folgt. Dieser offenbart sich, wenn die jeweilige Resonanz ihren Platz auf der Bühne einnimmt (vgl.: 2019 f).

In dieser Abfolge gibt es einen fließenden Wechsel von darstellendem Spiel und bezeugendem Beobachten, die Grenzen zwischen der alltäglichen und der „Dramatischen Realität" werden überschritten und das Unsichtbare wird durch die Performance sichtbar gemacht und offenbart tiefere Bedeutungen und Verbindungen (vgl. ebd.). Während des Resonanzprozesses wird aus der individuellen Erfahrung ein kollektives Ereignis, bei dem die Beteiligten das Erlebte aus verschiedenen Blickwinkeln wahrnehmen und verkörpern. Die Darstellungen zielen nicht darauf ab, zu bewerten oder zu deuten, sie sollen die Fähigkeit der Gruppe fördern, dem Erlebten durch ästhetische Gestaltung in der dramatischen Realität Sinn zu verleihen und das Erlebte zu transformieren (vgl. ebd.: 222 ff).

Solche Momente von Übergang und Transformation sind Kernelemente spirituellen Erlebens (vgl. ebd.). Der Prozess, dem Erleben durch ästhetische Gestaltung Sinn und einen Körper zu verleihen und das Erlebte zu transformieren, ermöglicht es den Teilnehmenden tiefere Einsichten und Bedeutungen zu entdecken, die über das Offensichtliche hinausgehen und sinnstiftenden Charakter haben. Durch die

Performance wird das Unsichtbare sichtbar gemacht, die Teilnehmenden verkörpern und zeigen Aspekte des Erlebten, die normalerweise verborgen bleiben. So kann die Transformation von Erfahrungen durch künstlerischen Ausdruck als eine Form der spirituellen Erkenntnis verstanden werden. Die Verbindung von Theatertherapie und Spiritualität im Sinne der Sichtbarwerdung des Verborgenen, zeigt sich in diesem handlungsorientierten Verfahren der „Dramatische Resonanzen“.

7 Vertiefte Perspektiven der Spiritualität im theatertherapeutischen Raum

Die Integration von Spiritualität als persönliche Haltung in der Theatertherapie sollte nicht ohne Überlegungen nach der therapeutischen Verantwortung mitgedacht werden, da die Auswirkungen auf die therapeutische Beziehung und den individuellen Entfaltungsprozess eine sorgfältige Betrachtung erfordern.

Beispielsweise könnte eine Überlegung darin bestehen, wie Therapeutinnen und Therapeuten mit ihren eigenen spirituellen Ansichten umgehen, die nicht den Ansichten ihrer Klientinnen und Klienten entsprechen, um sicherzustellen, dass die Therapie nicht durch persönliche Überzeugungen beeinträchtigt wird. Andere nicht zu belehren und ihnen die eigenen Werte und Glaubensmuster aufzudrängen sollte eine grundsätzliche Haltung sein (Dauber 2013: 149). Eine therapeutische Begleitung sollte respektvoll und neugierig sein und den Mut mitbringen nicht alles aus dem eigenen Wunsch nach Überlegenheit erklären zu wollen. Im therapeutischen Raum darf etwas „offen und unerklärbar“ (vgl. Brentrup & Kupitz 2015: 13) erlebt werden, um so initial etwas Neuem zu begegnen.

Genauso kann es sein, dass Klientinnen und Klienten eine spirituelle Praxis bevorzugen, die die Therapeutinnen und Therapeuten persönlich ablehnen. In diesem Fall wäre es wichtig, einen respektvollen und wertungsfreien Raum zu gestalten, der die therapeutische Beziehung nicht negativ beeinflusst.

Neben dem Blick auf die potenziellen Herausforderungen lohnt es sich auch, die unterstützenden Aspekte genauer zu betrachten. Untersuchungen, die die Kernprozesse der Theatertherapie herausarbeiten zeigen, dass Momente ästhetischen Erlebens in der Theatertherapie ein Anstoßen von Veränderungsprozessen ermöglichen (Klees 2022: 197). Eine Wirkweise dieser Therapieform ist die Entwicklung eines neuen Bewusstseins und eines erweiterten Reflexionsvermögens (Cassidy et al 2014). Die Möglichkeit, sich in der „Dramatischen Realität“ unabhängig von kulturellen oder spirituellen Hintergründen zu begegnen, ermöglicht einen authentischen Dialog, der den Austausch von unterschiedlichen Perspektiven fördert. Theatertherapeuten und Theatertherapeutinnen begleiten den Wechsel von der alltäglichen in die „Dramatische Realität“ und beeinflussen durch ihr theatrales Handlungswissen das Erleben der Spielenden (vgl. Klees 2022: 157). Das, was im Spiel in der theatralen Wirklichkeit entsteht, wird von den Spielenden erzeugt (vgl. ebd.) und braucht seitens der Anleitenden den Mut und die Erlaubnis, geschehen zu lassen, was nicht vorhersehbar ist. Wenn keine persönlichen Wertungen seitens der theatertherapeutischen Anleitenden das Geschehen beeinflussen, ist in dieser Begegnung die Möglichkeit einer spirituellen Erfahrung gegeben. Es liegt in der theatertherapeutischen Haltung, einen wertfreien Raum entstehen zu lassen, in dem die Spielenden individuelle Erfahrungen machen können. Theatertherapeutisch Arbeitende kennen den Moment, in dem das Unerwartete, Unsichtbare sich zeigt und Veränderungen bewirkt, die nicht erklärbar sind. Es kann gesagt werden, dass Veränderungen in der Theatertherapie tief mit der Möglichkeit spirituellen Erlebens verbunden sind, auch wenn dies in der therapeutischen Begleitung nicht bewusst angeleitet wird. Diese Möglichkeit geht mit der Erlaubnis einher, Ungeplantes im Spiel geschehen zulassen, und gehört zum Kern theatralen Handelns. Sich dieser Möglichkeit bewusst zu sein und eine Haltung zur Spiritualität und zum spirituellen Erleben im theatertherapeutischen Kontext zu entwickeln, kann die eigene therapeutische Praxis erweitern, das „Anvertrauen an Größeres“ (Brentrup & Kupitz 2015: 195) und das Vertrauen in die therapeutische Methode stärken.

Fazit und Ausblick

In der Theatertherapie werden Übergangsräume für persönliche und transformative Erfahrungen geöffnet, die sich auch für spirituelle Dimensionen öffnen. Das zugrunde liegende Verständnis von Spiritualität, indem der Mensch als ganzheitliches Wesen in ein größeres Ganzes eingebunden ist, ist auf verschiedene spirituelle und religiöse Konzepte anwendbar und kann davon unabhängig sein. Diese Perspektive steht im Einklang mit dem wertungsfreien Konzept, das der Theatertherapie eigen ist.

Durch die Anwendung von Konzepten wie „Dramatische Resonanzen“ (Pendzik 2008) und der „Dramatischen Realität“ (Pendzik 2006) kann in der Theatertherapie nicht nur eine Verbindung zwischen Körper, Geist und Gefühl entstehen, sondern auch die spirituelle Entwicklung gefördert werden. Aber es gibt auch in anderen Bereichen der Theatertherapie Anwendungsmöglichkeiten des Zusammenspiels mit der Spiritualität.

Theatertherapeutische Interventionen sind immer ein Anstoß zum eigenen Such- und Findungsprozess und der Förderung eines erweiterten Verstehens. Das kann Teil einer bewussten Haltung des Anleitenden sein, in der Therapie direktiv integriert werden und so den therapeutischen Kontext mit diesem Blickwinkel erweitern (vgl. Brentrup & Kupitz 2015: 34f).

Zu einer Spiritualität fördernden Haltung gehört darüber hinaus der Gedanke, Teil eines Größeren zu sein, ob es religiösen Ursprungs ist, als Teil der Natur oder eines anderen stärkenden Gedankens angenommen werden kann. Das ist in die therapeutische Arbeit als zugrundeliegendes Verständnis integrierbar. Die Konsequenz aus diesem Gedanken ist, sich im theatertherapeutischen Setting auszuprobieren, sogar scheitern zu dürfen, ohne dass der eigene Selbstwert gemindert wird, oder ein Fehler gemacht wird, der eine Selbstwertminderung zur Folge hat. Diese Haltung ist ein wichtiger Bestandteil der Theatertherapie, der es Patienten ermöglicht, Neues zu erforschen und dann eine Transformation erleben zu dürfen, die auch die Möglichkeit einer spirituellen Erfahrung enthält.

Die Integration von Spiritualität in die Theatertherapie braucht aber auch weitere Reflexionen, um sicherzustellen, dass persönliche Überzeugungen und mögliche Grenzüberschreitungen die therapeutische Beziehung nicht beeinträchtigen.

Theatertherapeutinnen und Theatertherapeuten begleiten Therapieprozesse und können durch fachbezogene Interventionen bei Patienten, die einen Bezug zur Spiritualität mitbringen, spirituelles Erleben fördern. Sie sind keine geistigen Begleiter, sollten keine Versprechungen machen oder gar missionieren, sondern sich an den Möglichkeiten und Grenzen der Patienten orientieren (vgl. Brentrup & Kupitz 2015: 34f).

Zusammenfassend kann gesagt werden, dass die Theatertherapie in ihrem Bestreben, Körper, Verstand und Gefühl zu integrieren, persönliches Wachstum fördert und ein Erleben spiritueller Dimensionen ermöglicht. Dazu gehört seitens der Theatertherapeuten die eigene Öffnung des Blickwinkels auf den Therapieprozess und das Vertrauen in das, was geschehen und sich entwickeln darf. Das sensibilisiert in der begleitenden Rolle für Sinnzusammenhänge und einen achtsamen und respektvollen Umgang in der therapeutischen Beziehung.

Es wäre bereichernd die Verbindung zwischen Spiritualität und Theatertherapie nicht nur theoretisch zu betrachten, sondern weiterführend zu erforschen und zu vertiefen.

Literatur

Cassidy S, Turnbull S, Gumley A (2014) Exploring core processes facilitating therapeutic change in Dramatherapy: A grounded theory analysis of published case studies. Arts in Psychotherapy. Elsevier Ltd, 41(4), S. 353–365.

Deutsche Gesellschaft für Theatertherapie (2019) Was ist Theatertherapie /Zitierdatum: 03.01.2024), abrufbar unter http://www.dgft.de/ueber-uns/was-ist-theatertherapie/.
Höffe O (2023) Kants Kritik der reinen Vernunft: Die Grundlagen der modernen Philosophie. München: Beck.
Hüther G (2017) Wie Embodiment neurologisch erklärt werden kann. In Storch M, Cantieni B, Hüther G, Tschacher W. Embodiment. Die Wechselwirkung von Körper und Psyche verstehen und nutzen (3. Aufl., S. 73–97). Berlin: Hogrefe.
Jung CG (2000) Archetyp und Unbewusstes. Augsburg: Bechtermünz Verlag.
Kant I (2011) Kritik der reinen Vernunft. München: Anaconda Verlag.
Klees S (2022) Rekonstruktion von Erleben in Spielsituationen der Theatertherapie. Eine Pilotstudie (Dissertation). Berlin: Universität der Künste Berlin.
Kögler M, Busch E (2014) Übergangsobjekte und Übergangsräume: Winnicotts Konzepte in der Anwendung. Gießen: Psychosozial-Verlag.
Pendzik S (2008) Dramatic Resonances. A technique of intervention of drama therapy, supervision, and training. The Arts in Psychotherapy, 35 (217–223).
Pendzik S (2006) On dramatic reality and its therapeutic function in drama therapy. The Arts in Psychotherapy, 33 (4: 271–280).
Rilke R M (2015) Ich lebe mein Leben in wachsenden Ringen: Fünfzig Gedichte. Stuttgart: Reclam.
Stanislawski K S, Stegemann B (2007) Die Arbeit des Schauspielers an sich selbst und an der Rolle. Leipzig: Henschel Verlag.
Storch M, Jäger EM, Klöckner S (2021) Spirituelles Embodiment. Stimme und Körper als Schlüssel zu unserem wahren Selbst – Mit Bewegungsanleitungen und gregorianischen Gesängen zum Download. München: Arkana.
Storch M, Cantieni B, Hüther G, Tschacher W. Embodiment. Die Wechselwirkung von Körper und Psyche verstehen und nutzen (3. Aufl.). Berlin: Hogrefe.
Walach H (2013) Spiritualität und Wissenschaft. In: Hüther G, Roth W, Brück von M (2013) Damit das Denken Sinn bekommt. Freiburg: Verlag Herder.
Winnicott D W (2012) Vom Spiel zur Kreativität (13. Aufl.). Stuttgart: Klett-Cora.

Friederike Schmidt

Die blaue Stunde – Bilder, Metaphern und Gestaltungen in der Seelsorge im Kontext der Forensischen Psychiatrie

Abstract: Der Artikel gibt Einblicke in die Arbeit der Seelsorge in einer Einrichtung für Menschen mit psychischen Erkrankungen, die straffällig geworden sind. Friederike Schmidt geht in diesem Beitrag der Frage nach, welche Bedeutung Kunst und Bildsprache in der Begegnung mit Menschen haben können, die aufgrund ihrer Erkrankungen und Unterbringung besondere Bedürfnisse haben. Spirituelle und theologische Zusammenhänge der seelsorgerischen Begleitung, die Bilder, Metaphern und Gestaltungen als Kommunikationsmittel einbeziehen, werden aufgezeigt.

Abstract engl.: The blue hour – Images, metaphors and designs in pastoral and spiritual care in context of forensic psychiatry

The article provides insights into the work of pastoral and spiritual care in a facility for people with mental illnesses who have committed crimes. In this article, Friederike Schmidt examines the question of what significance art and imagery can have in encounters with people who have special needs due to their illnesses and accommodation. Spiritual and theological contexts of pastoral and spiritual care, which incorporate images, metaphors and designs and artistic aspects as a means of communication, are shown.

Stichwörter: Seelsorge, Spiritualität, Religion, Theologie, Katholische Kirche, Gott, Gestaltung, Metapher, Bild, Gespräch, Begleitung, Trauer, Tod, Entwicklung, Psychologie, Forensik, Strafvollzug, Justiz, Psychiatrie

Keywords: Pastoral care, spirituality, religion, theology, Catholic Church, God, design, metaphor, image, conversation, accompaniment, mourning, death, development, psychology, forensics, penal, system, justice, psychiatry

https://doi.org/10.1515/9783111386386-023

Die blaue Stunde – Bilder, Metaphern und Gestaltungen in der Seelsorge im Kontext der Forensischen Psychiatrie

„Gott geht alle Wege mit." – unter diesem Motto steht das Angebot der Seelsorge im LWL-Zentrum für Forensische Psychiatrie in Lippstadt, einer Einrichtung des Maßregelvollzugs in NRW. Die dort untergebrachten 335 Frauen und Männer sind wegen ihrer psychischen Erkrankung straffällig geworden und wurden von einem Gericht in den Maßregelvollzug eingewiesen. Ziel der Behandlung und Unterbringung ist ein straffreies Leben nach der Entlassung (StrUG NRW).

In Nordrhein-Westfalen ist der Maßregelvollzug eine staatliche Aufgabe, die von den beiden Landschaftsverbänden LVR (Landschaftsverband Rheinland) und LWL (Landschaftsverband Westfalen-Lippe) ausgeführt wird. In allen Einrichtungen gibt es Angebote der Seelsorge, vertreten durch Personen der evangelischen und katholischen Kirche. Mitarbeitende verschiedener Berufsgruppen mit theologischer Grundausbildung und Zusatzqualifikation nehmen diese Aufgabe in den Kliniken wahr. Die Arbeit erfolgt im Team, aber auch allein, häufig in Vertretung beider christlichen Kirchen. Die Mitarbeitenden in der Seelsorge sind nicht Teil des Behandlungsteams und auch nicht Mitarbeitende der Klinik, aber dennoch eingebunden in das System.

Die folgenden Betrachtungen berufen sich auf die in dem Kontext der Katholischen Seelsorge im LWL-Zentrum für Forensische Psychiatrie Lippstadt gemachten Erfahrungen.

Zu Beginn dieser Ausführungen stelle ich eine Wortwolke, die verschiedene Eindrücke des Alltags wiedergibt. Sie soll dazu einladen, ein Stück mit einzutauchen in die Welt der täglichen Wege durch die Einrichtung. Wortfetzen, die sich wie Konfetti streuen und das Tun begleiten:

> Der ist nicht mehr da. Der Fernseher geht nicht. Letzte Nacht war anstrengend, der Teufel kämpft mit mir, will mich bezwingen. Kann ich einen Rosenkranz? Der Melder piept. Fahrzeug mit Überlänge. Zaunausgang ausgesetzt. Ich habe verschlafen. Die Wühlmäuse machen alles kaputt! Meine Mutter ist gestorben. Gleich ist Übergabe. Das hat die Amsel gesagt! Ich habe mein Kind durch die Luft geworfen, weil ich es retten wollte vor den Geistern. (Jemand schreit.) Haben sie Zigaretten? Schön, dass sie da sind. Können Sie mir eine arabische Bibel besorgen? Falscher Schlüssel. Jetzt habe ich keine Zeit. Deutschland ist der ewige Feindstaat. Wann ist der nächste Gottesdienst? Gehen wir eine Runde. Dem sollte in den Kopf geschossen werden. Passt es gerade? Schöne Blumen! Fuck you! Frau M. hat sich letzte Nacht suizidiert. Ich nehme mir ein Bonbon aus der Schale im Dienstzimmer. Papier in die Jackentasche. Kaffee?

Es sind vor allem die Wege, die in dem großen Gelände alles miteinander verbinden. Aus dem Büro im Dachgeschoss des Hauptgebäudes durch die Pforte, durch die

Sicherheitsanlage hindurch in die geschlossene Zaunanlage, die parkähnlich angelegt ist. Von dort aus geht es zu den Stationen, wo die Menschen auf acht Häuser verteilt untergebracht sind. Dazu kommen weitere Gebäude auf dem Gelände: die Ergotherapie, das Atelier, die Schule, die Werk- und Arbeitsräume, die Sportstätten und das KulturZ, mit Café und Bibliothek, dem Gemüsegarten und dem Brunnen, dem „Ort des Gedenkens" für die Verstorbenen. Es sind die Wege, die all diese Orte miteinander verbinden und die Menschen miteinander verbinden. All diese Wege sind auch Orte der Seelsorge.

Sofern es möglich ist, finden die seelsorgerischen Gespräche beim Spaziergang innerhalb der Zaunanlage statt. Runter von der Station, raus an die frische Luft. Der Blick in die gleiche Richtung gerichtet, ein Stück gemeinsam gehen. Schweigen und Reden fällt so oft leichter, als wenn man sich in einem kleinen Raum gegenübersitzt. Wir sind zusammen unterwegs, begleitet von der Zuversicht: „Gott geht alle Wege mit."

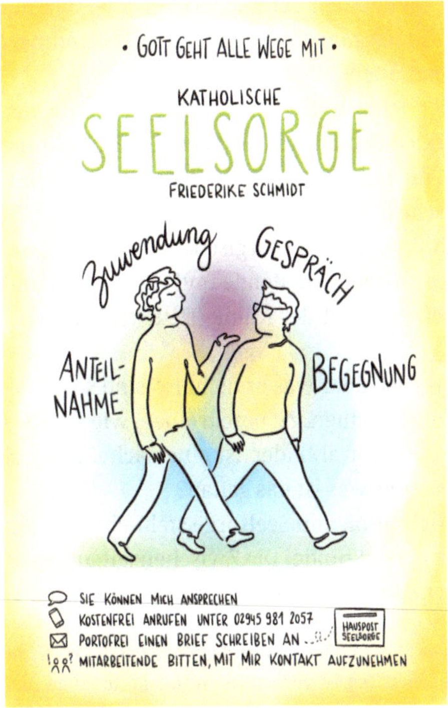

Abb. 1: Aushang „Seelsorge" im LWL-Zentrum für Forensische Psychiatrie Lippstadt, gestaltet von Sandra Bach, Sandruschka, Raum für Gestaltung, Weimar.

> Zwei Menschen unterwegs, die miteinander reden. Unterschiede werden deutlich, aber auch Gemeinsamkeiten. Das, worüber sie reden, schwebt lilafarben zwischen ihnen, beide sind eingehüllt in ein blaues Licht, in ihnen bewegt sich etwas, ein gelber, warmer Farbton erfüllt sie. Sie gehen in die gleiche Richtung, gehen nebeneinander auf grünem, sie tragendem Grund. Sie gehen bewegt, sich mitteilend, zuhörend.

So gestalten sich in illustrierender Bildsprache die Aushänge auf den Stationen (Abb. 1). Sie sollen einladend wirken und visuell zum Ausdruck bringen, was Seelsorge ist. Herausstechen von den sonst textlastigen Beiträgen am schwarzen Brett.

Hier nun ein erstes Stolpern über bildnerische Aspekte in der Seelsorge. Was mit Worten nur schwer zu beschreiben ist, kann im Bild anschaulich werden.

Seelsorge folgt in Abgrenzung zum therapeutischem und medizinisch pflegerischem Handeln, das im Klinikkontext auf Heilung oder Besserung ausgerichtet ist, keinem konkreten Ziel, sondern ist zunächst einmal von der Freiheit und Handlungsfähigkeit der sich begegnenden Personen bestimmt. Auf der einen Seite die Person, die mit einem bestimmten Anliegen mit der Seelsorge in Kontakt getreten ist. Auf der anderen Seite die Person, die im Rahmen der Einrichtung die Funktion der Seelsorge ausübt. Die Begegnungen finden manchmal geplant und terminiert statt, manchmal spontan zwischen Tür und Angel.

Die Ausführung der Seelsorge obliegt dem Auftrag der jeweiligen Kirche, der Haltung der die Rolle der Seelsorge füllenden Person, dem Kontext der Einrichtung sowie der Wahrnehmung der Menschen, die mit der Seelsorge in Kontakt treten.

Hauptaufgaben sind das seelsorgerische Einzelgespräch, das Gestalten des Jahreskreises in der Einrichtung, die Durchführung von liturgischen Angeboten, die Begleitung von Trauerprozessen, Angebote für Mitarbeitende und Angehörige und häufig auch die Mitwirkung in der ethischen Arbeit der Klinik (Deutsche Bischofskonferenz 1998).

Die Definitionen für das, was Seelsorge ist, oder was es nicht ist, sind so unterschiedlich, wie die Personen, die diese Rolle ausüben. Zu beschreiben, wie sich das Handeln der Seelsorge im Klinikkontext sichtbar abbildet, ist eine Sache, was auf der Metaebene mitschwingt, eine andere. Aber was ist das genau?

Anstelle einer Annäherung an eine Definition von Seelsorge steht ein Bild. Ein Bild aus der Beobachtung der Natur: Die blaue Stunde. Die Zwischenzeit am Ende des Tages und vor dem Einbruch der Nacht, in der der Himmel mystisch leuchtet:

> Die Sonne ist hinter dem Horizont verschwunden und verkündet das Ende des Tages. Nicht ohne sich in Dankbarkeit vor dem vergangenen Tag zu verneigen, in tiefem dunklem und strahlendem Blau. Ein Blau so leuchtend und doch so vor Dunkelheit strotzend, das Kommende hauchend ankündigend. Vorgeschmack liefernd als Vorbotin für das, was kommt, aber noch nicht da ist: das, die Nacht einhüllende Schwarz. Schweigend drängt sich eine Stille auf, die die Ruhe lockt, sich Raum zu nehmen. Das Abendritual der Schöpfung, die Gute-

> Nacht-Geschichte, die in liebevoller Zuwendung zudeckt und sich behutsam auf das legt, was ist, was war und das, was kommen mag.

In der blauen Stunde findet Beziehung statt. Austragungsort ist der Horizont, an dem sich Tag und Nacht treffen, sich begrüßen und verabschieden. Sie kommen zusammen für eine vorgeschriebene Zeit, die sie sich konkurrenzlos teilen. In dieser gemeinsamen Zeit haben Anteile von Helligkeit und Dunkelheit ihre Daseinsberechtigung. Dabei geht es nicht darum, wer recht hat oder wer stärker, schöner oder wichtiger ist. Im Vordergrund steht die Zeit, die sie gemeinsam gestalten. So ist es auch in der Seelsorge, wenn sich zwei Personen mit ihren je eigenen Erfahrungen, ihren Vorstellungen, ihren Werten, ihren Fähigkeiten und Möglichkeiten begegnen.

Die seelsorgerische Begleitung von gesichert untergebrachten Personen im Rahmen der forensischen Psychiatrie öffnet einen von der Schweigepflicht geschützten Raum für die Reflexion des Alltags, das Erkunden der eigenen Spiritualität und Religiosität sowie der Begleitung von Trauerprozessen.

Seelsorge ist als Beziehungsangebot und Erkundungsraum immer auch eine Momentaufnahme, ähnlich einem Polaroid. Jeder Kontakt steht unwiederholbar für sich, geprägt von den Personen, die sich in ihrer je eigenen Stimmung den Raum teilen und von den gegebenen Umständen in einen klaren Rahmen eingefasst sind.

Aus der Einzigartigkeit und Unwiederholbarkeit des Momentes ergibt sich eine besondere Verantwortung für die Personen in der Rolle der Seelsorgenden. Es braucht Achtung vor der Situation, der Person, mit der der Raum geteilt wird, Respekt und Sensibilität für das gesprochene und gedachte Wort und für das, was durch diese Begegnung auf beiden Seiten ausgelöst werden kann.

Im Kontakt miteinander ist die Autonomie unter Achtung der eigenen und fremden Grenzen stets zu würdigen.

Seelsorge ist nicht missionarisch. Sie darf keinen Druck ausüben und auch nicht das Ziel verfolgen, Personen von einer Glaubenshaltung zu überzeugen. Was passiert, wenn eben genau dies nicht beachtet wird und welche schwerwiegenden Folgen daraus resultieren können, darüber schreibt Doris Wagner in ihrem Buch „Spiritueller Missbrauch in der Katholischen Kirche“ (Wagner 2019). Darin beschreibt sie auch Voraussetzungen, die erfüllt werden müssen, um spirituellem Missbrauch vorzubeugen. Dabei liegt die Verantwortung klar bei den seelsorgerischen Begleiterinnen und Begleitern:

> Ganz grundlegend scheint mir zu sein, dass sie selbst spirituell handlungsfähig sind und ihr Ziel in der Begleitung in nichts anderem besteht als darin, die spirituelle Selbstbestimmung und Handlungsfähigkeit der von ihnen begleiteten Menschen zu unterstützen. (Wagner 2019: 165 f.)

Es besteht ein fortlaufender Auftrag der Seelsorgenden, die eigene Spiritualität und das Verhältnis zur religiösen Zugehörigkeit immer wieder zu reflektieren, die persönliche Standortbestimmung anzupassen und Kurskorrekturen vorzunehmen.

Spiritualität bezieht sich in diesem Kontext auf eine individuelle Sprache, die jeder Mensch im Laufe seines Lebens entwickeln kann. Wir sammeln Erfahrungen, die Staunen in uns hervorrufen und die Sehnsüchte wecken. Wir erfahren Momente, in denen wir innerlich pausieren und die uns ein Gefühl von Ehrfurcht vermitteln. Diese Situationen schenken uns die Möglichkeit unser Dasein als Teil eines größeren Ganzen zu begreifen. Aus der Annahme und Deutung dieser Erfahrungen leitet sich unsere Spiritualität ab. Religiosität folgt in diesen Ausführungen der Definition der Zugehörigkeit zu einer Religionsgemeinschaft, die einer persönlichen Deutung und Bedeutung unterliegt. (Wagner 2019; Bucher 2007)

Seelsorge ist beeinflusst durch die Persönlichkeitsbildung der Einzelperson: Ich muss mich selbst als glaubend, hoffend, liebend, fragend und suchend verstehen. Seelsorge ist keine Einbahnstraße, sondern immer Beziehungsgeschehen. Mir muss nicht nur bewusst sein, dass durch den Kontakt im anderen etwas bewegt werden kann, sondern auch, dass in mir etwas anklingt, was im Nachhall Raum und Zeit braucht. Im Kontakt miteinander muss ich mit allen Sinnen bei mir sein, aber auch beim anderen. Muss hören, sehen und spüren, was sich herausbildet, welche Bedürfnisse im Raum stehen, was Antwort sucht, und was offenbleibt.

Seelsorge erhebt nicht den Anspruch auf alle Fragen Antworten zu haben. Es ist vielmehr ein gemeinsames Suchen und sich zeigen, sich gegenseitig das hinhalten, was in einem anklingt. Es wird ein Raum geöffnet für das, was gesehen werden möchte und nimmt auch die Anteile achtend an, die im Verborgenen bleiben wollen. Es geht nicht darum, auf der Handlungsebene Vorschläge zu machen oder zu versuchen etwas zu lösen, was nicht gelöst werden möchte: „Manche Knoten sind nicht mein, manche Knoten müssen sein und manche lösen sich von ganz allein." (Raubaum & Frühwirth 2018: 21).

Die Seelsorgenden stehen vielmehr als Begleitpersonen zur Verfügung, die ergebnisoffene Gespräche im Rahmen der Schweigepflicht anbieten unter Anerkennung des je eigenen Lebens- und Glaubensweges.

Was im 1. Korintherbrief der Bibel über die Liebe gesagt wird, kann als vorbildhaft gesehen werden, für die Haltung der Seelsorge: Sie hält mit aus. Sie ist langmütig und freundlich, sie ereifert sich nicht, sie prahlt nicht, sie bläht sich nicht auf, handelt nicht ungehörig, sucht nicht ihren Vorteil, lässt sich nicht zum Zorn reizen, trägt das Böse nicht nach. Sie erträgt alles, glaubt und hofft (1 Kor 13, 4–7). In der seelsorgerischen Begleitung stelle ich mich zur Verfügung. Mit einer bestimmten Haltung, aber auch mit allem, was mich ausmacht. Mir begegnen Menschen, die ebenfalls auf ihre Weise da sind und Facetten von sich zeigen.

Manchmal steht sie in den Gesprächen ganz bewusst im Raum, manchmal schwingt sie nur leise mit: die Frage nach dem: Wer bist du? Was macht dich aus? Was prägt dich, leitet dich? Wie schaffst du es, die Herausforderungen des Lebens zu meistern? „Was ist der Mensch, dass du seiner gedenkst, des Menschen Kind, dass du dich seiner annimmst?“ (Ps 8,5)

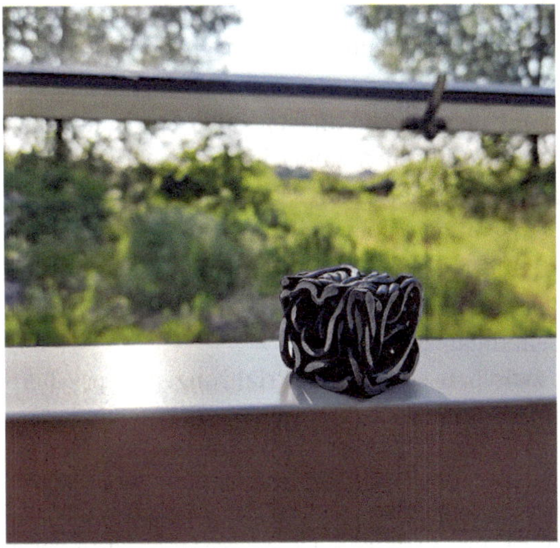

Abb. 2: „Verworren“ Würfel aus Stahlseil, 3 x 3 cm, Klosterschmiede Abtei Münsterschwarzach aus der Kollektion „Zusammengewürfelt“. Foto privat.

> Ein Würfel, aus einem Stahlseil geflochten. Verworren und in Form gepresst. An den Außenseiten werden Irrungen und Wirrungen sichtbar, keine Seite gleicht der anderen. Nur bis zu einer bestimmten Tiefe kann geblickt werden. Kaleidoskopartig gedreht und gegen das Licht gehalten, nur an bestimmten Stellen durchschaubar. Weder Anfang noch Ende sind zu finden. Schwer liegt er in der Hand. Entwirren unmöglich. In die vorgegebene Form gepresst, kommt es an den sichtbaren Flächen zu Verletzungen und Abschürfungen. Im Inneren hält es Unantastbares sicher und unsichtbar verborgen.

Ein Würfel als Bild für uns Menschen, für all das, was uns ausmacht; das, worauf wir und andere Zugriff haben und das, was unter dem rein Sichtbaren verborgen bleibt (Abb. 2). Wir halten uns einander hin, so wie wir sind, in immer anderen Facetten.

Der seelsorgerischen Begegnung lege ich ein Menschenbild zugrunde, das den Menschen in seiner Verantwortung für sich und andere handlungsfähig ins Leben stellt, und ein Gottesbild, das jeden Menschen in all seinen Facetten annimmt und sich diesem zuwendet. Vor Gott steht der ganze Mensch, nicht die Kranke, die eingesperrte Person, der Straftäter. Ich bin und bleibe Mensch, mit allem, was mich ausmacht. Gott wiederum gibt uns Menschen die Zusage, dass wir in unserem ganzen Dasein angenommen sind.

Dieser Zuspruch prägt meine Haltung in der Ausübung der Seelsorge und bringt eine Offenheit für das mit, was ins Gespräch getragen wird und so einen Platz findet. Dies sind neben der Bewältigung des Alltags häufig Themen der Spiritualität, der Trauer und des Glaubens. Themen, die zwar jeden auf unterschiedliche Weise beschäftigen, aber vor denen es durchaus eine Scheu gibt, offen darüber zu sprechen.

Für diese Scheu ist sicherlich auch ein Mangel an eingeübter Sprachfähigkeit mitverantwortlich, denn in unserem kulturellen Alltag hat das selbstbewusste Sprechen über religiöse und spirituelle Themen einen Seltenheitswert. Spirituelle oder religiöse Aussagen können je nach Kontext auch als abwertend, befremdlich oder komisch eingestuft werden. Im forensisch-psychiatrischen Kontext schwingt dabei immer auch die Frage mit: Ist das noch normal? Oder sind die Aussagen als wahnhafte Gedanken mit religiösem Inhalt zu bewerten?

Anton Bucher differenziert zwischen spiritueller Erfahrung und psychotischem Erleben in „Psychologie der Spiritualität" (2007: 139) wie folgt:

> Während eine spirituelle Erfahrung kontrollierbar ist, in der sinnliche Elemente als mentale Konstrukte wahrgenommen werden und deren Inhalte kritisierbar sind, zeigen sich Psychosen unkontrollierbar. Im psychotischen Erleben werden sinnliche Elemente als physikalische Realität angenommen, deren Inhalte nicht korrigierbar sind.

Die Psychose kann dabei von der betroffenen Person sowohl sinnstiftend als auch belastend wahrgenommen werden. Auch diesen Optionen gilt es sich professionell zuzuwenden und im Einzelfall mit dem Behandlungsteam abzugleichen.

Im Sprechen von und über Spiritualität und Religiosität wird deutlich, wie groß die Bandbreite des individuellen Erlebens ist: Von jemandem, der keine religiöse Bindung hat bis zu einer Person, die sich selbst als göttlich wahrnimmt. Um dieser Bandbreite zu begegnen, braucht es nicht nur Räume, Gelegenheiten, Professionalität und von Vertrauen geprägte zwischenmenschliche Begegnungen. Es braucht auch Werkzeuge und Spielgeräte, die zum Erkunden des spirituellen und religiösen Erlebens einladen, die Halt geben und an denen man sich tastend entlang hangeln kann. Ergänzende Zeichenhandlungen, wie etwa eine Kerze anzuzünden, können etwas zum Ausdruck bringen, was schwerfällt in Worte zu fassen. Das Zeichenhafte ist für das seelsorgerische Einzelgespräch somit ein wichtiges Instrument. Besonders dann, wenn verbale Kommunikation an Grenzen kommt und das, was erfahren, begriffen und erspürt wird oder werden möchte, und nicht in Worten ausgedrückt werden kann. Dies trifft besonders auf die Erkundung der eigenen Spiritualität, des Glaubens und der Begleitung von Trauerprozessen zu.

Anhand von Fotos, Bildern, Gegenständen und gemalten Skizzen können im Kontakt miteinander Stimmungen, Fragen und Hoffnungen zum Ausdruck gebracht werden. Eine Sammlung großformatiger Fotos mit Naturabbildungen und Alltagsszenen, Fineliner und Skizzenblock, Buntstifte und Papier begleiten meine seelsorgerischen Gespräche. In meinen Gottesdiensten verwende ich häufig Alltagsgegenstände, um einen Gedanken anschaulich zu machen. Besonders für Menschen, deren Wahrnehmung durch ihre psychische Erkrankung verändert oder beeinflusst ist, kann die Sprache der Bilder das Mitgeteilte verständlich machen, eine Bedeutung unterstreichen oder Aspekte detaillierter herausarbeiten.

Aber warum sind gerade schöpferische Elemente in der Seelsorge, im Kontext von Spiritualität und Religiosität so bedeutsam?

Verdeutlicht werden soll dies anhand eines theologischen Gedankenspieles, in dem Gott als Schöpfer in Erscheinung tritt. Die Schöpfung, im Lateinischen „creatio“ drückt das aus, was sie ist: kreatives Schaffen Gottes. Doch zunächst herrscht Chaos, Tohuwabohu auf der Erde. Dann fängt Gott an, das, was da ist, zu ordnen, zu differenzieren. Tag für Tag sortiert sich die Welt: Licht und Finsternis, Himmel und Erde, Wasser und Land, Pflanzen, Früchte, Sonne, Mond und Sterne, lebendige Wesen in der Luft, an Land und im Wasser und den Menschen. Er stellt den Menschen nach seinem Abbild in die Welt. (Gen 1)

Dem Bild des Schöpfers folgend, tragen wir Menschen schöpferische Kräfte in uns. Wir haben die Fähigkeit in uns, etwas zu kreieren, etwas entstehen zu lassen. Menschen können ihre Kreativität als Kraft begreifen und erlernen, diese für sich und andere einzusetzen.

So wie Gott in kreativen Prozessen des Differenzierens und Ausgestaltens das Chaos ordnet, kann auch die kreative Energie in uns ein Hilfsmittel sein, das Chaos, was sich in uns und um uns herum befindet, zu sortieren und aus der Dunkelheit ins Licht zu stellen.

Im kreativen Tun können wir dem, was sich in uns bewegt, einen Raum geben und in Schaffensprozessen etwas für uns und andere sichtbar werden lassen. Es ist ein Wirken, das aus der Person hervorgeht, eine Möglichkeit sich mitzuteilen in der Hoffnung wertschätzend angenommen, statt von außen bewertet zu werden.

Aus dieser Perspektive kann auch die Entwicklung der spirituellen Selbstbestimmtheit als schöpferischer Prozess begriffen werden, der sich formt, bewegt, klingt, tanzt, ein- und abfärbt und sich verändert. In der Annahme, dass in uns allen etwas Schöpferisches liegt, können wir uns durch unser kreatives Tun mit dem Ursprünglichen verbinden, das transzendental Erfahrbare einem Begreifen annähern und uns selbstwirksam, frei und handlungsfähig ins Leben stellen.

Der Sinnzusammenhang liegt im Tun, der Handlung an sich, nicht in dessen Bewertung. „Gott sah alles an, was er gemacht hatte: Und siehe, es war sehr gut.“ (Gen 1,31).

Abschließend lässt sich zusammenfassen, dass Spiritualität etwas Menschliches ist, das in jedem von uns in unterschiedlicher Ausprägung existiert, erkundet und gelebt werden kann. Es braucht Räume dafür, die wir uns selbstverantwortlich nehmen, in denen wir uns in einem geschützten Rahmen kennenlernen und erproben können. Einer von diesen vielen Räumen ist dabei das Angebot der Seelsorge. Die Kunst mit ihren Sprachen kann auf diesem Weg Instrumente an die Hand geben, diese Prozesse zu begleiten und dabei helfen, eine Sprachfähigkeit zu ermöglichen.

Die seelsorgerische Begleitung im Verständnis des zu Beginn dargelegten Mottos „Gott geht alle Wege mit" verfolgt das Ziel, Entwicklungs- und Erkundungsprozesse in Freiheit zu ermöglichen, zu einem sich auf den Weg machen zu ermutigen, in der Gewissheit, diesen Weg nicht allein gehen zu müssen und Spiritualität als menschliche Grunderfahrung fern von einer inneren und äußeren Bewertung zu begreifen.

Das individuelle Bild der Spiritualität gestaltet sich in jedem selbst und kann im Rahmen der seelsorgerischen Begleitung einen Erkundungs- und Bewegungsraum zur Verfügung gestellt bekommen. So wird Seelsorge auf den mitgegangenen Wegen zum Tanzsaal, zur Trauerhalle, zum Gotteshaus, zum Spielplatz, zum Atelier.

Literatur

Bucher A (2007) Psychologie der Spiritualität. Handbuch. Basel: Beltz.

Einheitsübersetzung der Heiligen Schrift. (2016). Stuttgart: Katholische Bibelanstalt.

Gesetz zur Durchführung strafrechtsbezogener Unterbringungen in einem psychiatrischen Krankenhaus und einer Entziehungsanstalt in Nordrhein-Westfalen (Strafrechtsbezogenes Unterbringungsgesetz NRW – StrUG NRW). (Zitierdatum: 05.05.2025), abrufbar unter: https://recht.nrw.de/lmi/owa/br_bes_text?print=1&anw_nr=2&bes_id=47550&show_preview=1.

Hagen T, Gros N, Jacobs W, Seidl C (Hg) (2017) Seelsorge im Krankenhaus und Gesundheitswesen. Auftrag – Vernetzung – Perspektiven. Freiburg im Breisgau: Herder.

LWL- Massregelvollzug (2025) (Zitierdatum: 05.05.2025), abrufbar unter: https://www.lwl-massregelvollzug.de/de/was-ist-massregelvollzug/.

Raubaum L, Frühwirth C (2018) Die Knotenlöserin. Innsbruck: Tyrolia.

Reportage über den Maßregelvollzug in NRW. (Zitierdatum: 05.05.2025), abrufbar unter https://reportage-lvr.pageflow.io/10-jahre-forensische-psychiatrie-in-koeln-porz#216496.

Roser T (2017) Spiritual Care. Der Beitrag von Seelsorge zum Gesundheitswesen. Stuttgart:-Kohlhammer.

Sautermeister J, Skuban T (Hg) (2018) Handbuch psychiatrisches Grundwissen für die Seelsorge. Freiburg im Breisgau: Herder.

Sekretariat der Deutschen Bischofskonferenz (Hrsg.) (1998) Die Sorge der Kirche um die Kranken. Seelsorge im Krankenhaus. Pastorale Handreichung zu einigen aktuellen Fragen des Sakramentes der Krankensalbung. (Nr. 60), Bonn.
Wagner D (2019) Spiritueller Missbrauch in der katholischen Kirche. Freiburg im Breisgau: Herder.

Abbildungen

Hannah Valeska Schulz

Spiritualität in der Kunsttherapie mit Patientinnen und Patienten der Onkologie. Erfahrungen aus der onkologischen Rehabilitation

Abstract: Die Diagnose Krebs konfrontiert mit der Begrenztheit des eigenen Lebens und wirft Fragen nach dem Sinn des Lebens und Leidens auf. Was ermächtigt Patientinnen und Patienten angesichts dieser existenziellen Ohnmachtserfahrung, einen positiven Umgang mit der Unverfügbarkeit des Lebens zu finden und sich (wieder) als Gestaltende ihres Lebens wahrnehmen zu können?

Spiritualität kann eine wichtige Ressource sein. Als sinnsuchende Lebenseinstellung fokussiert sie existenzielle Fragen und ordnet den Umgang mit dem Unverfügbaren. Sie stellt das eigene Dasein und Sosein in einen Sinnzusammenhang mit der Welt und schafft Verbindungen, die über die Körperlichkeit der Erkrankung hinausreichen. Gleichzeitig stellt sie Möglichkeiten bereit, Gefühle wie Schmerz und Angst, aber auch Hoffnung und Geborgenheit auszudrücken.

In welcher Form können nun in der Kunsttherapie spirituelle Fragen gestellt, ausgelöst oder bearbeitet werden? Die Praxis zeigt, dass die spirituelle Dimension bewusst und unbewusst in den Gestaltungsprozess miteinfließt, bezeugt wird und Resonanz finden will. Die bildnerische Gestaltung kann innere Wirklichkeiten zugänglich machen, die in Worten nur schwer auszudrücken sind, und damit behilflich sein, sich sinnstiftenden Deutungen der eigenen Realität anzunähern, sie bildnerisch auszuprobieren und wirken zu lassen, vielleicht zu verändern, um schließlich tiefe Sinnhaftigkeit und/oder Ermächtigung im Umgang mit der Krankheit erleben zu können.

Abstract engl.: The diagnosis of cancer confronts the limitations of one's own life and raises questions about the meaning of life and suffering. What empowers patients in the face of this existential experience of powerlessness to find a positive way of dealing with the unavailability of life and to be able to perceive themselves (again) as shapers of their lives?

Spirituality can be an important resource. As a meaning-seeking attitude to life, it focuses on existential questions and organises the way we deal with the unavailable. It places one's own existence and being in a context of meaning with the world and creates connections that reach beyond the physicality of the illness, and provides opportunities for expression of feelings such as pain and fear, but also hope and security.

https://doi.org/10.1515/9783111386386-024

In what form can spiritual questions now be posed, triggered or processed in art therapy? Practice shows that the spiritual dimension flows consciously and unconsciously into the creative process, is witnessed and wants to find resonance. Visual design can make inner realities accessible that are difficult to express in words and thus help to approach meaningful interpretations of one's own reality, to try them out pictorially and to let them work, perhaps to change them, in order to finally be able to experience deep meaningfulness and/or empowerment in dealing with the illness.

Stichwörter: Spiritualität, Onkologie, Kunsttherapie

Keywords: spirituality, oncology, art therapy

1 Einleitung

Keine Erkrankung wird in Deutschland so gefürchtet wie Krebs. Trotz steigender Heilungschancen und sinkender Mortalitätsrate konfrontiert die Diagnose Krebs mit der Begrenztheit des eigenen Lebens und wirft existenzielle Fragen auf.

Was kann Spiritualität zur kunsttherapeutischen Arbeit mit Krebspatienten beitragen? Diese Frage erfordert auch eine Auseinandersetzung damit, was die Krankheit für das Leben der Patientinnen und Patienten bedeuten kann und wie sie sich selbst verstehen. Wer bin ich? Was trägt mich und gibt meinem Leben Sinn? Wie kann ich mit meinem Leiden umgehen? Dazu werden konkrete Beispiele aus der kunsttherapeutischen Praxis an einer onkologischen Reha-Klinik herangezogen. Da in der Kunsttherapie mit künstlerischen Mitteln gearbeitet wird, ist auch zu klären, ob und welche spirituellen Qualitäten Kunst haben kann.

2 Der Begriff der Spiritualität

> Der Begriff der Spiritualität ist ein schillernder Begriff, der immer wieder neu und anders mit Inhalt gefüllt wird. Eine eindeutige Definition lässt er vermissen. Vielleicht ist genau diese Unschärfe ein wesentliches Merkmal von Spiritualität. Sie ist „als Ausdruck kategorial eben nicht unumstößlich präzise erfassbarer Phänomene der existenziell-essenziellen Wirklichkeit des Menschen anzusehen. (Mönter 2022: 21)

Dennoch ist es um der Verständigung willen unumgänglich, zu konkretisieren, wie Spiritualität hier verstanden wird. Spiritualität kann als eine grundlegende Dimension des Menschseins bezeichnet werden und „bedeutet im weitesten Sinne eine Form von Geistigkeit als Gegensatz zum rationalen Denken und einer materiellen Körperlichkeit. Jeder Mensch ist seiner Natur nach spirituell (geistig), sofern er nach Sinn und Wert sucht." (Bruns et al. 2007: 490) Sie kann als praktische oder existenzielle Grundhaltung des Menschen verstanden werden und damit ein breites Spektrum von Lebensvollzügen und -gestalten abdecken (Fahlbusch 1955–1959/1996). Nach dem Konsensvorschlag des National Institute for Healthcare Research meint Spiritualität jegliche Lebenserfahrung und Zugangsweise, „meist in einem breiten Verständnis von Sinn- und Hoffnungssuche, Selbsttranszendenz und Bezogenheit." (Bruns et al. 2007: 492)

In seiner „Psychologie der Spiritualität" stellt Bucher den Begriff der Verbundenheit als Kernkomponente von Spiritualität heraus und benennt vier Bereiche, in denen sich Verbundenheit entfalten kann. Er nennt die Verbundenheit zu einem höheren, geistigen Wesen oder Gott, das Verbundensein mit der Natur und dem Kosmos, Verbundensein mit der sozialen Mitwelt und schließlich Verbundensein mit dem Selbst. Die Fähigkeit zur Selbsttranszendenz sieht er dabei als notwendige Voraussetzung, um sich mit anderen und anderem verbunden fühlen zu können (Bucher 2007).

3 Kunst und Spiritualität

Hat Kunst eine spirituelle Dimension?

Seit der Romantik hat sich die enge Verbindung zwischen Religion und Kunst gelöst, dennoch würden viele zustimmen, dass durch die schöpferische Phantasie eine Verbindung zu spirituellen Quellen hergestellt werden kann, die die künstlerische Arbeit befruchten.

Kunst wie auch Religion und Spiritualität haben es „damit zu tun, dass wir im sichtbar Vorhandenen und praktisch Zugänglichen nicht aufgehen." (Gräb 2012: 9) Der Maler M. Beckmann verwendet in der Beschreibung seiner Arbeit hierfür den Begriff des Unsichtbaren: „Ich suche aus der gegebenen Gegenwart die Brücke zum Unsichtbaren – ähnlich wie ein berühmter Kabbalist es einmal gesagt hat: Willst Du das Unsichtbare fassen, dringe, so tief du kannst, ein – in das Sichtbare." (Beckmann 1965: 21) Beckmann versucht dies, indem er die Realität darstellt. Kunst ist also in der Lage, sichtbar zu machen, was anders nicht zu sehen ist.

Doch was meint das „Unsichtbare"? Lange hat Kunst sich an einer außerhalb liegenden göttlichen Ordnung orientiert und diese in ihren Bildern abgebildet. Mit der Emanzipation von der Religion verlagern sich die Quellen der Kunst in das Innere des Menschen. Die moderne Philosophie verortet auch die Quellen des Selbst im Inneren des Menschen. Der Philosoph C. Taylor spricht von „innerer Tiefe". Die Tiefe liegt für ihn darin, „daß es unaufhörlich und unweigerlich etwas gibt, was über unser Artikulationsvermögen hinausgeht." (Taylor 1996: 678) Es geht nicht mehr um die Veranschaulichung gegenständlicher Vorstellungen einer transzendenten (Heils-)Wirklichkeit, „sondern alltagsweltliche, wiewohl existenziell angehende Erfahrungen der Selbsttranszendenz" (Gräb 2012: 11).

Kunst tritt nun in mancher Hinsicht an die Stelle der Religion: „Die Ehrfurcht, die wir vor künstlerischer Originalität und Schöpferkraft empfinden, rückt die Kunst an den Rand des Numinosen (Göttlichen) und gewinnt damit im geistigen Leben eine zentrale Stelle. [...] Kunst ist damit nicht mehr Imitation der Wirklichkeit, sondern schafft neue Realität aus dem Inneren des Künstlers durch seine schöpferische Einbildungskraft." (Taylor 1996: 655)

Für Beckmann sind die wesentlichen Dinge der Kunst immer aus einem tiefen Gefühl für das „Mysterium des Seins" entstanden: „Kunst dient der Erkenntnis, nicht der Unterhaltung, der Verklärung oder dem Spiel. Das Suchen nach dem eigenen Selbst ist der ewige, nie zu übersehende Weg, den wir gehen müssen" (Beckmann 1965: 26). Kunst kann somit als Suchbewegung nach Antworten auf innere oder von außen herangetragene Fragen verstanden werden. „Sie erforscht die Welt und die existenziellen Fragen, die sich jedem von uns stellen: Wer und wie sind wir?" (Mönter 2022: 157) Ihre Werke wiederum „können Deutungen auf sich ziehen, die uns tieferen Aufschluss über die Wirklichkeit unseres Daseins und dessen Zugehörigkeit zur Welt geben." (Gräb 2012: 9)

Der Zugang zu den inneren Quellen ist dabei nicht einer kleinen Gruppe begnadeter Künstler vorbehalten, sondern dem Menschen an sich zu eigen. Er eröffnet somit allen Menschen Möglichkeiten der Selbsttranszendenz und damit „Erfahrungen der Tiefe, die über die Grenzen von Generationen und Zeiten, der Natur und des erklärbaren Daseins hinaus in Annahme des Lebens, in Freude und eine gemeinsame Verantwortung einmündet. Es geht – so ein anderer Deutungsakzent – um das nicht in Worte fassbare Erleben von Schönheit und Tiefe sowie um das angesichts der Begrenzung des Lebens melancholisch unterlegte Gefühl der Geborgenheit und Zugehörigkeit in der Welt; dieses aus den Erfahrungen des Alltags herausgehobene Erleben bezeichnen nicht wenige Menschen durchaus im ganz Persönlichen als etwas ‚Heiliges'." (Mönter 2022: 154)

4 Spiritualität in der Behandlung von Patientinnen und Patienten der Onkologie

Welche Quellen der Hoffnung können mobilisiert werden, wenn durch Krankheit das Leben infrage gestellt ist? Viele Menschen erleben die Krebsdiagnose zunächst als Schock. Patientinnen und Patienten, die eben noch mitten im Leben standen, sind konfrontiert mit Gefühlen der Angst und Unsicherheit und erleben Kontrollverlust, Ohnmacht sowie Abhängigkeit.

Die Lebensbedrohung durch den Krebs „kann grundlegende Annahmen und Wertesysteme, nach denen Menschen ihr Leben aufgebaut haben, sowie das Gefühl einer autobiografischen Kontinuität und Kohärenz erschüttern." (Mehnert 2016: 136) Die Folge können starke Angst- und Stressreaktionen sein bis hin zu Symptomen einer Posttraumatischen Belastungsstörung, wie Intrusionen, Hyperarousal und Vermeidungsverhalten (Isermann 2016).

Medizin und Psychologie haben vielfältige Methoden entwickelt, mit der traumatischen Verunsicherung durch die Krebserkrankung umzugehen. Auch künstlerische Therapien können einen hilfreichen Beitrag zur Reduktion von Angst, Depressivität und Stress leisten und sind besonders geeignet, nichtsprachliche Dimensionen des Leidens an der Krankheit aufzudecken und herauszuarbeiten (Deutsche Krebsgesellschaft et al. 2023).

Doch welche Rolle kommt Spiritualität in diesem Zusammenhang zu? Verschiedene Arbeiten machen darauf aufmerksam, dass eine spirituelle Dimension hilfreich sein und einen günstigen Einfluss auf den Krankheitsumgang und die Krankheitsverarbeitung haben kann (Büssing et al. 2005). „Die Beschäftigung mit existenziellen Fragen, der Gewinn an Hoffnung und Bewusstheit, aber auch intensivierte menschliche Begegnungen können zu einer positiven Krankheitsbewältigung beitragen." (Bruns et al. 2007: 490) Entscheidend für die Bewältigung sind die subjektiven Bewertungsprozesse. Besonders Gefühle der Hilflosigkeit und Hoffnungslosigkeit können sich negativ auf den Krankheitsverlauf auswirken, während das Gefühl, reagieren zu können und nicht hilflos ausgeliefert zu sein, zur Bewältigung beiträgt und geistiges Wachstum anregen kann (Isermann 2016).

In der Therapie stellt sich die Frage, was Patientinnen und Patienten nach der Konfrontation mit der eigenen Endlichkeit ermächtigt, einen positiven Umgang mit der Unverfügbarkeit des Lebens zu finden und sich (wieder) als Gestaltende ihres Lebens wahrnehmen zu können. Spiritualität kann Patientinnen und Patienten einen Deutungshorizont zur Verfügung stellen, der über die Begrenztheit des eigenen Lebens hinausreicht. Spirituelle Praktiken wie Gebet, Meditation, Rituale oder Achtsamkeitsübungen lassen Patientinnen und Patienten wieder Handelnde sein und sich als selbstwirksam erleben.

Ein wichtiger salutogenetischer Faktor ist das Sinnerleben, das nachhaltig beeinträchtigt sein kann. Menschen brauchen Sinn in ihrem Leben und der dauerhafte Sinnverlust kann zu existenziellem Leiden führen (Reddemann & Schulz-Kindermann 2013). Sinnfragen sind wiederum spirituelle Fragen. Als sinnsuchende Lebenseinstellung fokussiert Spiritualität existenzielle Fragen und stellt das eigene Dasein und Sosein in einen Sinnzusammenhang mit der Welt. Sie schafft Verbindung, die über die Körperlichkeit der Erkrankung hinausreicht. Damit bindet sie das eigene versehrte Leben in etwas Größeres, einen größeren Sinnzusammenhang ein und kann so ein Gefühl der Kohärenz und Kontinuität wiederherstellen, wo dieses verloren scheint.

5 Spezifika der onkologischen Rehabilitation

In eine onkologische Rehabilitationsklinik kommen Menschen direkt nach der Akutbehandlung zur Anschlussheilbehandlung oder mit definiertem Abstand dazu zur Rehabilitation. In der Regel haben sie Operationen, Chemotherapie und/ oder Strahlentherapie bereits hinter sich gebracht. Nicht immer ist die Prognose positiv, doch viele gehen davon aus, dass eine vollständige Remission, ein „Zurückdrängen" des Krebsgeschehens geglückt und keine aktive Tumorerkrankung mehr vorhanden ist. Eine Unsicherheit bleibt dennoch bestehen, denn erst die Zeit kann zeigen, ob eine vollständige Remission geglückt ist (Schulz-Kindermann 2013).

Oft ergibt sich in diesem Rahmen zum ersten Mal die Zeit und Gelegenheit, in Ruhe zu reflektieren, was geschehen ist. „Für viele Patienten ist dies erstmalig eine Situation, in der – nach all dem Aktionismus der vergangenen Monate – die Krebskrankheit und die häufig damit einhergehenden dramatischen Veränderungen, Kränkung, Verletzung und vielleicht auch Behinderung deutlich werden." (Schulz-Kindermann 2013: 281) Es beginnt die Auseinandersetzung damit, was es bedeutet, an Krebs erkrankt zu sein, häufig verbunden mit grundlegenden Fragen nach dem eigenen Sein und einer notwendigen Neuorientierung. Manche realisieren vielleicht zum ersten Mal, dass die Angst vor dem Sterben und dem Tod der dauernde Horizont ihres Lebens ist. Für andere steht unmittelbar nach der Akutbehandlung, in der sich alles auf das körperliche Überstehen der Therapien konzentriert hat, die körperliche Fitness im Vordergrund und das Bestreben, wieder so zu werden, dass das Leben von vorher fortgesetzt werden kann. „Dabei erleben die Betroffenen, dass genau dann, wenn die ersten Therapien abgeschlossen sind, die eigene Befindlichkeit in Depression, Demoralisation und Verzweiflung, in diffuse Ängste umschlagen kann." (Schulz-Kindermann 2013: 289) Für viele ist das schwer verständlich und auch das Umfeld reagiert häufig wenig verständnisvoll, da nun Erleichterung und Lebensfreude erwartet wird. Doch der seelische Verarbeitungsprozess beginnt gerade erst. Für viele ist es notwendig, die körperliche Versehrtheit zu betrauern und die Begrenztheit des Lebens anzunehmen. Sie ringen darum, ihrem eigenen Körper wieder vertrauen zu können und diese schwerwiegende Verletzung in ihr Selbstbild zu integrieren. „Vieles in ihrem Lebensfluss scheint zerrissen, der Kohärenzsinn zurückgedrängt. Kaum ein Zusammenhang zwischen dem ‚früheren' und dem aktuellen Leben ist erkennbar." (Schulz-Kindermann 2013, 303 f.) Auch mit einem mehrmonatigen Abstand, wenn die Patientinnen und Patienten zur Rehabilitation kommen, sind sie häufig noch deutlich belastet. Für viele scheint der Krebs wie eine Art Brennglas auf das eigene Leben zu fungieren und grundlegende Fragen an die Oberfläche zu bringen, die bisher nicht gestellt wurden. „Ähnlich der Situation von prolongiert Trauernden braucht es jetzt die Erlaubnis, sich nach und nach *orientieren* zu können, sich wieder zusammenzunehmen, den alten Lebensfaden wieder zu finden, vor allem aber: neue Fäden, die Bedeutung dessen, was ihnen widerfahren ist, erstmalig wirklich zu begreifen." (Schulz-Kindermann 2013: 289f.)

6 Kunsttherapie in der onkologischen Rehabilitation

Diesen Raum der Orientierung zu geben ist u.a. Aufgabe der Kunsttherapie. In ihrem geschützten Rahmen können Suchbewegungen initiiert werden mit dem Ziel, das Erlebte einzuordnen und neue Sinnzusammenhänge zu knüpfen. Wo Altes keinen Bestand mehr hat, gilt es, die eigene Identität nach der erlebten Grenzerfahrung neu auszugestalten (Goeman 1998).

Der Gestaltungsprozess an sich ist ein aktiver Prozess und erfordert Entscheidungen und selbstständiges Tun. Patientinnen und Patienten erleben sich also in der Kunsttherapie unmittelbar als Handelnde (Lücke 2001/2019 u. Hopf et al. 2015). Diese Handlungsorientierung trägt nach dem erlebten Kontrollverlust von Beginn der Therapie an dazu bei, dass Patientinnen und Patienten sich nicht mehr nur als von den Behandelnden abhängig wahrnehmen. Sie werden ermächtigt, selbst aktiv zu ihrem Heilungsprozess beizutragen und können sich wieder als selbstwirksam erleben.

Indem sich Patientinnen und Patienten in ihren Bildern ausdrücken, kommen sie zugleich (wieder) mit sich selbst in Kontakt. Zerbrochene Identität kann symbolisch im Malen wieder ganz werden, Krankheit und Schmerzen in die eigene Identität integriert werden. Es kann in Fluss kommen, was lange zurückgehalten oder verdrängt wurde, um die Behandlung zu überstehen. Diese Ventilfunktion des künstlerischen Schaffens ist nicht zu unterschätzen. Gefühle wie Angst, Ohnmacht oder Wut können ausgedrückt werden, ohne sie konkret benennen zu müssen. Oftmals sind sie noch gar nicht bewusst und zeigen sich erst im spontanen Experimentieren. Das Wahrnehmen dieser Gefühle ist ein erster, wichtiger Schritt in der konstruktiven Auseinandersetzung mit der eigenen Situation (Connert & Seegenschmiedt 2004).

Wichtig ist aber vor allem, die eigenen, stärkenden Ressourcen für einen besseren Umgang mit der Erkrankung bewusst zu machen und zu aktivieren. Indem Hoffnungs-Gehalte und Ressourcen im Bild artikuliert werden, werden sie konkret und damit dem Bewusstsein zugänglich.

Häufig ermöglicht das künstlerische Schaffen aber auch schlicht eine Verschnaufpause von Grübelschleifen und Sorgen um die weitere Zukunft. Im Gestaltungsprozess wird es Patientinnen und Patienten möglich, ganz präsent in der Gegenwart zu sein.

Einen wichtigen Beitrag leistet die Kunsttherapiegruppe in der gemeinsamen Bildbetrachtung. „Wir wissen aus der psychoanalytischen Entwicklungspsychologie, dass ‚sehen und gesehen werden' emotionale Wachstumsfaktoren sind, die das Ich stabilisieren und Objektbeziehungen verbessern." (Geue et al. 2011: 131) Oft erleben Patientinnen und Patienten mit Erstaunen, dass sie in ihrem Bild für andere sichtbar geworden sind, ohne sich verbal erklärt haben zu müssen. Es entsteht nach der existenziellen Einsamkeit, die viele erleben, ein heilsamer Moment tiefer Verbundenheit und Verständnis füreinander.

7 Kunsttherapie und Spiritualität – ausgewählte Beispiele aus der Praxis

An der Klinik Taunus des Reha-Zentrums Bad Nauheim nehmen die Patientinnen und Patienten in der Regel ein bis drei Mal an einer kunsttherapeutischen Gruppe teil. Im Einzelfall sind auch Einzelsitzungen möglich. Die Mehrzahl der Gruppen sind gemischte Gruppen, so dass nicht nur Patientinnen und Patienten in der Anschlussheilbehandlung mit Rehabilitandinnen und Rehabilitanden zusammenkommen, sondern auch Patientinnen und Patienten aller Fachbereiche (Onkologie, Lymphologie und Angiologie). Inhalte und Bedürfnisse innerhalb der Gruppen können daher sehr heterogen sein. Erschwerend kommt hinzu, dass es sich um offene Gruppen handelt, in denen sich immer wieder neue Teilnehmende gegenübersitzen. Die Mehrzahl der Patientinnen und Patienten nimmt aus eigener Motivation an der Kunsttherapie teil.

Die Gruppen finden meist nach einem bestimmten Ablauf statt. Nach einer Vorstellungs- und Befindlichkeitsrunde wird eine einfache Intervention angeboten, die den Teilnehmenden den Einstieg in den Gestaltungsprozess ermöglicht. Mit der Intervention werden in der Regel keine inhaltlichen Vorgaben gemacht. Sie hat vielmehr die Funktion, denjenigen Patientinnen und Patienten einen sicheren Startpunkt zu bieten, die kein oder kaum Vertrauen in das eigene kreative Ausdruckspotenzial mitbringen, und sie zum künstlerischen Handeln zu ermutigen. Die Gruppen schließen mit einer gemeinsamen Bildbetrachtung und einer Abschlussrunde.

Häufig kommen Patientinnen und Patienten ohne konkretes Anliegen in die Kunsttherapie. Viele bringen wenig bis gar keine Therapieerfahrung mit. Sie wissen nicht, was auf sie zukommt. Gleichzeitig besteht eine diffuse Hoffnung, dass etwas Unerwartetes geschieht, was ihnen ermöglicht, sich selbst näher zu kommen, Symptome lindert und in der Krankheitsverarbeitung unterstützt. Viele haben seit der Schulzeit keine Farben mehr zur Hand genommen oder bringen die Sorge mit, sie seien nicht kreativ. Wenn der Gestaltungsprozess beginnt, ist der Geist im ersten Moment so leer wie das weiße Blatt, das vor ihnen liegt. Das mag erschrecken oder verunsichern, gleichzeitig birgt dieser Moment eine Chance. Wenn es ihnen gelingt, diesen freien Raum eine Weile auszuhalten – und nach innen zu lauschen auf das, was kommen könnte – kann eine Erfahrung der Transzendenz entstehen. Etwas bekommt Form und Gestalt, was über das Bewusste und Bekannte hinausreicht (Hanreich 1955–1959/1989 u. Hofmeister 1955–1959/1996).

8 Erfahrung von Ganzheit

In den folgenden Falldarstellungen kommen die KSKT („Kurze strukturierte Kunsttherapie", Hopf 2015, 2014, 2011) und weitere kunsttherapeutische Interventionen der Onkologie zur Anwendung. Die von Hopf entwickelten und zum Teil wissenschaftlich untersuchten Interventionen (KSKT) basieren auf niedrigschwelligen Farb- und Formreflexionen, Aspekten der Selbst- und Ressourcenrepräsentation und dem Umgang mit Collageelementen (ebd.). Die in Kapitel 8 und 9 dargestellten Interventionen ergeben sich aus der Verknüpfung dieser und anderen eigenständig entwickelten kunsttherapeutischen Interventionen.

Frau S. (s. Abb. 1) wählte zu Beginn der Sitzung aus einer Reihe von Farbkarten ein zartes Rosa und Schwarz aus. Das Rosa brachte sie mit Sicherheit und Wohlbefinden in Verbindung, das Schwarz mit ihrer Erschütterung durch den Krebs. Intuitiv wählte sie zusätzlich Türkis als eine unterstützende Ressource. Auf ihrem Bild entstand zunächst ein breiter dunkler Ring, der nur im Zentrum freien Raum ließ. Einen inneren Ring gestaltete sie mit Pinseln und Schwämmen in Rosa. Dieser rosafarbene Ring dehnt sich über den dunklen Ring hinweg aus. Schließlich malte sie in das Zentrum einen türkisfarbenen Kreis mit Strahlen, die sich über das ganze Bild erstreckten. Zuletzt fügte sie schwarze Punkte in den rosafarbenen Ring ein und rosafarbene Punkte rund um das türkisfarbene Zentrum. Die dunklen Punkte brachte sie mit schwierigen Momenten in Verbindung, die immer wieder plötzlich in den Alltag hereinbrechen können. Die rosafarbenen Punkte standen für positive Erlebnisse. Wichtig war ihr, dass kein Ausschnitt nur Schwarz und keiner nur Rosa blieb und dass das Zentrum ganz mit Türkis ausgefüllt war.

Ehrfürchtig stellte sie fest, ihr sei während des Gestaltungsvorgangs bewusst geworden, dass sie einen heilen Kern in sich habe, dem der Krebs nichts anhaben könne. Dieser Kern überstrahle alles, gute wie schwierige Zeiten. Gegen den schwarzen Rahmen der auf sie eindrängenden Krankheit setzt sie den inneren Kern mit seiner Lebendigkeit.

Ihre bildliche Artikulation brachte sie in Kontakt mit ihren inneren Bildern und Kräften. Indem sie sich auf den Gestaltungsprozess mit ungewissem Ausgang einließ, konnte sie trotz der Bedrohung ihrer körperlichen Unversehrtheit die Erfahrung des Heil-Seins machen, eines Heil- oder Ganz-Seins, dass nicht nur den Körper, sondern auch Geist und Seele betrifft. Dabei ging es nicht „um ein harmonistisch-idealistisches Bild von Ganzheit, sondern darum, das Gelungene und Misslungene, die lichtvollen und die Schattenseiten anzunehmen, Brüche und Fragmente in das Ganze eines Lebens zu integrieren." (Dorst 2016: 199) Offenbar war ihre Erkenntnis, einen heilen Kern zu haben, überraschend positiv für sie. Diese Selbsterkenntnis trug wesentlich dazu bei, die Erschütterung durch den Krebs zu überwinden und ihn als Teil ihres Lebens annehmen zu können.

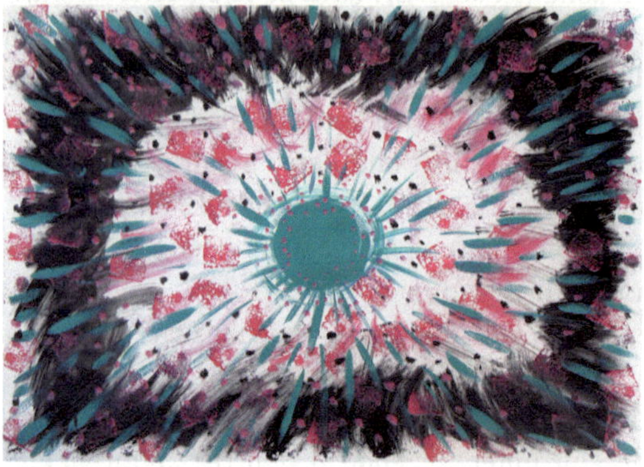

Abb. 1: Erfahrung von Ganzheit.
Im Zentrum befindet sich ein ‚heiler Kern'. Seine Kraft strahlt über den bedrohlich wirkenden schwarzen Ring hinaus. Das Bild ist durchsetzt mit rosafarbenen Elementenund schwarzen Punkten, die für positive und negative Erlebnisse stehen.

9 Auseinandersetzung mit existenziellen Fragen

> Eine Krebserkrankung ist für viele Menschen ein Memento mori, das sie mit der Verletzlichkeit und Endlichkeit des Lebens konfrontiert, ebenso mit den uralten Menschheitsfragen: Woher kommen wir? Wohin gehen wir? Wer bin ich und wozu bin ich da? (Dorst 2016: 198)

Frau F. erfuhr die Kunsttherapie als einen offenen Raum für diese Fragen und als experimentellen, intuitiven Zugang auf der Suche nach eigenen Antworten. In ihrem ersten Bild entdeckte sie ihre Spiritualität als zentrale Ressource (s. Abb. 2A), dargestellt in einer Blume, die als einziges Objekt auf dem Bild aus einer Innenfigur mit einem äußeren Rahmen besteht. Das innere Objekt erinnert an eine menschliche Figur mit ausgestreckten Armen.

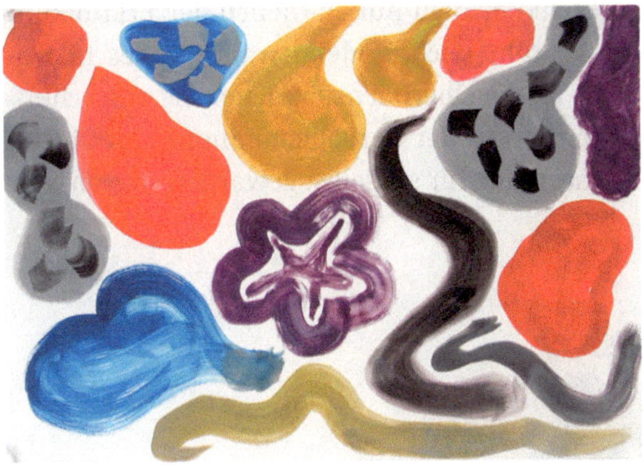

Abb. 2A: Spiritualität als Ressource.
Zu sehen sind abstrakte Objekte, die jeweils für eine Ressource stehen. Zentral ist ein lilafarbenes Objekt, das durch seinen äußeren Rand ins Auge fällt. Das Objekt symbolisiert die Ressource Spiritualität.

In der nächsten Sitzung beschäftigten Frau F. mehrere aktuelle, tragische Todesfälle. Sie stellte den Übergang vom Leben zum Tod mit einem Vogel dar, der aus dem Dunkel in die Geborgenheit eines Lichttunnels fliegt (s. Abb. 2B). Sie erlebte dies als tröstliche Vorstellung. Über die kreative Auseinandersetzung mit dem Tod der anderen konnte sie auch die eigene Endlichkeit mit einem hoffnungsvollen Bild verknüpfen.

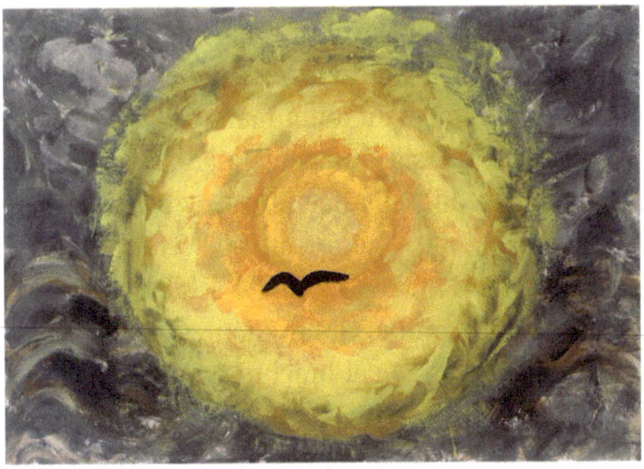

Abb. 2B: Übergang vom Leben zum Tod.
Vor einem dunklen Hintergrund öffnet sich ein Lichttunnel, durch den ein Vogel fliegt. Der Vogel symbolisiert den Übergang vom Leben zum Tod.

In einer Einzelsitzung griff sie das Objekt aus der ersten Sitzung erneut auf. Es bekam einen goldenen Kern und einen Schutzraum (s. Abb. 2C). Den inneren Kern und seine Hülle malte sie besonders sorgfältig und korrigierte immer wieder die Ränder. Offenbar war der Schutz gegenüber dem Außen (neben der Erkrankung auch andere schmerzliche Ereignisse) sehr wichtig, denn während des Malens kamen viele biographische Ereignisse an die Oberfläche, in denen sie sich schutzlos und einsam gefühlt hatte. Sie war so mit der Vervollkommnung des Objekts beschäftigt, das inzwischen zur Repräsentanz für sie selbst geworden war, dass sie das Bild nicht fertigstellte.

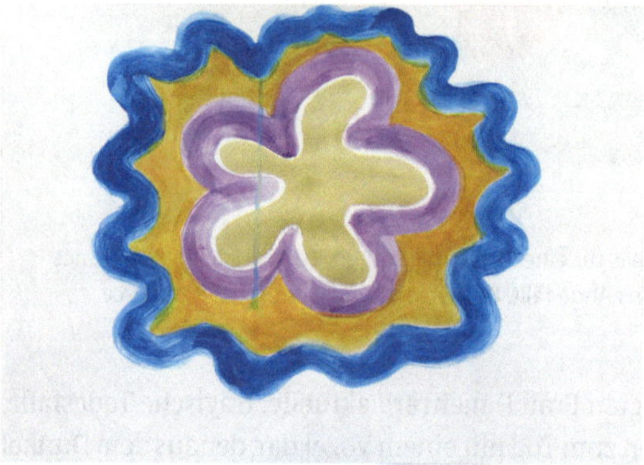

Abb. 2C: Innerer Kern im Schutzraum.
Das Objekt, das in der ersten Sitzung die Ressource Spiritualität symbolisierte, wird zur Selbstrepräsentanz und bekommt einen goldenen Kern sowie einen Schutzraum.

In einer weiteren Gruppensitzung kam ihr in einer Vorübung das Bild eines Vogelschwarms in den Sinn. Sie bewunderte die Schwarmintelligenz, die eine gute Verbindung der Vögel untereinander erfordere. Vielleicht kann man dies als Wunsch nach Unterstützung gegen die von außen auf sie eindringenden Herausforderungen verstehen. Es entstand die Idee, das Bild aus der Einzelsitzung mit dem des Schwarms zu verknüpfen. Auf Anregung der Therapeutin erweiterte sie ihr Blatt am oberen Bildrand mit einem zweiten Papier und malte schließlich einen schwarzen Schwarm, der nach links oben davonfliegt und einen zweiten, etwas helleren, rechts oben (s. Abb. 2D). Die schwarzen Vögel brachte sie mit Menschen in Verbindung, die sie in ihrem Leben verloren hatte. Damit wurden die schon erwähnten tragischen Todesfälle und damit verbundene Gefühle der Trauer und des Abschiedsschmerzes in die Darstellung eingebracht.

Der hellere Schwarm symbolisierte für sie die Lebenden. Erst in der Bildbesprechung fiel ihr auf, dass diese Vögel auf ihr Objekt zufliegen und sich im Landeanflug zu befinden scheinen und der goldene Kern sich diesen zuwendet. Sie erkannte darin die Möglichkeit, sich für das Leben entscheiden zu können. Durch die Verknüpfung ihrer verschiedenen Bilder entwickelte sie eine Ahnung von ihren inneren Kräften und Ressourcen, um mit ihren Herausforderungen durch Krankheit und Tod umzugehen. Das Trost spendende Bild aus der zweiten Sitzung ermöglichte ihr, die Toten und mit ihnen auch ihre Angst vor dem Tod loszulassen. Neben den schmerzlichen Gefühlen empfand sie neuen Lebensmut, und die in der dritten Sitzung erfahrene Bestärkung ihres inneren Selbst ermutigte sie, mit den Lebenden (neu) in Verbindung zu treten und Teil ihres sozialen Gefüges zu werden.

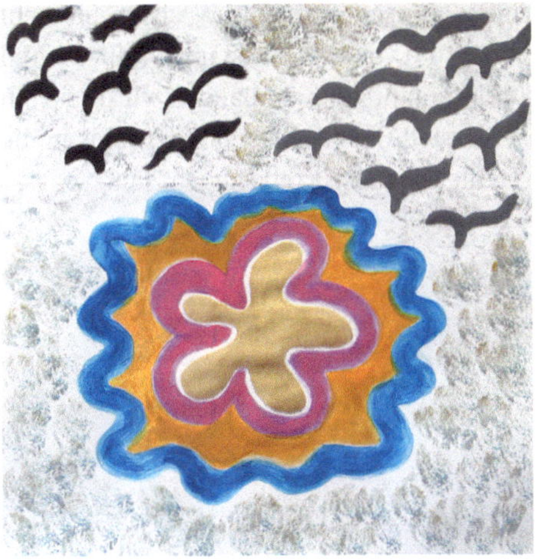

Abb. 2D: In Verbindung mit den Lebenden und Verstorbenen.
Das Bild der dritten Sitzung wird mit einem zweiten Blatt erweitert. Zu dem bestehenden Objekt werden zwei Vogelschwärme ergänzt. Der schwarze, davonfliegende Schwarm symbolisiert die Verbindung zu den Verstorbenen. Der graue, herbeifliegende Schwarm symbolisiert die Verbindung zu den Lebenden.

10 Verbundenheit als zentrales Motiv

Verbundenheit ist ein zutiefst menschliches Bedürfnis. Als spirituell kann man das Gefühl von Verbundenheit in dem Sinne bezeichnen, als es eine Erfahrung der Selbsttranszendenz beinhaltet, „bei der sich Menschen über sich hinausgehoben empfinden und eine höhere Wirklichkeit verspüren." (Weiher 2008/2011: 28) Diese höhere Wirklichkeit ist dabei nicht auf eine überweltliche Idee festgelegt.

Auch das Eingebundensein in die Natur, den Kosmos oder ein soziales Netz können übergreifende Ideen sein. Damit ist impliziert, dass Menschen nach Verbundenheit suchen, weil sie sich als unvollständig empfinden. Man könnte also sagen, dass dieses Bedürfnis in einer Sehnsucht nach Ganz- und Heil-Sein und damit letztlich nach Heilung wurzelt.

Bei Frau E. finden sich verschiedene Beispiele von Verbundenheit. Sie stellte sich selbst in einem ersten Bild als Baum dar, der zentral in der Mitte steht (s. Abb. 3A). Er ist Teil einer kleinen Gruppe, die er deutlich überragt. Noch überschatten ihn die letzten Ausläufer dunkler Wolken, die nach links abziehen, doch die Strahlen der Sonne erreichen ihn bereits und spiegeln sich in seinem Blattwerk. Die Kraft der Sonne setzt sich durch und gibt ihm und den übrigen Pflanzen Kraft zum Wachsen. Sie sieht ihn in dieser fruchtbaren Landschaft geborgen und versorgt. Er ist untrennbarer Teil der ihn umgebenden Welt. Durch die Identifikation mit diesem Baum stellt sie sich in einen größeren Sinnzusammenhang. Diese Vorstellung des Eingebundenseins in die Natur gab ihr nach der Erschütterung durch die Diagnose Krebs neuen Halt.

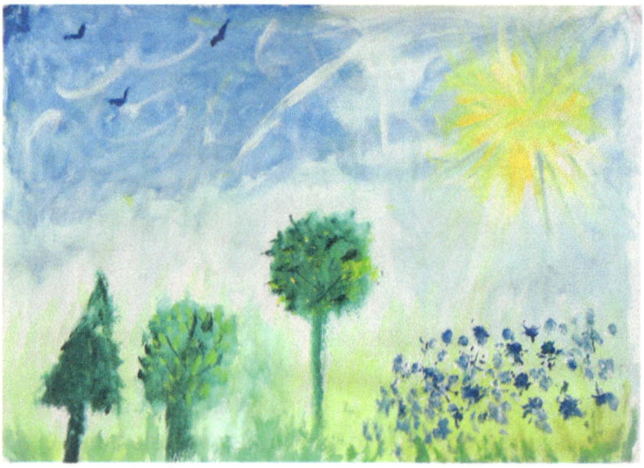

Abb. 3A: Verbundenheit mit der Natur.
Zentral ist ein hochgewachsener Baum in einer kleinen Baumgruppe, der als Selbstrepräsentanz fungiert. Über ihm befinden sich die letzten Ausläufer einer stürmischen, dunklen Wolke. Erste Sonnenstrahlen erreichen ihn und lassen sein Blattwerk leuchten.

In einem zweiten Bild entwickelte sie ein weiteres Motiv von Verbundenheit. Sie stellte die Verbindung zu ihrem Partner dar (Abb. 3B). Zwei herzförmig geschwungene Bögen stehen für sie und ihren Partner. An ihrem oberen Ende neigen sich zwei vogelähnliche Köpfe zu einem inneren Herzen. Zwischen ihnen steigt eine gelbe Wolke auf. Am unteren Ende sind die Bögen wie ein Zeichen der Unendlichkeit miteinander verbunden. Der Innenraum des herzförmigen Objekts ist mit zarten Federn ausgekleidet. Eine große blaue Fläche im oberen Bereich ist abgegrenzt von einem größeren, weißen Bereich im unteren Teil des Bildes, in dem auch das Objekt schwebt. Mit zahlreichen blumenähnlichen Tupfen versucht sie der Landschaft eine gewisse Leichtigkeit zu geben. Als einziges weiteres Objekt fällt eine große Pflanze mit verschiedenfarbigen Blüten auf. Eine zentrale Blüte ist etwas größer als die anderen und in den Farben des herzförmigen Objekts gehalten. Die Blume mit ihren Blüten stellt für sie die blühende Verbindung mit ihrem Partner dar, die ihr Halt gibt. Auch die gelbe Wolke, die für aktuelle und zukünftige Konflikte steht, kann sie nicht schwächen. Im Gegenteil, ihre gemeinsame Bewältigung hat ihre Beziehung reifen lassen. So wurde die tiefe Verbundenheit, die sich in ihrer Beziehung entwickelt hat, zum Hauptthema ihres Bildes. Sie gibt ihr Kraft und Motivation, die Behandlung durchzustehen und der Bedrohung durch den Krebs standzuhalten. Im Gespräch über die bildliche Darstellung wurde ihr die hohe Tragfähigkeit dieser Verbindung bewusst.

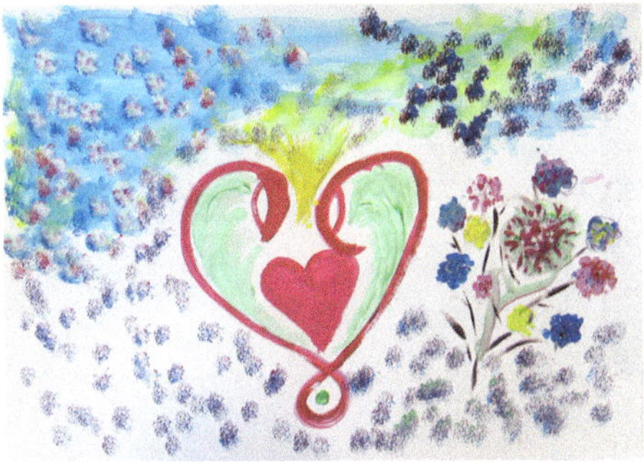

Abb. 3B: Verbundenheit mit dem Partner.
Zwei herzförmig geschwungene Bögen, die für die Patientin und ihren Partner stehen, sind am unteren Ende miteinander verbunden und bilden ein herzförmiges Objekt. Im Inneren des Objekts findet sich ein Herz, das die Liebe der beiden symbolisiert. Aus dem Objekt entweicht eine gelbe Wolke, die für Konflikte steht, in den zarten, blumigen Hintergrund. Die große Blume stellt das »Blühen« der Verbindung dar.

Ähnliche Motive fanden sich in den Bildern von Frau K.

Auch ihre beiden Bilder zeigten die Verbundenheit mit der Natur und zu ihrer sozialen Mitwelt und brachten sie mit ihrem Lebensweg in Zusammenhang. Im ersten Bild malte Frau K. ihren Lebensweg, der an einem großen, starken Baum vorbeiführt (s. Abb. 4A). An seinem Stamm könne sie pausieren und an seiner Kraft teilhaben. Sie deutete den Baum als Symbol der Lebenskraft, das ihr Mut mache und sie bestärke im Umgang mit ihrer Erkrankung. Gleichzeitig nahm sie ihn als Ort der Ruhe vor ihren Krankheitsängsten wahr. Die Farben, die ihren Startpunkt markieren, seien Ausdruck neuer Energie und Hoffnung, die sie mit Blick auf den starken Baum empfinde. Sie habe die Hoffnung, dass sie mit der Kraft des Baumes ihren Weg bestreiten könne und dass dieser Weg, so ungewiss er sei, ins Helle führe.

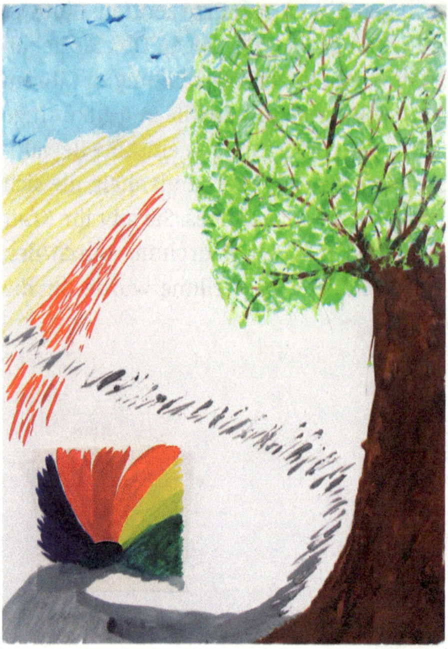

Abb. 4A: Verbundenheit mit der Natur als Ressource.
Dicht an einem großen, starken Baum führt ein Weg vorbei, der als Lebensweg interpretiert wird. An seinem Ausgangspunkt liegt ein Oval, das als Selbstrepräsentanz gewählt wurde. Es ist umgeben von leuchtenden Farben, die die Hoffnung auf neue Kraft und neuen Lebensmut symbolisieren. Der Weg führt über eine freie Fläche und über helle, warme Farben aus dem Bild heraus. Sein Ende ist nicht in Sichtweite.

Die Entwicklung des zweiten Bildes begann mit einer Vorübung. Auf vier kleineren Blättern war sie gebeten, sich bildnerisch mit den folgenden Fragen auseinanderzusetzen: Wie ging es mir zu Beginn der Reha? Was gibt mir Halt? Was gibt mir Kraft? Wie sieht mein weiterer Weg aus? Zu Beginn der Reha fühlte sie sich als schwerer, starrer Stein (s. Abb. 4B). Sie habe wenig Motivation und Kraft gespürt, ihren Weg weiterzugehen. Aber jetzt sei sie wieder in Bewegung gekommen, fühle sich leichter. Entscheidend sei die Verbindung zu ihrer Familie, ihrem Mann und ihren vier Kindern, wie ihr beim Malen bewusst geworden sei. Sie habe die Familienmitglieder deshalb als farbige Ovale in einem großen Ausrufezeichen dargestellt. Im Bewusstsein dieser Verbindung sei es ihr gelungen, ihren Weg wieder aufzunehmen. Zwar wisse sie, dass ihr bevorstehender Weg nicht geradlinig und eben sei, doch er werde von der Sonne beschienen, die sie als Symbol der lebensspendenden Kraft verstand.

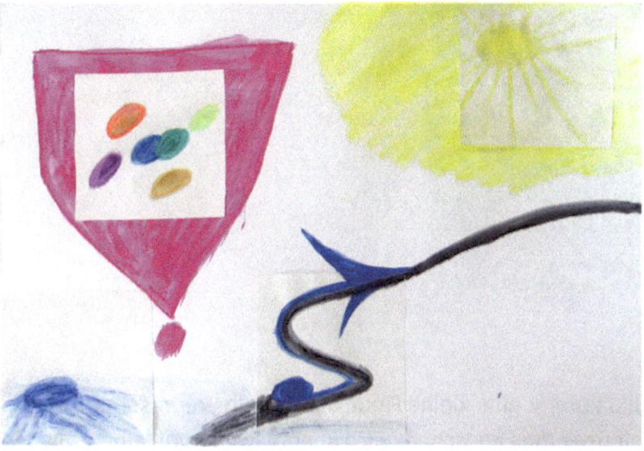

Abb. 4B: Verbundenheit mit der Familie als Ressource.
Zu sehen ist links ein blaues Oval, das als Selbstrepräsentanz gewählt wurde, und erschöpft und kraftlos am Boden liegt. Ein großes Ausrufezeichen mit farbigen Ovalen, die die Familie symbolisieren, gibt ihm neue Kraft, um seinen Lebensweg fortzusetzen. Ein großer Pfeil deutet an, dass nach zwei Kurven ein leichteres Wegstück vor ihm liegt, das von der Sonne beschienen wird.

Ein Beispiel für eine ganz konkrete Verbindung mit dem Kosmos findet sich in einem Bild von Frau R.: in die linke obere Ecke malte sie einen Tunnel, der für sie die Verbindung in die Welt darstellt (s. Abb. 5). Dieser lässt an die Visionen denken, von denen viele Menschen mit Nahtod-Erfahrung berichten. Dort ermöglicht oft ein Tunnel den Übergang in eine schöne, leidensfreie Welt (Gottes), in der alles mit allem verbunden ist. Bei Frau R. ist er nicht der Ausblick auf das Leben nach dem Tod, sondern Verbindung zu ihrem gegenwärtigen Leben. Der Tunnel symbolisiert ihre innere Verbundenheit mit ihrer realen Welt und ermöglicht ihr, mit dieser wieder in Kontakt zu kommen. Diesseits des Tunnels erscheint sie ihr farbenfroh und fröhlich. Aber auch die Schattenseiten ihres Lebens sind in diese bunte Welt integriert. Einige dunkle Wolken und die dunkel übermalte Sonne weisen darauf hin. Indem sie durch den Tunnel neu Verbindung zu ihrer Welt aufnimmt, kann sie diese neu sehen lernen. Licht und Schatten gehören notwendig zu dieser Welt und machen ihre Ganzheit aus. Durch diese Erkenntnis wird sie motiviert, aus der Erstarrung herauszukommen, mit der sie zunächst auf ihre Krankheit reagiert hatte, und kann ihr Leben mit neuer Kraft wieder aufnehmen.

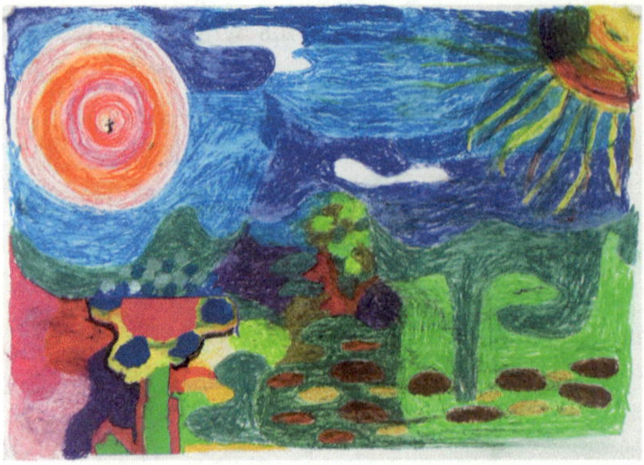

Abb. 5: Verbundenheit mit dem Kosmos.
Durch einen roten Tunnel oben links im Bild kommt eine kleine Figur, die als Selbstrepräsentanz dient, in eine bunte Landschaft. Die Sonne strahlt über die Landschaft, wird aber teilweise von einer dunklen Wolke überdeckt, so dass sich Schatten in der Landschaft bilden.

11 Erleben von Verbundenheit

Neben spiritueller Symbolik und Erfahrungen der Selbsttranszendenz im eigenen Werk gibt es auch Momente in der gemeinsamen Bildbesprechung, die man als spirituell bezeichnen kann. Immer wieder kommt es vor, dass Bilder von Anderen so treffend beschrieben werden, dass sich die Malerin oder der Maler erkannt fühlt. Indem andere aus der Gruppe die malende Person im Bild erkennen, entsteht ein größerer Raum und plötzlich ein Moment intensiver, emotionaler Begegnung. Überraschung und Berührt-Sein finden dann oft spontan ihren Ausdruck in Tränen oder Gänsehaut. Auf einmal geht es nicht mehr um das Dargestellte, sondern um das geteilte Wissen darum und eine tiefe, nonverbale Verbundenheit aller Teilnehmenden. Das einzelne Selbst ist nicht mehr getrennt vom Ganzen. Der Fokus auf das individuelle Erleben und die Zentrierung auf die eigene Person werden überschritten zugunsten einer größeren Ganzheit (Mönter 2022).

12 Fazit

Allen Patientinnen und Patienten gemeinsam ist, dass sie von einer schweren körperlichen Erkrankung betroffen sind, die eine geistig-seelische Auseinandersetzung erforderlich macht, denn der Krebs konfrontiert sie mit ihrem möglichen

Tod und der Begrenztheit ihres Lebens. Sie eint die extreme Verunsicherung, die sie dadurch erfahren. Die Medizin befasst sich mit ihren körperlichen Beschwerden, aber es geht auch darum, den psychischen Schock zu verarbeiten, die verlorene Unversehrtheit und den Bruch mit dem bisherigen Leben zu betrauern und manche Lebensziele loszulassen. Gleichzeitig gilt es, sich neu zu orientieren und sich der eigenen Identität nach der erlebten Grenzerfahrung neu zu vergewissern.

Diese existenziellen Herausforderungen bringen viele Patientinnen und Patienten an die Grenzen ihrer Möglichkeiten und erfordern notwendig sinnstiftende Antworten. Eine spirituelle Dimension, die das Einzelschicksal transzendiert und in ein größeres Ganzes einordnet, kann bei der Auseinandersetzung mit diesen bedrängenden, existenziellen Fragen hilfreich sein.

So können eigene innere Bilder entstehen, die den ganzheitlichen Heilungsprozess unterstützen. Das eher intuitive Setting der Kunsttherapie und der Zeitpunkt der onkologischen Rehabilitation scheinen dafür besonders geeignet. Die spirituelle Deutung eigener Erfahrungen scheint „Ressourcen zu mobilisieren, die helfen, durch die Komplexität des Lebens mit seinen Unsicherheiten und Schicksalsschlägen und nicht gegen sie hindurchzufinden." (Weiher 2011: 55) In ihren Bildern nutzen Patientinnen und Patienten oft Symbole einer spirituellen Bildsprache, die bestärkend wirken. Wie die ausgewählten Beispiele zeigen, werden insbesondere Motive gewählt, die das Gefühl von Verbundenheit und Eingebundensein in ein größeres Ganzes (wieder-)herstellen.

Aber auch die Auseinandersetzung mit Themen wie dem Tod oder dem Bruch mit dem bisherigen Leben kann mit Hilfe der spirituellen Dimension im bildnerischen Ausdruck besser gelingen. Die nonverbale Kommunikation durch Symbole ermöglicht es, emotionale Gehalte auszudrücken, die man zunächst nicht in Worte fassen kann. Im bildnerischen Ausdruck können eigene Vorstellungen überprüft, entwickelt, ausprobiert und wieder verworfen werden, bis sich die Erfahrung tiefer Sinnhaftigkeit einstellt. „Ein Modell des Tastens und der Provokation tiefer Erfahrung [...], das immer wieder dazu einlädt, sich vor dem eigenen Erleben zu wundern und schließlich das Wunder des Weiterlebens feiert, hilft dabei, eine gute menschenwürdige Weiterentwicklung aufzunehmen." (Schulz-Kindermann 2013: 304) Dies leistet eine Kunsttherapie, die die spirituelle Dimension des Lebens in ihrer Arbeit miteinbezieht.

Inwieweit der Einbezug der spirituellen Dimension in die kunsttherapeutische Arbeit einen nachhaltigen Beitrag zum psychischen Heilungsprozess beiträgt, lässt sich aufgrund der wenigen Beispiele und der Kürze der Begegnungen nicht ausreichend empirisch belegen. Auch bleibt zu klären, was die Auseinandersetzung mit spirituellen Fragen in der Kunsttherapie ermöglichen, anregen und unterstützen kann. Ganz offensichtlich ist die spirituelle Dimension jedoch präsent und trägt zur Bestärkung der Patientinnen und Patienten bei. Dem genauer nachzugehen, bleibt weiteren Arbeiten vorbehalten.

Literatur

Beckmann M (1965) Über meine Malerei. Vortrag, gehalten in den New Burlington Galleries, London, 1938. In: Beckmann P (Hg.) Max Beckmann. Sichtbares und Unsichtbares. Stuttgart: Chr. Belser. 20–33.
Bruns F, Steinmann D, Micke O (2007) Spiritualität in der Onkologie. Der Onkologe 6: 490–498.
Bucher AA (2007) Psychologie der Spiritualität. Handbuch. Weinheim: Beltz.
Büssing A, Ostermann T, Matthiessen PF (2005) Spirituelle Bedürfnisse krebskranker Menschen. Einstellung und Praxis. Deutsche Zeitschrift für Onkologie 37: 13–22.
Connert S, Seegenschmiedt MH (2004) Kunsttherapie in der Onkologie. Im Focus Onkologie 4: 63–66.
Deutsche Krebsgesellschaft, Deutsche Krebshilfe, Arbeitsgemeinschaft der Wissenschaftlichen Medizinischen Fachgesellschaften (2023) Leitlinienprogramm Onkologie. Psychoonkologische Diagnostik, Beratung und Behandlung von erwachsenen Krebspatient*innen. Version 2.1 (Zitierdatum: 28.09.2023), abrufbar unter https://register.awmf.org/assets/guidelines/032-051OLl_S3_Psychoonkologische-Diagnostik-Beratung-Behandlung-von-erwachsenen-KrebspatientInnen_2023-09.pdf.
Dorst B (2016) Erkrankung, Sinnfragen und Spiritualität. In: Diegelmann C, Isermann M (Hg.) Ressourcenorientierte Psychoonkologie. Psyche und Körper ermutigen. Stuttgart: Kohlhammer. 194–201.
Fahlbusch E (1955-1959/1996) Art. Spiritualität. In: Fahlbusch E, Lochman JM, Mbiti J, Pelikan J, Vischer L (Hg.) Evangelisches Kirchenlexikon. Internationale theologische Enzyklopädie. Bd. 4. Göttingen: Vandenhoeck & Ruprecht. 402–405.
Geue K, Buttstädt M, Singer S, Kleinert E, Richter R, Götze H, Böhler U, Becker C, Brähler E (2011) Die Bedeutung einer kunsttherapeutischen Intervention für onkologische Patienten aus Sicht der Teilnehmer, der Kursleitung und der Supervisorin. Forschende Komplementärmedizin 18: 127–133.
Goeman K (1998) Die Spur zu mir – die Spur zu Neuem. Kunsttherapie an einer Onkologischen Rehaklinik. In: Herrlen-Pelzer S, Rechenberg P (Hg.) Malen mit Krebspatienten. Ein Beitrag zur Krankheitsbewältigung. Ulm: Gustav Fischer. 21–28.
Gräb W (2012) Einleitung. Imaginationen der inneren Welt. In: Gräb W, Cottin J (Hg.) Imaginationen der inneren Welt. Theologische, psychologische und ästhetische Reflexionen zur spirituellen Dimension der Kunst. Frankfurt am Main: Peter Lang. 9–19.
Hopf A, Büssing A, Elbing U, Heußner P (2015) Wer gestaltet mein Leben? Ergebnisse einer Evaluationsstudie zur kurzen strukturierten Kunsttherapie (KSKT®). Musik-, Tanz- und Kunsttherapie 26 (1): 1–8.
Hopf A (2014) Wer gestaltet mein Leben? Die kurze strukturierte Kunsttherapie (KSKT®): Entwicklung und Evaluation einer auf Collage basierenden kunsttherapeutischen Intervention in der Psycho-Onkologie. Dissertation. Universität Witten/Herdecke.
Hopf A (2011) Entwicklung der kurzen strukturierten Kunsttherapie, KSKT®, einer ressourcen-orientierten Kurzzeitintervention in der Psycho-Onkologie. Zeitschrift für Musik-, Tanz- und Kunsttherapie 22(3) 2011. 160–167.
Hanreich H (1955-1959/1989), Art. Immanenz/Transzendenz. In: Fahlbusch E, Lochman JM, Mbiti J, Pelikan J, Vischer L (Hg.) Evangelisches Kirchenlexikon. Internationale theologische Enzyklopädie. Bd. 2. Göttingen: Vandenhoeck & Ruprecht. 619–624.
Hofmeister H (1955–1959/1996), Art. Transzendent, transzendental. In: Fahlbusch E, Lochman JM, Mbiti J, Pelikan J, Vischer L (Hg.) Evangelisches Kirchenlexikon. Internationale theologische Enzyklopädie. Bd. 4. Göttingen: Vandenhoeck & Ruprecht. 934–935.

Isermann M (2016) Krebs und Stress: Hinweise aus der Psychoneuroimmunologie für therapeutisches Handeln. In: Diegelmann C, Isermann M (Hg.) Ressourcenorientierte Psychoonkologie. Psyche und Körper ermutigen. Stuttgart: Kohlhammer. 65–84.

Lücke S (2001/2019) Kunstpsychotherapie im Prozess der Traumaheilung. In: Reddemann L Imagination als heilsame Kraft. Ressourcen und Mitgefühl in der Behandlung von Traumafolgen. Stuttgart: Klett-Cotta. 148–179.

Mehnert A (2016) Sinnbasierte Interventionen. In: Diegelmann C, Isermann M (Hg.) Ressourcenorientierte Psychoonkologie. Psyche und Körper ermutigen. Stuttgart: Kohlhammer. 135–142.

Mönter N (2022) Religiöser Glaube und Spiritualität. Wandel und Vielfalt aus psychiatrischer und psychotherapeutischer Sicht. Stuttgart: Kohlhammer.

Reddemann L, Schulz-Kindermann F (2013) Endlich leben: Krebs und die Suche nach Sinn. In: Schulz-Kindermann F, Psychoonkologie. Grundlagen und psychotherapeutische Praxis. Weinheim: Beltz. 360–369.

Schulz-Kindermann F (2013) Psychoonkologie. Grundlagen und psychotherapeutische Praxis. Weinheim: Beltz.

Taylor C (1996) Quellen des Selbst. Die Entstehung der neuzeitlichen Identität. Frankfurt am Main: Suhrkamp.

Weiher E (2008/2011) Das Geheimnis des Lebens berühren. Spiritualität bei Krankheit, Sterben, Tod. Eine Grammatik für Helfende. Stuttgart: Kohlhammer.

Abbildungen

Kathrin Seifert

Das Undarstellbare ausdrücken – Welche Impulse der Ikonen-Tradition beeinfluss(t)en die Bildende Kunst und möglicherweise Kunsttherapie heute?

Abstract: Ikonenschreiben, d. h. das Erstellen von Heiligenbildern, wird seit Jahrhunderten als spirituelle Praxis gepflegt. Insbesondere die russische Tradition des Ikonenschreibens hatte wesentlichen Einfluss auf die Bildende Kunst und hat zugleich die Moderne um den Aspekt der Spiritualität bereichert. Maßgeblich beteiligt waren die Künstler W. Kandinsky und K.S. Malewitsch.

Die Psychoanalyse, die sich zeitgleich entwickelte, eröffnete den Blickwinkel auf unbewusste psychische Vorgänge.

Bisherige kunsttherapeutische Veröffentlichungen (Mees-Christseller 1996) zeigen auf, dass das Ikonenschreiben dem Aktivitätsaufbau und der Ich-Stabilisierung dienen kann. Außerdem ermöglicht das Ikonenschreiben sowohl eine emotionale und kognitive Fokussierung und damit Achtsamkeits- und Selbstfindungsprozesse als auch Prozesse zur Selbsterkenntnis und Krankheitsverarbeitung, wie das Interviewbeispiel verdeutlicht.

Abstract engl.: Expressing the unrepresentable – What impulses from the icon tradition have influenced the visual arts and possibly art therapy today?

Icon writing, i. e. the creation of images of saints, has been cultivated as a spiritual practice for centuries. The Russian tradition of icon writing in particular had a significant influence on the visual arts and at the same time enriched modern art with the aspect of spirituality. The artists W. Kandinsky and K.S. Malevich were significantly involved.

Psychoanalysis, which developed at the same time, opened up the perspective of unconscious psychological processes.

Previous art therapy publications (Mees-Christseller 1996) show that icon writing can serve to build up activity and stabilise the ego. In addition, icon writing enables emotional and cognitive focussing and thus mindfulness and self-discovery processes as well as processes of self-awareness and coming to terms with illness, as the interview example illustrates.

Schlüsselwörter: Ikonenschreiben, Kunsttherapie, die Moderne, Undarstellbares

Keywords: Iconography, art therapy, the modern age, the unrepresentable

https://doi.org/10.1515/9783111386386-025

Einführung

„Das Undarstellbare ausdrücken“ ist eine Redewendung, die nicht nur in der Theologie (Florenskij u. a.), sondern auch in der Philosophie (u. a. bei Platon, Enßlin, Kant), der Psychotherapie (Freud, Jung u. a.), in den Künsten (Malerei, Literatur, Musik) und in der Kunsttherapie Gegenstand vielfältiger Diskurse ist. Dieser Topos verweist auch auf Spiritualität, das heißt, auf Bereiche und Erfahrungen jenseits der unmittelbaren Wirklichkeit des Menschen. Der russische Priester und Religionsphilosoph P. A. Florenskij (1882–1937) weist in seinen Ausführungen darauf hin, dass das „Ziel des Ikonenmalers sei, ein Bild zu schaffen, welches zur übersinnlichen Erkenntnis verhilft“ (Florenskij zit. in Luge-Winter 2003: 170). Dadurch unterscheidet er zum einen eine Bildwelt mit „sinnlich fassbaren Formen“ (Luge-Winter 2003: 170) und zum anderen die geistige, d. h. göttliche Bildwirklichkeit.

Das Erste der Zehn Gebote fordert, sich kein Bild von Gott zu machen. Es findet sich im jüdischen Tanach. Im Christentum ist es Teil des Alten Testaments. Das Gebot richtete sich gegen die Anbetung von Götzenbildern konkurrierender polytheistischer Religionen der Antike. Die Anerkennung und Anbetung eines einzigen, unverwechselbaren, allumfassenden und wahren Gottes wurde gefordert. Doch trotz des Bilderverbots konnte sich im Christentum eine Form religiöser Malerei herausbilden und zu voller Blüte entfalten: Das Ikonenschreiben.

Vor diesem Hintergrund will dieser Aufsatz die Entwicklungsgeschichte des Ikonenschreibens (Kapitel 1.) nachzeichnen, etwaige Einflüsse auf die moderne Malerei (Kapitel 2.) herausarbeiten und den Versuch wagen, eine Brücke zur Kunsttherapie zu schlagen (Kapitel 3.).

1 Zum Begriff der Ikone

Das Wort Ikone stammt aus dem Altgriechischen (eikon/eikona) und wird seit Platon mit Bild (ikón) – auch mit Abbild übersetzt (Restle 2005: 7). Neben dem ursprünglich sakralen Sinn hat der Begriff seit dem 14. Jh. eine Säkularisierung erfahren. So sprechen wir heute beispielsweise von der Stil-Ikone, der Pop-Ikone oder auch der Medien-Ikone.

Doch bleiben wir bei der sakralen, auf byzantinischem Erbe beruhenden, heute in der Theologie gültigen Ikonendefinition: „Die Ikone ist Sichtbarmachung des Undarstellbaren, indem sie die Unmöglichkeit der Darstellbarkeit des göttlichen Wesens betont, und zwar weil sie nicht beansprucht, Gott zu zeigen, sondern allein den Sohn in seiner menschlichen Gestalt. Der Sohn selbst führt das göttliche Wesen als Unsichtbares mit sich. „Entscheidend ist also das *Wie* der Sichtbarwerdung Gottes: [...] als Bild des wesensgleichen Sohnes." (Luge-Winter 2022: 202) in „doppelter Authentizität" (George 2014: 120).

Ikonen können religiöse Menschen über ihren gesamten Lebenszyklus hinweg begleiten, von der Geburt bis in den Tod hinein (etwa als Grabbeigabe) und versichern den Gläubigen die „Erfüllung der Bitten" (George 2014: 120).

Die Herstellung der Ikone ist ein aufwändiger Prozess und als eine auf Gott gerichtete religiöse Handlung zu verstehen. Sie wird auch als „Stilles Gebet" bezeichnet, welche Erfahrung von Transzendenz ermöglichen kann (vgl. Kap. 1.1.1.).

Die Technik des Ikonenschreibens hat sich über die Jahrtausende wenig, unabhängig von technischen Möglichkeiten, weiterentwickelt. Bis in das 9. Jh. wurden sie meist in der Enkaustik-Technik hergestellt. In dieser Technik werden die Farbpigmente in unterschiedlicher Art und Weise in Wachs gebunden und vermalt (Losos 1988). Ab dem 6. Jh. setzte sich allmählich die Tempera-Technik durch. Die Herstellung der Farben mit Ei wird symbolisch für Leben, Hoffnung und Auferstehung betrachtet. Dabei ist das Ei das „Ganze und Ewige" (Zerbst & Kafka 2010). Nach Abschluss der künstlerischen Gestaltung, wird das Werk durch einen Priester gesegnet, um die transzendente Welt mit der Irdischen (Luge-Winter 2022) zu verbinden. Erst nach dieser Weihe wird, insbesondere in der russisch-orthodoxen Kirche, von einer Ikone gesprochen (Luge-Winter 2022).

1.1 Der Bildaufbau der Ikonen

Die wissenschaftliche Erforschung der russischen Ikonenmalerei geht auf den Philologen F.I. Buslajew (1818–1897) im Jahr 1866 zurück. In seinen Ausführungen hob er die Bedeutung des christlichen Dogmas für die Gestaltung der byzantinischen und altrussischen Kunst (Stichel 1989: 19) hervor. P. A. Florenskij untersuchte den Bildaufbau und stellte allgemeingültige Merkmale auf. Insbesondere die in Ost und West verschieden konzipierten Raumdarstellungen (Zentralperspektive vs. umgekehrte Perspektive) sind Hauptmerkmale von Ikonen (Sikojev 2024).

Nach G. De Candia lassen sich Ikonen anhand der folgenden vier Merkmale bestimmen.

1. Ikonen werden in der umgekehrten bzw. in der „unperspektivischen" Perspektive gemalt, sodass sie auf „unendliche Erd- und Zeiträume" (Schweitzer 1953: 11) verweisen. Seit dem 14. Jahrhundert wird diese Technik eingesetzt. Entgegen unserer Sehgewohnheiten wird der Fluchtpunkt nicht in der Tiefe der Abbildung, sondern vor dem Bild konstruiert. Dadurch wird dem Betrachter ein ‚Fenster in die heilige Welt' geöffnet, während Gott dabei direkt auf den einzelnen Menschen schaut (De Candia 2020).

2. Ikonen sind unabhängig von jedem subjektiven Erleben und verkörpern dadurch „das Absolute von Raum und Zeit“ (De Candia 2020: 495).
3. Ikonen gelten „als Primat des Seins vor der Ausdrucksform“ (De Canida 2020: 495), weil sie „Gott- und Menschensohn als spirituelle Erscheinung präsentiert“ (ebd.) und sich damit „als Ort der Präsenz Gottes legitimiert“ (ebd.).
4. Ikonen wird eine „anästhetische Schönheit“ (De Candia 2020: 496) zugeschrieben, da sie keinen subjektiven Charakter aufweisen. Der Begriff Anästhetik bezeichnet „Empfindungslosigkeit – im Sinn eines Verlusts, einer Unterbindung oder Unmöglichkeit von Sensibilität“ (Welch 1998:10).

1.1.1 Symbolik

Die Motive der Ikonen wurden über die Jahrhunderte hinweg von Generation zu Generation weitergegeben. Seit dem 10. Jh. werden für die Herstellung von Ikonen Malbücher mit Vorzeichnungen theologischer Symboliken, wie z. B. der Segensgeste Christus verwendet, um das Evangelium einheitlich widerzugeben und zu verbreiten. Die Abbildungen in den Malbüchern wurden auf christlichen Konzilen festgelegt

Nach der Vorzeichnung wird zuerst Gold am Nimbus der Christusgestalt aufgetragen. Da es Licht reflektiert, öffnet es die begrenzte Bildfläche und steht für Erleuchtung, Transzendenz, Weisheit, Zeitlosigkeit und das Göttliche Licht. Diese Symbolik bezieht sich auf die Bibelstelle Genesis 1 im Alten Testament: „Am Anfang schuf Gott Himmel und Erde. Und die Erde war wüst und öde und Finsternis lag auf der Urflut und der Geist Gottes bewegte sich über dem Wasser. Da sprach Gott: Es werde Licht! Und es wurde Licht.“ (Gen 1, 1.1–1.3). Anschließend wird das Bildmotiv der Segensgeste in weiteren Schritten, von dunkel nach hell, ausgemalt. Diese Vorgehensweise garantiert eine besondere Strahlkraft, wobei jeder Farbe ein symbolischer Wert zugeschrieben wird.

1.2 Kurze Herkunftsgeschichte

1.2.1 Das Christentum als Staatsreligion

Mit der Konstantinischen Wende 313 n. Chr. kam es zur religiösen Neuausrichtung des Römischen Reiches. Ende des vierten Jh. erhob Theodosius I. das Christentum zur Staatsreligion und zum Ende der Spätantike hatte sich die junge Religion im ganzen Reich durchgesetzt. Verschiedene Lebensbereiche, insbesondere die künstlerische und liturgische Praxis, wurden reformiert und auf die Ausübung christlicher wie jüdischer Religionen beschränkt (Skrobucha 1961). Damit ging ein zunehmender Bedarf an neuen Gotteshäusern einher. Die Frage der bildlichen Ausschmückung führte auch zu Streitigkeiten in den Gemeinden. Einerseits sollten die Kirchen Würde, Hoheit sowie Überlegenheit des Christentums ausstrahlen, andererseits sollten die Innenräume mit „sinnvollem Bildschmuck" (Skrobucha 1961:10) ausgestattet werden. Ein pädagogischer Auftrag der Kirchenväter, den Gläubigen mittels Bilder die Heilige Geschichte zu lehren und in Erinnerung zu halten, war, auch aufgrund des hohen Analphabetismus, Ziel dieses Vorgehens (Skrobucha 1961).

Ende des sechsten Jahrhunderts griff Papst Gregor, der Große (590–604) in diesen Streit ein und setzte sich für die Malerei zur biblischen Unterweisung ein. Die Malerei sollte dabei nicht nur edukativen Aufgaben gerecht werden, sondern auch spirituelle Erfahrungen ermöglichen. Damit verhalf Gregor der Malerei zu hohem Ansehen. Ab dem 6. Jh. entwickelte sich eine religiöse Malerei mit einer eigenen Formensprache und strikten Regeln: nur klare, einfache Formen und Symbole und fromme Darstellungen (Gombroich 2022) wurden geduldet. Diese Formensprache hat sich bis in die Gegenwart kaum verändert.

1.2.2 Die Bilderstreite

Die Kontroversen zu Funktion und Zweck der religiösen Malerei hörten mit der Anerkennung der Malerei zur biblischen Unterweisung durch den römischen Papst nicht auf. Sie beeinflussten sogar maßgeblich die weitere Entwicklung Europas.

Der östliche Teil des römischen Reiches mit der Hauptstadt Konstantinopel rebellierte zunehmend gegen den Papst bis schließlich die Gruppe der Ikonoklasten (Bilderstürmer) die Vorherrschaft übernahmen und sich unter Kaiser Leo III gegen jede „Bildwerke religiöser Natur" (Gombroich 2022:138) aussprachen. Im Jahr 726 ordnete der Kaiser die Beseitigung aller religiösen Bilder an. Auf dem Ikonoklastischen Konzil von Hiereia 754 wurde jede künstlerische Darstellung Heiliger verboten.

Auf dem zweiten Konzil von Nicäa, welches 33 Jahre später einberufen wurde, wurden die Thesen der Ikonoklasten widerlegt und bisherige Ikonen-Theorien reformiert. Alle Christen sollten von nun an wissen, dass Bilder niemals Gott selbst darstellen, sondern nur auf ihn verweisen können.

Seit dem Jahr 843 galt der Bilderstreit als beendet. Damit einher ging die Spaltung in die orthodoxe und die römisch-katholische Kirche (1054 Schisma). Die Gotteshäuser wurden nun wieder mit Bildern geschmückt.

Nach der Eroberung Konstantinopels 1453 durch die Osmanen migrierten viele Ikonenmaler in die italienischen Stadtstaaten, nach Griechenland und in die slawischen Staaten. Die Ikonenmalerei wurde nun in Ost- und Westeuropa unterschiedlich weitergeführt.

1.2.3 Zur Entwicklung der russisch-orthodoxen Ikone

Der Ikonenmalerei russisch-orthodoxer Provenienz kommt eine besondere Bedeutung zu, beeinflusste sie doch Anfang des 20. Jahrhunderts Künstler der russischen Avantgarde, wie K. Malewitsch (1879–1935) und W. Kandinsky (1866–1944). Über beide Künstler wird im Text noch zu lesen sein.

Gegen Ende des 10. Jh. wurde unter Wladimir I das orthodoxe Christentum zur Staatsreligion der Kiewer Rus. Das Großreich Kiewer Rus gilt heute Russland, Ukraine und Belarus als Vorläufer ihrer Länder. Infolge der Eheschließung Wladimir I mit der Schwester des byzantinischen Kaisers wurden erste Ikonenschulen in Kiew gegründet, die sich im ganzen Reich verbreiteten und allmählich eigene Stilrichtungen entwickelten (Skrobucha 1961). Die Blütezeit der russischen Ikonenmalerei ist auf das 14. und 15. Jahrhundert datierbar.

Die Öffnung und geistige Anbindung Russlands an die europäische Philosophie und dessen Kultur bahnte sich bereits im 15. Jh. an (Sadykowa 2004). Der Zuzug zahlreicher Italiener und deutscher Kaufleute mit protestantischem Glauben führte zu Veränderungen der russischen Kultur ganz allgemein und der Ikonographie im Speziellen. Statt der bisher üblichen kurzen Bildaussagen wurden Ikonen zu umfangreichen, „bildhaften Erzählungen“ (Skrobucha 1961: 42) mit veränderten Darstellungsweisen: Die Verherrlichung Christi sollte nicht mehr – wie bisher – aus der Ikone ausstrahlen, sondern sich „geistig und gedanklich beim Betrachter“ (Skrobucha 1961: 42) vollziehen und auf die Ikone zurückstrahlen. Deshalb wurden die Heiligen weniger frontal, sondern seitlich in erkennbarer Gebetshaltung dargestellt. Letzteres verfolgte das Ansinnen, den Betrachter zum Gebet aufzufordern (Skrobucha 1961).

In den folgenden Jahren wurden die Ikonen zunehmend farbig ausgeschmückt und prächtiger (Skrobucha 1961), indem beispielsweise Metall, das in der Sonne glänzte, am Ende des Fertigungsprozesses aufgenagelt wurde (u. a. Stroganov-Ikonen). Russische Ikonenschreiber begannen aus einem neuen Selbstbewusstsein heraus die Ikonen zu signieren (Skrobucha 1961).

Auch änderten sich die Formate. Es gab jetzt sowohl Miniaturarbeiten für die privaten Haushalte, als auch Darstellungen, die ganze Wände (Ikonostasen) einnahmen. Als Zeichen der Anbetung führen die Gläubigen vor der Ikone religiöse Handlungen durch, wie z. B. Kniefälle, Bekreuzigungen, Verbeugungen, Anzünden von Kerzen, Einsatz von Weihrauch und Salbungen oder Küssen der Ikonen als Zeichen höchster Ehrerbietung. Die Ausführung dieser Handlungen verdeutlicht den performativen Charakter des Umgangs mit Ikonen (Luge-Winter 2022).

Ab dem 17. Jahrhundert erstarkte der westliche Einfluss in Russland und beeinflusste verschiedene Lebensbereiche wie zum Beispiel die Politik und weltanschauliches Denken aber auch die Kunst, insbesondere die Malerei. Dies führte zu einem innerkirchlichen Streit. Schließlich erneuerten die Maler „ihre Malerei aus ihrer Zeit heraus“ (Skrobucha 1961: 47), sodass letztendlich eine neue Ikonographie entstehen konnte: byzantinisch-russische Ikonographie und europäische Malweise wurde miteinander verknüpft (ebd.).

Zar Alexander der Große (1777–1825), beschämt über die Rückständigkeit Russlands im internationalen Vergleich (Sadykowa 2004), stand der heimischen russischen Kultur überwiegend ablehnend gegenüber und suchte Anschluss an den Westen. Diese Öffnung zum Westen hin fand Ausdruck in einem Zarenerlass (1707), kraft dessen Sakral- und Profan-Kunst voneinander getrennt wurden. So konnte die westliche Kultur ungehindert nach Russland hereinströmen, ohne das Regelwerk der russisch-orthodoxen Ikonenmalerei herauszufordern. Ein befürchteter Konflikt mit der Kirche wurde geschickt vermieden (Sadykowa 2004).

Unproblematisch war das zaristische Modernisierungsprojekt dennoch nicht. Der, von oben betriebene schnelle, ja sogar radikale Übergang in das *Zeitalter der Aufklärung* führte zu starken gesellschaftlichen Spannungen und schließlich zur Spaltung des Landes zwischen der Landbevölkerung (86,6%) und dem Bürgertum, der Aristokratie und den Künstlern.

2 Die Entwicklung der Kunst ab dem 19. Jahrhundert

Es dauerte lange, weit in das 19. Jh. hinein, bis sich erste eigenständige Gedanken zu einer russischen Philosophie und damit verbundenen künstlerischen Haltung entwickelten (Sadykowa 2004). Bis dato war Russland ein Land mit zwei diametralen gegenüberstehenden Weltanschauungen: einerseits die russisch-orthodoxe Tradition und andererseits moderne westeuropäische Ideen (ebd.). Da waren zum einen die Westler, also diejenigen, die der „Kultur der Privilegierten“, den Reformen des Zaren in Politik und Recht und den Ideen der europäischen Aufklärung nahestanden und zum anderen die slawophilen Kräfte. Letztere pflegten das kulturelle und orthodoxe geistige Erbe und prophezeiten die „messianische Rolle Rußlands in der Weltgeschichte“ (ebd.: 28). Sie strebten eine All-Einheit („Sobornost“) (ebd.: 29) an, eine Synthese unterschiedlicher wissenschaftlicher Richtungen der Ökonomie und der Theologie als Alternative zu den Werten des gottlosen Westens (ebd.: 29). Diese konservative Haltung fand durchaus großen Anklang bei der sogenannten Intelligenzija auf ihrer geistigen Suche der Beeinflussbarkeit der gesellschaftlichen Verhältnisse. In dieser Gruppe wurde die Kunst zum wichtigsten Instrument der Rettung der Menschheit erhoben (ebd.). Ein Wegbereiter dieser Richtung war der Religionsphilosoph W. Solowjew (1853–1900), der in der vollkommenen „Verschmelzung von Kunst und Religion in der Idee einer Theurgie" (ebd.: 12) die einzige Möglichkeit sah, „das Leben zu erneuern und zu heiligen" (ebd.). Diese Ideen der Theurgie waren jedoch nicht neu. Sie waren bereits im antiken Ägypten bekannt. Wesentlich war, dass der Theurg während der Durchführung religiöser Ritualen Kontakt zum Göttlichen bzw. zur transzendenten Welt herstellen konnte.

Aufbauend auf Solowjews Gedanken wurden im Jahr 1905 neue Prinzipien der Kunst mit Besinnung auf die eigene kulturelle und religiöse Identität erarbeitet. Das führte zur Wiederbelebung der religiösen Kunst (Saykowa 2004).

Diesen Ideen schlossen sich zwischen 1910 und 1920 zahlreiche Avantgardisten, wie zum Beispiel Chagall, Kandinsky und Malewitsch an. Diese Künstler, aber auch die Symbolisten, hatten direkten Einfluss auf die Entwicklung der Moderne. Während die Künstler der Avantgarde nach radikalen politischen und ästhetischen Änderungen strebten, beabsichtigten die Symbolisten eine tiefe emotionale, spirituelle Erfahrung und schufen symbolhafte, mystische Werke (ebd.).

Zugleich kauften vermögende russische Industrielle im großen Stil westliche Kunst und machten diese dem bürgerlichen Publikum zugänglich. Auch aufgeschlossene russische Künstler bereisten Westeuropa und verbreiteten ihre Eindrücke in Russland (Holzer 1988).

Die Zeit um die Jahrhundertwende wird in Mittel- und Westeuropa auch als *Fin de Siécle* und *Belle Èpoque* bezeichnet. Sie war durch zahlreiche Innovationen auf wissenschaftlich-technischem Gebiet und gesellschaftspolitischen Wandel gekennzeichnet. Daran gebunden entwickelten sich neue philosophische Geisteshaltungen (u. a. Ludwig Wittgenstein) und auch die Psychoanalyse (Sigmund Freud; C.G. Jung u. a.). Literatur (Robert Musil u. a.), Musik (Arnold Schönberg) und auch andere Kunstgattungen wurden insbesondere in „Wien zu Laboratorien neuer Ausdrucksfelder" (De Candia 2020: 489). Neue Geistesforschungen wie die Theosophie entstanden; der Okkultismus wurde gepflegt. So unterschiedlich die Richtungen und Akteur/-innen dieser Entwicklungen auch waren, so verfolgten sie doch eine Passion: die Grenzen der Sprache, die stets auf „Unsagbares verweist", auszuloten (ebd.).

In der bildenden Kunst fanden diese Transformationsprozesse u. a. darin ihren Ausdruck, dass Künstler/-innen sich einerseits mit dem persönlichen Ausdruck, der Darstellung der Schattenseiten des Lebens und andererseits mit spirituellem Gedankengut beschäftigten.

2.1 Ausgewählte Künstler der Moderne

Der Beginn des 20. Jh., insbesondere in Russland und Westeuropa, war von radikalen gesellschaftlichen Änderungen geprägt. In dieser Zeit gründete sich, auf ihrer Suche nach neuen Formen und Stilrichtungen, die Avantgarde und ihre Vertreter/-innen, die von der Russischen Revolution begeistert waren und Werke im Sinne der Bolschewiken schufen. Einer der herausragenden Künstler dieser Epoche war K. S. Malewitsch (1879–1935).

2.1.1 Kasimir Sewerinowitsch Malewitsch (1879–1935)

Malewitsch gehörte zunächst der impressionistischen Bewegung an. Zunehmend öffnete er sich der Spiritualität, die er von der Ikonenmalerei her kannte. Es genügte ihm nicht mehr, die Natur nachzubilden. Infolgedessen machte er sich mit dem russisch symbolistisch-neuchristlichen Gedankengut vertraut (Sadykowa 2004: 206) und erstellte Selbstbildnisse im Format der Ikonenmalerei: in Frontalansicht.

Ein Höhepunkt seines kreativen Schaffens stellte seine Arbeit an Bühnenbild und Kostümen der Oper „Sieg über die Sonne“ (1913) dar. Diese Oper war eine radikale Abkehr von bürgerlichen Kunstauffassungen. Der Zuschauer selbst sollte Teil der Aufführung werden.

Während der Entwurfsphase von Kostümen und Bühnenbild setzte sich Malewitsch mit metaphysischen Thematiken, wie der unsterblichen Seele des Menschen, sowie mit der menschlichen Position im Universum auseinander. Daraus entwickelte er das „Suprematistische Manifest“ (1915).

Seine radikalen Gedanken waren eng mit der russischen Kultur, Philosophie und Religion verbunden (Sadykowa 2004). In der letzten futuristischen Ausstellung „0,10“ in Petrograd forderte er die Erlösung der Kunst von der Gegenständlichkeit, die Reduktion der Malerei auf geometrische Formen (Quadrat, Rechteck, Kreis) und den Einbezug der vierten Dimension: d. h. dem All (Holzer 1988).

Mit seinem Werk führt er zum „Nullpunkt der Malerei zurück“ (Brenske 2005: 27) und fordert die Betrachter/-innen auf, die Grenzen der physischen Welt zu überwinden und in spirituelle Dimensionen einzutauchen. Die bekannten drei Bilder der Reihe „Schwarzes Quadrat auf weißem Grund“ stellten eine Zäsur in der Kunst dar (Holzer 1988) und provozierten einen Skandal, insbesondere dadurch, dass er das Bild an den Platz in der „Schönen Ecke“, die üblicherweise den Ikonen vorbehalten ist, aufhing.

Zwischen Malewitschs suprematistischen Bildern und der Ikonenmalerei finden sich spannende Parallelen:

- Darstellungsform: Die russischen Ikonen werden auf Holz gemalt. Die bemalte Fläche wird von einem 2 bis 5 Zentimeter breiten, erhöhten Rand gerahmt, der einen heiligen Schrein symbolisiert. Das erste „Schwarze Quadrat auf weißem Grund“ wurde ebenso gefertigt: Der weiße Rand rahmt etwas höher den vertieften schwarzen Bildinhalt. Somit wird diese Heiligkeit behütet.
- Hängung: Orthodoxen Ikonen werden in der „Красивый угол“ (deutsch: „Schöne Ecke“) aufgehängt. Malewitsch übernahm diese Hängung.
- Arbeitsschritte: Sowohl in der Ikonenmalerei als auch in suprematistischen Bildern wurde zuerst eine Vorzeichnung erstellt, die gleichmäßig malerisch ausgefüllt wurde. Abschließend wurden/werden die Flächen mit Umrissen betont.
- Signierung: Eine Ikone wird traditionellerweise nicht signiert, da sie „sichtbares Zeichen der unsichtbaren Gegenwart Gottes“ ist (Holzer 1988: 82). Malewitsch hatte seine „nackte Ikone“, ebenfalls nicht signiert und damit auf seine Autorenschaft verzichtet, wie es auch bei den Ikonen üblich war.
- Flächige Darstellung: Sowohl auf den Ikonen wie auf den suprematistischen Arbeiten Malewitsch´s wurden auf Darstellungen von Räumlichkeit verzichtet. Maler und Betrachter/-innen verloren dadurch den Raum- und Zeitbezug. Die Gesetze der Schwerkraft waren aufgehoben. Das führte wiederum vom kontemplativen, gegenstandsfreien Schauen zum Sich-Durchdringen-Lassen vom Unbegreiflichen (Gott).
- Farben: Schwarz wurde als Zeichen der Ökonomie definiert, Rot als Zeichen der Revolution und Weiß stand für Reinheit und Unendlichkeit. Die Unendlichkeit war das zu erreichende Ziel (veröffentlicht in „Suprematismus 34 Zeichnungen“ zit in Holzer 1988: 26).

Der Suprematismus wurde auch als „eine vom Gegenstand befreite Darstellungsform“ (Holzer 1988:13) mit einer Reduktion auf einfache geometrische Formen wie Quadrat, Dreieck, Kreis und reine Farben beschrieben. Diese radikal ungegenständliche Stilrichtung beeinflusste die Richtungen De Stijl (El Lissitzky) und das Bauhaus: beides Richtungen der Moderne.

2.1.2 Wassily Kandinsky (1866–1944)

Kandinskys synästhetisches Schlüsselerlebnis beim Hören der Wagner-Oper „Lohengrin“ 1895 in Moskau und die zeitgleiche Entdeckung von Elektronen trieben ihn an, „die Kräfte zum Vorschein (zu) bringen, die den Formen innewohnen, [...]” (Kandinsky zitiert nach Menzen 2020: 123). Um 1900 geht Kandinsky zum Kunststudium nach München. Nach weiteren synästhetischen Erlebnissen begann er musikalische Töne in Farben darzustellen (z. B. das Bild „Impression III (Konzert)"/1911). Er diskutierte mit dem Komponisten Schönberg über die Bedeutung der Kunst und des Ausschlusses eines bewussten Willens in der Kunst. Für Kandinsky war es die Farbe, die es ermöglichte, tiefgreifende emotionale und spirituelle Erfahrungen darzustellen. Er besuchte Vorträge zum Okkultismus, zur Theosophie und führte selbst Meditationsübungen nach indischen Riten durch. Regelmäßig besuchte er theosophische Vorträge Rudolf Steiners zu Themen wie die „Stufen der höheren Erkenntnis" (1861–1825). Rudolf Steiner beschreibt die Theosophie als „Dienerin" des Christentums, da sie den Kern des Christentums offenbart, stärkt und dem Menschen Wege zur geistigen Welt eröffnet (Steiner 1904). Aus all diesen Einflüssen heraus entwickelte er kunsttheoretische Vorstellungen, die er im Almanach der Künstlervereinigung „Der Blaue Reiter" veröffentlichte. Die Blauen Reiter waren für ihn Boten des Materialismus einer geistigen Welt. Die Künstlergruppe wurde „Symbol einer Erneuerungsbewegung zur Überwindung der im Materialismus erstarrten Welt hin zu einer reinigten Kraft des Geistes" (Helmut & Hoberg 2007: Werktext). Die Formulierung „Blauer Reiter" geht dabei auf den Heiligen Georg zurück, der als Befreier vom Bösen gilt (Helmut & Hoberg 2007).

In weiteren Bildern greift er diese religiösen Themen auf. Nachdem er 1910 sein erstes abstraktes Bild zeigte, entwickelte er eine Philosophie der Malerei, die er unter dem Titel „Über das Geistige in der Kunst" (1912) veröffentlichte. Die Aufgabe der Kunst sei es, so Kandinsky, das Geistige zu vermitteln und den Materialismus als Form naturalistischer Wiedergabe zu überwinden: „Das Schweben der Farben etc. ohne Grund u. Boden (=ohne phys. Gegenstand) ist die Offenbarung der Wesenheit." (Kandisnky zitiert nach Ringbom 1970: 184) „Kandinsky interessiert sich für Malerei nur, weil sie ein Aspekt der Kunst ist. Und Kunst interessiert ihn nur, weil sie ein Aspekt des Geistes ist." schrieb Elena Pontiggia (Pontiggia 1989 zitiert in Pennacchi 2020: 1). Kandinsky verbrachte seine Kindheit und Jugend in Russland, was seine besondere Nähe zur Ikonenmalerei begründet. 1922 schrieb er an seinen Kollegen Lothar Schreyer: „Ich schätze keine Malerei so hoch wie die unserer Ikonen. Das Beste, was ich gelernt habe, habe ich an unseren Ikonen gelernt, nicht nur das Künstlerische, sondern auch das Religiöse" (De Candia 2020: 494). Der Philosoph und Theologe De Candia spricht „von der Geburt seines Abstraktionismus aus dem Geist der Ikonenmalerei." (2020: 491)

In Ermangelung kunsthistorischer Belege der Nähe Kandinskys zur Ikonenmalerei führt De Candia 2020 eine Analyse durch und bezieht sich dabei auf die unter 1.1 aufgeführten Kriterien.

- In den Werken Kandinskys fehlen Linearperspektiven und Horizontlinien. Er schreibt selbst seinen Bildern eine „Unabhängigkeit der Linearperspektive" zu und strukturiert beziehungsweise rhythmisiert seine Bilder mit Diagonalen.

- Das Zeitempfinden unterliegt für Kandinsky einem „kontinuierlichen Fließen [...], das „[...] einem Strom, der das Bewußtsein unterhält“ (De Candia 2020: 497). Damit wird die vom Subjekt unabhängige Sichtweise Kandinskys deutlich.
- Kandinsky besteht darauf, dass seine Werke objektive Gültigkeit besitzen und postuliert, dass „das Abstrakte ein tieferes Eindringen in die transzendenten objektiven Grundlagen der Wirklichkeit“ sei und zugleich „in einer Weise eine Offenbarung des Geistes“ (Kandinsky 1912 zitiert nach De Candia 2020: 498). Darüber hinaus, so schreibt Kandinsky 1912, arbeite der Künstler „um der kategorisch befehlenden Stimme zu gehorchen, die die Stimme des Herren ist, vor dem er sich zu beugen hat und dessen Sklave er ist.“ (Kandinsky 1912 zitiert nach De Candia 2020: 498)
- Kandinsky betont in seinem Aufsatz „Über die Formfrage“ (1912), dass die Aufgabe der Kunst nicht vorrangig „material-sinnlich“ (De Candia 2020: 499), sondern inhaltlich sei und somit die Kategorien Schönheit und Harmonie relativiere (ebd.).

3 Bezüge zwischen dem Ikonenschreiben und der Kunsttherapie

„Das Unsichtbare ausdrücken“ – ein Topos, der in der Kunsttherapie seit ihrer Entstehung in den 1920er Jahren Verwendung findet, nicht zuletzt weil sich die Pionierinnen Edith Kramer (1916–2014) und Margaret Naumburg (1890–1983) mit Modellen S. Freuds und C.G. Jungs (e.g. Instanzenmodell, Vorbewusstsein, Kreativität, Sublimierung, symbolische Kommunikation) auseinandersetzten und einen Bezug zur Kunsttherapie herstellen konnten (Dalley 1986). Auch heute bezieht sich die Kunsttherapie auf verschiedene Konzepte des Unbewussten (Dannecker 2024) und es wird davon ausgegangen, dass sich unbewusstes und vorbewusstes Innenleben gestalterisch ausdrücken kann. Patient/-innen machen durch den Gebrauch von Material ästhetische Erfahrungen, die eng mit individuellen Gefühlen, Kognitionen und Erinnerungen verbunden sind. Diese Prozesse zwischen Werk, Therapeut/-in und Patient/-in kommen über den gesamten kunsttherapeutischen Verlauf zur Wirkung.

Das Ikonenschreiben als kunsttherapeutisches Verfahren findet bisher wenig Beachtung in der Fachliteratur. Mess-Christseller (1996) schreibt:

> "Ikonen läutern das Gefühlsleben, die alten Farben wirken verinnerlichend.“ (ebd.: 56). Weiterhin schreibt sie, dass „[...] das Nachmalen von Werken aus der Kunstgeschichte [...]“ und hier wird das Ikonenschreiben einbezogen, kann „[...] unsicheren Patient/-innen einen Halt geben, den er nicht leicht in sich selbst findet.“ (ebd.).

Um das Ikonenschreiben als therapeutisches Verfahren weiter zu ergründen, führte ich, die Autorin dieses Artikels mit Kerstin Hof, Professorin für Kunst und Gesellschaft mit Schwerpunkt Poesie an der Medical School Hamburg, ein Gespräch. Auszüge sind im folgenden Textabschnitt dargestellt:

K. Seifert: Wie bist Du dazu gekommen, dich mit dem Ikonenschreiben zu beschäftigen?

K. Hof: Das Ikonenschreiben ist mir bei meinem Erforschen des Schreibens, seiner Materialität, Performativität, Sozialität und des Storytellings und seiner Prozesshaftigkeit begegnet. Ich habe z. B. auch Fortbildungen als Poesie- und Bibliotherapeutin und Schriftpsychologin-Graphologin gemacht. Im Zusammenhang mit literaturpädagogischen Projekten bin ich tief in die Kulturgeschichte des Schreibens gegangen, auch die über entsprechende Crafts und Gewerke, wie das Papierschöpfen, Buchbinden, die Buchentstehung und auch Wortbild-Geschichten wie Comics, Cartoons und Zines.

Eine besondere Rolle spielt mein Interesse für etwas, das ich *Sprachmagie* nenne, die Poieses und die Sinngebung, die durch Schreiben und Lesen möglich ist. In Verbindung mit meinem spirituellen Interesse habe ich mich gefragt: Wieso heißt es *Ikonen-SCHREIBEN*?

K. Seifert: Das heißt, es gibt verschiedene Beweggründe – einmal private, spirituelle und eben auch wissenschaftliche Beweggründe.

K. Hof: Ich bin der Meinung, dass das zusammengehört. Eine bleibende, ganzheitliche Erfahrung beim Ikonenschreiben ist der spirituelle Raum, indem ich mich aufgehalten habe. Der ist wesentlich. Die klösterliche Umgebung, also an einem Ort zu sein und zu gestalten, an dem sich seit Jahrzehnten, Jahrhunderten die geistige Auseinandersetzung mit Glauben-, Lebens- und Gestaltungsfragen so stark manifestiert. Und das sowohl im Ablauf der Benediktinerinnen als auch in den Gebäuden, deren Anordnung und Einbettung in die natürliche und kulturelle Umgebung. Das ließe sich auch als Atmosphäre beschreiben. Diese ganzheitlich-spirituelle, eben auch leibliche Erfahrung habe ich am stärksten mitgenommen.

K. Seifert: Das heißt, dein Aufenthalt im Kloster hat die unterschiedlichen Beweggründe in einer gewissen Tiefe zusammengebracht. Du berichtest auch, dass du einerseits große geistige Freiheit und andererseits einen strengen Tagesablauf erlebt hast. Ist das nicht ein Widerspruch oder ergänzt sich das ganz gut? Oder kommt vielleicht diese geistige Tiefe erst durch diesen strengen Tagesablauf? Wie hast du es empfunden?

K. Hof: Ich glaube, dass auch das in der Form zusammenhängt. Die starke Rhythmisierung, die Verbindlichkeit von allen, die daran beteiligt sind: die Benediktinerinnen und alle, die dort leben und arbeiten, sind ganz verbindlich und ganz ernsthaft, und das ist etwas, was ich sehr mag. Wir als Gäste, die dort den Ikonen-Kurs mitgemacht haben, waren natürlich frei in dem Grad, sich darauf einzulassen oder sich dagegen zu entscheiden. Ich habe mich auf diese Rhythmen und Rituale eingelassen, wie zum Beispiel das Teilnehmen an den Gottesdiensten und das Schweigen. Ich mag Ernsthaftigkeit und Kontinuität, insbesondere in der Auseinandersetzung mit Kunst. Spiel, Experiment, Flexibilität und Leichtigkeit sind mir genauso wichtig. Ich hatte den Eindruck, dass es eine Struktur gibt, einen Rahmen – etwas Haltendes – und eben eine wiederkehrende Auseinandersetzung mit Gebet, Gesang und Begegnung darin, die außerordentlich für mich gewesen ist. Dann ist da die Begleitung der Expertin, die viele Jahre Erfahrung im Ikonenmalen hatte. Sie war ihrerseits sehr gewidmet und gleichzeitig sehr wohlwollend. Das war für mich und meine Prozesse gut.

K. Seifert: Das heißt, du hast da sowohl spirituelle Erfahrungen als auch eine persönliche Tiefe erleben können, von den Menschen, die den Kurs geleitet haben. Wenn ich es richtig verstehe, wurdest du durch den rhythmisierten Tagesablauf immer wieder an das Göttliche erinnert. Du hast auch schon einmal von geistiger Aufladung gesprochen. Geistige Aufladung im Sinne von Einhalt gebieten, im Sinne einer Achtsamkeit und immer wieder die Anbindung an das Göttliche. Kann ich es so verstehen?

K. Hof: Wie eine Potenzierung, die zu meinem Eigenen das der Anderen hinzunimmt, und dass das schließlich zu einer Art Community, auch Kommunion, führen kann. Ich habe in meiner Arbeit als Lernbegleiterin in einer Schreibgruppe Andacht erlebt und die Wirksamkeit von Schreiben in Community Making-Projekten, durch *Community Writing*, wie ich das nenne.

K. Seifert: Hat dich denn diese Erfahrung da im Kloster auch nachhaltig beeinflusst, also in deinem Tagesablauf oder in deiner religiösen Haltung? Ist das Ikonenschreiben ein Weg, den du weiter beschreitest?

K. Hof: Es ist eine wichtige Erfahrung auf meiner lebenslangen Suche nach meiner eigenen Form der Spiritualität gewesen. Ich habe an einem eigenen Pfaden weitergearbeitet. Wie auch mit der fertigen, geweihten Ikone. Ich habe die Erfahrung mit dem Schreiben der Ikone letztes Jahr noch einmal aufgenommen, und zwar in Form einer Montage mit einer poetischen Arbeit, die in Resonanz auf ein Gedicht von Dorothee Sölle und in Resonanz auf meine Community-Erfahrungen im Rahmen der Goldgrube-Tagung 2023 entstanden sind. Poetischer Ausgangspunkt war eine mehrjährige Meditation über das Gedicht „Ich, dein Baum" von Dorothee Sölle, deren Theopoesie mich seit vielen Jahren begleitet.

K. Seifert: Du sagtest, dass die Ikonen für dich Kunst sind, haben sie für dich auch einen therapeutischen Wert?

K. Hof: Ja, ich kann aus eigener Erfahrung sprechen. Ich habe damals dieses eine Marienmotiv gewählt, weil sie eine der wenigen Mariendarstellungen ohne Kind ist. Ich selbst bin Anfang meiner 20er Jahre schwer an Endometriose erkrankt und kinderlos. Da sind zudem die traumatischen Erfahrungen der Operationen selbst mit Nahtoderfahrungen. Einer meiner ersten Texte, die damals dazu entstanden sind, trägt den Titel „zigfache gewalt gegen meinen lebenszartstoff" und er spricht sehr drastisch, schreit, von den massiven Auswirkungen auf mich als junge Frau, meinen Körper, meine Seele und meine geistige Verfasstheit. Die Abbildung einer Maria ohne Kind zu wählen und gestalten zu können, ist einer von vielen Schritten, die ich gemacht habe, um all das zu bewältigen und im Leben zu bleiben. Ich konnte sie „Maria ohne Kind" nennen, das ist sehr wichtig gewesen: Ja, es gibt Maria ohne Kind. Ich empfinde Zärtlichkeit für diese Marienikone ohne Kind.

K. Seifert: Du konntest dir beim Malen den Raum dafür nehmen und dich liebevoll mit der Ikone verbinden und zusätzlich Spiritualität erfahren.

K. Hof: Ja, es war viel Introspektion möglich. Da sind diese konzentrierten, sich wiederholenden Handbewegungen. Dabei wird Gedankenkraft frei, die Gedanken können fließen. Ich komme in einen meditativen Zustand; es ist möglich, in sich hineinzuhorchen, zu räsonieren. Im Schreiben als Kunst stelle ich mir vor, dass es ein inneres Atelier (Hof 2023) gibt. Beim Ikonenschreiben kann ich es betreten und mir selber zuhören und schauen, was auftauchen darf. Das ist eben auch eine Art Gebet, wie Ikonenschreiben oder -malen ja auch traditionell als Zwiesprache mit einem Gott verstanden wird.

K. Seifert: Der letzte Prozessschritt des Ikonenschreibens ist die Beschriftung, beispielsweise mit dem Namen der dargestellten heiligen Person. Welche Bedeutung hat das für Dich?

K. Hof: Es ist das Benennen, etwas oder jemanden einen Namen geben. Das ist ein therapeutischer Schritt. Es gibt Menschen, die benennen sich noch einmal um und anders. Das ist ganz signifikant und steht für Identität und Identifikation und die Rezeption, um Jemanden zu erkennen. Dann ist Schrift auch Ornament und Signatur, nicht nur Information. Die kyrillischen Schriftzeichen nehme ich in ihrer Zeichenhaftigkeit wahr, als Be-Zeichnung. Sie sind für mich Ausdruck dieser Tradition und Kultur, in die ich mich begeben habe, als ich die Ikone geschrieben habe.

Dieser Prozess ist eine Art von Grammatik. Es gibt über die Linie eine Verbindung von Schreiben und Zeichnen.

K. Seifert: Ja. Du sprachst von „Identifikation". In der Kunsttherapie ermutigen wir manche Patienten, ihren Bildern Namen zu geben. Das kann zu mehr Klarheit und Strukturbildung beitragen. Letztlich sind es Techniken, die eine Jahrtausende Tradition haben.

K. Hof: Mir kommt ein Zitat der amerikanischen Literaturnobelpreisträgerin Toni Morrison in den Sinn, dass ich gerne in der Arbeit nutze: „Language alone protects us from the scariness of things with no names. Language alone is meditation."

K. Seifert: Herzlichen Dank für das anregende Gespräch.

4 Kurze Zusammenfassung und Ausblick

Mit ihrer Jahrhunderte alten Tradition sind Ikonen Teil des kulturellen Erbes des christlichen Abendlandes und tief eingebettet in das kollektive Gedächtnis. Nach wie vor wird das Ikonenschreiben praktiziert. Die Darstellungsregeln haben sich über die Zeit nur wenig verändert. Im Kern ist das Ikonenschreiben eine spirituelle Praxis, die auch als „Stilles Gebet" bezeichnet wird und Transzendenzerfahrungen eröffnen kann.

Eine besondere Blüte hatte das Ikonenschreiben in Russland erfahren, wo sich ab dem 14. Jh. zahlreiche Schulen herausbilden konnten. Die Öffnung Russlands zum Westen hin entfachte ungeheure Dynamiken. In dieser Gemengelage konnte sich Anfang des 20. Jh. eine künstlerische Avantgarde entwickeln, die zwar alles Bisherige infrage zu stellen schien, und dennoch ihre Wurzeln in der russischen Tradition nicht leugnen konnte und wollte (e.g. Malewitsch; „Nackte Ikone"). Neben Malewitsch war es vor allem auch Kandinsky, der die Kunst spirituell auflud.

Parallel dazu entwickelte sich die Psychoanalyse – unbewusste, psychische Vorgänge wurden entdeckt und theoretisch begründet. In der modernen Kunsttherapie werden unter anderem auch Konzepte der Psychodynamik, die sich aus der Psychoanalyse entwickelten, herangezogen.

Folgt man den Überlegungen der Kunsttherapeutin Mees-Christeller (1996), könnte das Ikonenschreiben therapeutisch zum Aktivitätsaufbau und zur Ich-Stabilisierung bei schweren psychischen Krisen Anwendung finden. Darüber hinaus wird das achtsame, konzentrierte Malen geübt – Rumination tritt in den Hintergrund. All das spricht für einen Einsatz in der kunsttherapeutischen Behandlung – insbesondere in einer Akutsituation. Auch an eine Behandlung von Patienten mit einer ADHS und/oder Burn-out-Diagnose könnte gedacht werden. Der Aufbau „stabiler psychischer Strukturen“ (Dannecker 2006) durch das Ikonenschreiben könnte Gegenstand zukünftiger Forschungen sein.

Ob das Ikonenschreiben auch bei Patient/-innen mit religiösen und spirituellen Krisen eingesetzt werden kann, sollte im Einzelfall abgeklärt werden. Allgemein möchte ich dafür werben, sich mit der Technik und den Hintergründen des Ikonenschreibens auseinanderzusetzen. Mit entsprechenden Hintergrund- und Erfahrungswissen können religiöse Patient/-innen umfassender kunsttherapeutisch begleitet werden. Weitere Untersuchungen diesbezüglich sind wünschenswert.

Literatur

Brenske S (2005) Ikonen und die Moderne. Regensburg: Schnell & Steiner.

Candia, de G (2020) Das Unsichtbare darstellen. Von Kandinsky und seiner russischen Geistesanschauung. Zeitschrift für katholische Theologie. Theologische Fakultät Innsbruck, 142. Band/2020/Heft 4: 489–504.

Dannecker K (2006) Psyche und Ästhetik. Die Transformationen der Kunsttherapie. Berlin: Medizinisch Wissenschaftliche Verlagsgesellschaft.

Dannecker K (2024) Why do some people see the unseen? GMS J Art Ther 2024;6: Doc01 doi: 10.3205/jat000034. (Zitierdatum: 01.04.2024). abrufbar unter: https://www.egms.de/static/de/journals/jat/2024-6/jat000034.shtml.

Dalley T (Hg.) (1986) Einleitung. In: Kunst als Therapie. Eine Einführung. Bielefeld: Daedalus.

George M (2007) Bild und Ikone: Was macht in den Ostkirchen ein religiöses Bild zur Ikone? Evangelische Theologie. Vol. 67, No. 2, 2007. 120-136. (Zitierdatum: 01.04.2024). Abrufbar unter: https://doi.org/10.14315/evth-2007–0205.

Gombroich E H (2022) Die Geschichte der Kunst. Berlin: Phaidon.

Helmut F, Hoberg A (2007) Der Blaue Reiter im Lenbachhaus. München: Prestel.

Hof K (2023) Sprechen im Inneren Atelier. Mit Schreiben als Kunst eine Gesprächskultur entwickeln und pflegen. In: Hopf A, Reichert B, Hinkel C (Hg.) (2023) SPRECHEN – HÖREN – SCHWEIGEN. Die Kunst des Sprechens in den Künstlerischen Therapien. Wissenschaftliche Grundlagen künstlerischer Therapien, Band 10 (Zitierdatum: 09.08.2024) Abrufbar unter: https://zenodo.org/records/10029435.

Holzer M (1988) Zu den Anfängen der abstrakten Monochromie in Russland: Kasimir Malewitsch, Alexander Rodtschenko und die anderen. (Zitierdatum: 01.04.2024). Abrufbar unter: https://unipub.uni-graz.at/obvugroa/download/pdf/4404516

Losos L (1988) Die Technik der Malerei. Praha: Artia.

Luge-Winter J (2022) Die Ikone und das Unstellbare: Ikonentheorien im bildtheoretischen Kontext. Bielefeld: Transcript, Edition Medienwissenschaft.

Menzen KH (2020) Das quantisch Unbewusste als Bild. Musik-, Tanz & Kunsttherapie. Zeitschrift für künstlerische Therapien im Bildungswesen-, Sozial- und Gesundheitswesen. 30:121–130. Lengerich: Pabst Science Publishers.

Mees-Christseller E (1996) Heilende Kunst und künstlerisches Heile. Dornach: Die Pforte im Rudolf Steiner Verlag.

Pontiggia E (Hg.) (1989) Nachwort zu Wassily Kandinsky. In: Kandisky V (1989) Lo spirituale nell'arte. SE. Mailand. Italienische Ausgabe basierend auf historischem Originaltext.115.

Pennacchi LM (2020) Vasilij Kandinskij und die Mystik der Farbe (Zitierdatum: 01.04.2024). Abrufbar unter: https://axismundi.blog/de/2020/12/13/vasilij-kandinskij-e-la-mistica-dei-colori/.

Restle S (2005) Vorwort. In: Brenske S (Hg.) Ikonen und die Moderne. Regensburg: Schnell & Steiner.

Ringbom S (1970) Mystik und gegenstandslose Malerei. *Scripta Instituti Donneriani Aboensis*, *5*, 168–188. (Zitierdatum: 01.04.2024). Abrufbar unter: https://doi.org/10.30674/scripta.67625.

Sadykowa E (2004) „Kunst-Leben". Der Einfluss der russischen „religiösen Renaissance" auf die Ästhetik und Kunst des Spätsymbolismus zu Beginn des 20. Jahrhunderts in Russland. Dissertation. (Zitierdatum: 02.04.2004). Abrufbar unter: https://webdoc.sub.gwdg.de/ebook/dissts/Osnabrueck/Sadykowa2004.pdf

Schweitzer B (1953) Vom Sinn der Perspektive. Tübingen: Max Niemeyer.

Sikojev A (2024, erste deutsche Ausgabe) Nachwort zu Florenski, Pawel. Die umgekehrte Perspektive – Ikonographie und Kunst. Wachtendonk: Edition Hagia Sophia.

Skrobucha H (1961) Meisterwerke der Ikonenmalerei. Recklinghausen: Aurel Bongers.

Steiner R (1904, vierte Auflage 2010) Theosophie und Christentum. (Zitierdatum: 29.03.2024). Abrufbar unter: http://anthroposophie.byu.edu/vortraege/052_04.pdf

Stichel R (1989) Gedanken zur Wesensbestimmung der Ikone. In: Kasack W (Hg.). Die geistlichen Grundlagen der Ikone. München: Otto Sagner in Kommission. 19–30.

Welsch W (1998, fünfte Auflage) Ästhetisches Denken. Stuttgart: Reclam.

Zerbst M, Kafka W (2010) Seemanns Lexikon der Symbole. Zeichen, Schriften, Marken, Signale. Stuttgart: E.A. Seemann.

Autor/-innenverzeichnis

Arndt Büssing
Univ.-Prof. Dr.med. Arndt Büssing
Professur Lebensqualität, Spiritualität und Coping,
Universität Witten/Herdecke
Gerhard-Kienle-Weg 4
58313 Herdecke
E-Mail: Arndt.Buessing@uni-wh.de
Tel.: 02330/623246

Biografie
Arndt Büssing ist Professor für Lebensqualität, Spiritualität und Coping an der Universität Witten/Herdecke und war von 2017–2023 als Forschungsprofessor bei IUNCTUS – Kompetenzzentrum für christliche Spiritualität an der Philosophisch-Theologischen Hochschule Münster assoziiert. Sein Forschungsinteresse richtet sich auf die Bedeutung der Spiritualität als Ressource sowie die Unterstützung spiritueller Bedürfnisse bei Menschen in Belastungssituationen. Er ist im Editorial Board der Fachzeitschriften *Spiritual Care*, *Journal of Religion and Health* und *Journal for the Study of Spirituality*, sowie Co-Editor-in-Chief des Journals *Religions*.

Bruce Howard Bayley
Dr. Bruce Howard Bayley
408 Windsor House, Cumberland Market, London NW14DE, UK
E-Mail: brucehowardbayley@gmail.com
Tel.: 0044 / 7765 320078

Biographical information
Dr. Bruce Howard Bayley was born in Mumbai, India and is an Anglo-Indian dramatherapist, based in Central London who has worked widely in the voluntary sector specifically with addictions, sexuality, self-harm, sexual and physical abuse and trauma. He has facilitated Dramatherapy Workshops in the UK, Milan, Chennai and Mumbai and has been associated with a number of UK universities as trainer, supervisor and external examiner with a special interest in the development of multi-cultural clinical practice and marginalized populations.

Mandy Carr
Dr. Mandy Carr
9 Underhill Court
Underhill
Barnet, EN5 2BD (UK)
E-Mail: mandycarr24@gmail.com

Biographical information
Dr. Mandy Carr is a dramatherapist, trainer and clinical supervisor. Formerly a senior lecturer in dramatherapy at Anglia Ruskin University in Cambridge, she is interested in the connections between religion, spirituality and therapy. Her background as a Liberal Jew from Liverpool is a key factor driving her passion for widening inclusion in society. These interests have led to a range of roles

https://doi.org/10.1515/9783111386386-026

which have included convening the British Association of Dramatherapists' Equality and Diversity (BADth) Sub-Committee. In this role along with other British dramatherapists, she collaborated with the North American Drama Therapy Association (NADTA) in devising intercultural good practice guidelines. Having worked with vulnerable children and adolescents in urban areas, she is now in private practice. Her doctoral research explores spiritual and religious identities within dramatherapy. Publications include 2018 'Dramatherapy and Religion: (Un) comfortable Bedfellows? In Honour of Dr. Roger Grainger' (with Ditty Dokter) Dramatherapy 39, No.1, pp.16–28, Routledge. 2016 'Guidelines on Cultural Response/Ability in Training, Research, Practise, Supervision, Advocacy and Organizational Change' (with Sarah Bilodeau, Jessica Bleuer, Ditty Dokter, Nisha Sajnani and Patrick Tomczyk) Drama Therapy Review 2, No.1, pp.141–148, Intellect Journals, USA.

Eckhard Frick

Prof. Dr. Eckhard Frick sj
Professur für Spiritual Care und psychosomatische Gesundheit
Klinik und Poliklinik für Psychosomatische Medizin und Psychotherapie am Klinikum rechts der Isar der Technischen Universität München
Kaulbachstr. 22a
80539 München
E-Mail: eckhard.frick@tum.de
Tel.: 089/ 2386 2230

Biografie

Prof. Dr. Eckhard Frick sj: Studium der Medizin, Philosophie und Theologie, Mitglied des Jesuitenordens, Facharzt für Psychosomatische Medizin und Psychotherapie, Psychiater und Psychoanalytiker (C.G. Jung), Lehranalytiker (DGPT/IAAP). Professor für Anthropologische Psychologie an der Hochschule für Philosophie und für Spiritual Care und psychosomatische Gesundheit an der Technischen Universität München (www.spiritualcare.de). Schriftleiter der Zeitschrift Spiritual Care, zweiter Vorsitzender der Internationalen Gesellschaft für Gesundheit und Spiritualität (www.iggs-online.org).

Kerstin Hof

Prof. in Kerstin Hof
Professur für Kunst und Gesellschaft, mit dem Schwerpunkt Poesie
MSH Medical School Hamburg, Campus Arts, Health and Social Science
Schellerdamm 22 - 24, 21073 Hamburg
E-Mail: kerstin-hof@medicalschool-hamburg.de
Tel.: 0173/7173931

Biografie

Kerstin Hof studierte Literaturwissenschaften, Germanistik und Soziologie an der Universität Siegen. An der Medical School Hamburg hat sie die Professur für Kunst und Gesellschaft, mit dem Schwerpunkt POESIE-WRITING AS ART inne und kuratiert das WRITING CENTER der MSH. Sie arbeitet zudem in selbständiger Praxis als Counselor, Lehr-Counselor und Supervisorin.
Umfangreiche künstlerische Autorinnenschaft konzept-poetischer und performativer Projekte seit 1999. Forschungs-Schwerpunkte sind das Schreiben als Kunst und Forschung, Schreiben als soziale Kunst-Schreiben als Kunst im Sozialen und Life Writing. In ihren Beiträgen und Essays definiert

und thematisiert sie einen integral-holistischen und erweiterten Autorinnenbegriff, Therapy- und Counseling Literacy, Community Writing und Reading, intermediales Storytelling sowie Narrative Medizin.

Alexandra Modesta Hopf
Prof. in Dr. rer. med. Alexandra Hopf
Professur für Kunsttherapie
Leitung Aufbaustudiengang KunstTherapie
Hochschule für Bildende Künste Dresden
Aufbaustudiengang Kunsttherapie Güntzstr. 34
01307 Dresden
Zimmer 128
Tel.: 0351/4402 2272
E-Mail: hopf@hfbk-dresden.de

Biografie
Prof.in Dr. Alexandra Hopf ist Kunsttherapeutin, Künstlerin und Autorin.
Sie ist Professorin für Kunsttherapie, Leiterin des Aufbaustudiengangs KunstTherapie an der Hochschule für Bildende Künste Dresden und Vorsitzende des Promotionsausschusses KunstTherapie. Von 2016 bis 2020 war sie Professorin für Intermediale Kunsttherapie an der Medical School Hamburg.
In ihrer Forschung beschäftigt sie sich mit handlungs- und körperbezogenen Ansätzen der Kunsttherapie, Phänomenologischer Kunsttherapie und Künstlerischer Forschung. Sie untersucht Collage und Alltagsgegenstände und -handlungen als künstlerische und forschende Praktiken in Kunst und Kunsttherapie.

Johannes Junker
Prof. Johannes Junker
Professor für Theatertherapie
Hochschule für Wirtschaft und Umwelt Nürtingen-Geislingen
Studiengang Theatertherapie
Schelmenwasen 4–8
72622 Nürtingen
E-Mail: johannes.junker@hfwu.de
Tel.: 0175/ 4101026

Biografie
Studiendekan und Professor für Theatertherapie an der Hochschule für Umwelt und Wirtschaft Nürtingen Geislingen. Er war fünf Jahre Rektor an der privaten Hochschule für Kunsttherapie Nürtingen. Zuvor arbeitete er 18 Jahre in Teilzeit als Wissenschaftler, Supervisor und Dekan für Kunst-, Musik- und Theatertherapie an der Hochschule Arnheim und Nimwegen, Niederlande und 21 Jahre in Voll- und Teilzeit als Abteilungsleiter für Künstlerische Therapien, sowie als Theatertherapeut in der psychiatrischen LVR-Klinik Bedburg-Hau in Deutschland. Er ist seit 2014 Präsident der Europäischen Vereinigung für Dramatherapie, seit 2022 im Vorstand der Wissenschaftlichen Fachgesellschaft für

Künstlerische Therapien und Mitglied mehrerer Ethikkommissionen. Studierte Theologie, Philosophie in Trier und Frankfurt a.M., Dramatherapie in Nimwegen und Integrative Psychologie in Rossum, Niederlande.

Lisa-Maria Kraus
Wissenschaftliche Mitarbeiterin
Aufbaustudiengang Kunsttherapie
Hochschule für Bildende Künste Dresden
Güntzstraße 34, 01037 Dresden
E-Mail: kraus@hfbk-dresden.de

Biografie
Diplomkunsttherapeutin und wissenschaftliche Mitarbeiterin des Aufbaustudiengangs KunstTherapie an der Hochschule für Bildende Künste in Dresden. Arbeitet seit 2023 als Kunsttherapeutin an einer Fachklinik für Neurologie mit der Spezialisierung auf Epilepsie und verwandte Anfallserkrankungen.

Lydia Maidl
Prof. in Dr. Lydia Maidl
Professorin für Fundamentaltheologie mit Schwerpunkt Spiritual Care
Ludwig-Maximilians-Universität München
Department Katholische Theologie
Geschwister-Scholl-Platz 1
80539 München.
E-Mail: lydia.maidl@lmu.de

Biografie
Prof. Dr., Studium Philosophie, Latein, Kath. Theologie, Professorin für Fundamentaltheologie an der LMU München mit Schwerpunkt Spiritual Care, insbesondere Spiritual Care transkulturell, Spiritual Care und Trauma sowie Spiritualität und Kunst. Weiterbildungen in Psychodrama, Monodrama sowie Traumapädagogik und Traumafachberatung. Forschung und Lehre an verschiedenen Hochschulen (u. a. Hochschule für Philosophie München, Kath. Hochschule Freiburg, Institut für Transkulturelle Gesundheitsforschung DHBW). Langjährige Erfahrung in der Erwachsenenbildung. Derzeit Bereichsleitung Forschung und Lehre und Projektleitung Akademie der Stiftung Ambulantes Kinderhospiz München.

Sibylle Reim
(Kontaktadresse siehe Eckhard Frick)

Biografie
Sibylle Reim ist Kunsttherapeutin am Klinikum rechts der Isar der Technischen Universität München / Klinik und Poliklinik für Psychosomatische Medizin und Psychotherapie. Im Erstberuf Restauratorin an verschiedenen Museen. Kunsthochschulabschluss (Kunstakademie Nürnberg). In Folge freie Künstlerin und Restauratorin. Aufbaustudium Bildnerisches Gestalten und Therapie (Kunstakademie München). Seit 2004 klinische Kunsttherapeutin, seit 2007 am Klinikum rechts der Isar. Seit 2018 Supervisorin für Kunsttherapie.

Katrin Röhlig
Lehrbeauftragte des B.A. Studiengangs Theatertherapie
Tandem-Professorin des B.A. Studiengangs Theatertherapie
Hochschule für Wirtschaft und Umwelt Nürtingen-Geislingen
Theatertherapie

Privat
Alexanderstr. 16/1
73733 Esslingen
E-Mail: katrinroehlig@googlemail.com
Tel.: 0177/3358072

Biografie
Theatertherapeutin (B.A.), M.A. Biografisches u. Kreatives Schreiben; staatlich anerkannte Schauspielerin und Theaterpädagogin BuT. Langjährige Tätigkeit bundesweit als Theaterschauspielerin sowie als Theaterpädagogin/Regisseurin mit Jugendlichen und seit 2011 als Dozentin in der Erwachsenenbildung. Arbeitet seit 2019 als Theatertherapeutin in der Psychiatrie, Psychosomatik und im Gefängnis. Tandem-Professorin des B.A. Studiengangs Theatertherapie an der HfWU Nürtingen. Seit 2022 Gründerin der SchreibLaut!GbR für Resilienz fördernde Schreibworkshops.

Pietro Sabatelli
Künstler und Kunsttherapeut
Pillnitzer Landstraße 59
01326 Dresden
E-Mail: sabatelli.pietro@gmail.com

Biografie
Seit 2020 freiberuflicher Künstler in Dresden. Seit 2022 Kunsttherapeut in der Arbeit mit schwerbehinderten Menschen. 2022–2023 Kunsttherapeut an der Klinik für Psychiatrie und Psychotherapie, Weißer Hirsch, Dresden. 2020–2022 Aufbaustudium in Kunsttherapie (Diplom) an der Hochschule für Bildende Künste Dresden. 2018–2020 Meisterschüler an der Hochschule für Bildende Künste Dresden. 2015–2018 Studium der Bildenden Kunst (Diplom) an der Hochschule für Bildende Künste Dresden.
Forschungsschwerpunkte: Künstlerische Forschung und Einsatz von Klängen in der Kunsttherapie

Friederike Schmidt
Seelsorgerin
LWL – Zentrum für Forensische Psychiatrie Lippstadt
Katholische Seelsorge
Eickelbornstr. 19
59556 Lippstadt
E-Mail: fr.schmidt.17@gmail.com
Tel.: 0170/8409760

Biografie
Diplom-Theologin, Abschluss der Katholischen Theologie an der Rheinischen Friedrich-Wilhelms-Universität Bonn; Trauerbegleiterin nach den Standards des Bundesverbandes für Trauerbegleitung (BVT)

Friederike Schmidt ist Diplom-Theologin und arbeitet als Seelsorgerin des Erzbistums Paderborn im LWL-Zentrum für Forensische Psychiatrie in Lippstadt, einer Einrichtung für Menschen, die aufgrund ihrer psychischen Erkrankung straffällig geworden sind. Schwerpunkte ihrer Arbeit sind seelsorgerische Einzelgespräche, liturgische Angebote und die Begleitung von Trauerprozessen. Sie engagiert sich für eine bedürfnisorientierte und von Kreativität geprägte Seelsorge. Darüber hinaus ist sie im Vorstand des internen Klinischen Ethik-Komitees tätig.

Hannah Valeska Schulz
Kunsttherapeutin, Theologin und Künstlerin
Friedrichsplatz 1
35037 Marburg
E-Mail: valeskaschulz@gmx.de
Tel.: 0163/9603542

Biografie
Neben einer Ausbildung zur Klinischen Kunsttherapeutin absolvierte Hannah Valeska Schulz ein Studium der Evangelischen Theologie und der Bildenden Kunst. Sie lebt in Marburg und arbeitet als Kunsttherapeutin an der Klinik für Psychosomatik und Psychotherapie des Universitätsklinikums Gießen und Marburg am Standort Gießen. Zuvor war sie am Reha-Zentrum Bad Nauheim der Deutschen Rentenversicherung Bund in den Bereichen Onkologie und Lymphologie beschäftigt.

Kathrin Seifert
Universitätsklinikum Bonn
Klinik für Psychiatrie und Psychotherapie Venusberg-Campus 1
Gebäude 80/82
53127 Bonn

Biografie
Prof.in Dr. Dipl.-Kunsttherapeutin (FH)
Seit 2019 Professur an der Hochschule für Künste im Sozialen, Ottersberg; 2017 bis 2018 Vertretungsprofessur (HKS Ottersberg)
2012 Promotion an der Universität Köln, Humanwissenschaftliche Fakultät bei Frau Prof.in Dr. B. Wichelhaus und Herrn Prof. Dr. W. Maier (Universitätsklinikum Bonn)
Seit 1996 Kunsttherapeutin am Universitätsklinikum Bonn, Klinik für Psychiatrie und Psychotherapie